神经系统疾病护理丛书

神经系统疾病
护理教学查房荟萃

总顾问：张红梅　李天晓

总主编：冯英璞

主　编：许　健　杨孟丽　张桂芳

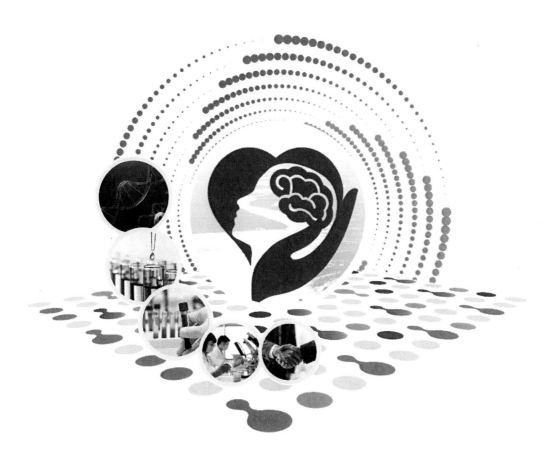

郑州大学出版社

图书在版编目(CIP)数据

神经系统疾病护理教学查房荟萃／许健，杨孟丽，张桂芳主编. -- 郑州：郑州大学出版社，2024. 12.（神经系统疾病护理丛书／冯英璞总主编）. -- ISBN 978-7-5773-0756-5

Ⅰ. R473.74

中国国家版本馆 CIP 数据核字第 2024K4X939 号

神经系统疾病护理教学查房荟萃

SHENJING XITONG JIBING HULI JIAOXUE CHAFANG HUICUI

策划编辑	陈文静	封面设计	王　微
责任编辑	许久峰　苏靖雯	版式设计	王　微
责任校对	丁晓雯	责任监制	朱亚君

出版发行	郑州大学出版社	地　址	郑州市大学路 40 号（450052）
出版人	卢纪富	网　址	http://www.zzup.cn
经　销	全国新华书店	发行电话	0371-66966070
印　刷	郑州市今日文教印制有限公司		
开　本	787 mm×1 092 mm　1／16		
本册印张	15.25	本册字数	327 千字
版　次	2024 年 12 月第 1 版	印　次	2024 年 12 月第 1 次印刷

书　号	ISBN 978-7-5773-0756-5	总 定 价	298.00 元（全四册）

主编简介

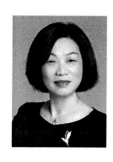

冯英璞：主任护师，硕士生导师，现任河南省人民医院脑血管病医院总护士长，河南省神经疾病护理学科带头人，河南省卒中护理专科护士培训基地负责人，河南省首席科普专家。兼任中华护理学会放射介入学会等8项国家级及省级学术任职，长期从事神经疾病护理及护理管理工作。近5年获批科研项目6项，发表核心论文40余篇，出版著作10余部，参与指南、共识/规范制定10项；曾获河南省医学科学技术进步奖一等奖，荣获"2017河南最美护士"、河南省卫生系统先进个人、优秀共产党员。

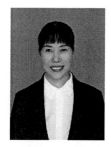

许　健：本科，副主任护师。河南省人民医院神经外科科护士长。任中华医学会神经外科分会护理协作组委员、中国中医药研究促进会康复护理分会常务委员、第二届海峡两岸医药卫生交流协会护理分会委员、河南省护理学会康复护理分会常务委员。发表论文30余篇，其中中文核心期刊论文5篇，主持科研项目1项，参与科研项目5项，荣获河南省医学科技奖二等奖2项，发明专利1项，实用专利6项。

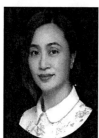

杨孟丽：副主任护师、河南省人民医院脑血管病医院神经内科科护士长、神经内科认知障碍亚专科病区护士长、全国健康管理师三级。任中华护理学会内科护理专业委员会专家库成员、河南省护理学会康复护理分会第一届专科分会常务委员、河南省卒中学会护理分会常务委员。先后在核心期刊和国家级杂志上发表专业论文40余篇，获得国家实用性专利1项，参与省级科研项目3项，参与编写著作10余部。

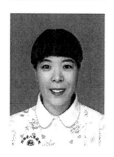

张桂芳：副主任护师，研究生导师，河南省人民医院脑血管病科护士长，河南省护理学会介入护理分会副主任委员，河南省卒中联盟卒中护理专委会副主任委员，河南省卒中学会护理学分会常务委员，中国老年保健协会康复护理专业委员会常务委员，主持省级科研攻关项目2项，河南省医学科技术奖二等奖，参与省级科研攻关项目3项，发表国家级论文20余篇，发明专利4项。

作者名单

总主编　冯英璞

主　编　许　健　杨孟丽　张桂芳

副主编　吴　瑾　张　驰　赵艳燕　郭　丹
　　　　行　君

编　者　范晶丽　许悦悦　杨　瑾　王传玺
　　　　周　敏　刘紫姗　郑雪芝　周东阳
　　　　鲁豫婉　刘　春　郑银燕　郭　洁
　　　　李志恒　赵彩兰　王伟花　朱明芳
　　　　宁淼淼　马　捷　刘　好　程蒙蒙

序　言

在医疗科学的浩瀚领域中，神经科学以其复杂性和挑战性独树一帜，它不仅关乎人类思维与情感的奥秘，更直接关系到生命质量与尊严的维护。随着神经科学的不断进步，神经疾病的诊断与治疗技术日新月异，而护理作为医疗体系中不可或缺的一环，其重要性在神经疾病的全程管理中愈发凸显。护理不仅是对患者生理需求的回应，更是对其心理、社会及精神层面的全面关怀，是连接科技与人文的桥梁。

《神经系统疾病护理教学查房荟萃》一书，正是在此背景下应运而生，旨在汇聚神经科护理领域的智慧精华，为护理教育工作者、临床护士及学生提供一本既具理论深度又富实践指导意义的专业参考书。本书通过精选一系列典型及复杂的神经系统疾病案例，结合教学查房这一生动的教学形式，将理论与实践紧密结合，展现了神经系统疾病护理的最新理念、技术与人文关怀。

教学查房作为一种高效的教学方法，能够直观展示护理过程，激发学习者的思考与讨论，促进知识的内化与技能的迁移。每一章节均围绕一个特定的神经系统疾病展开，从疾病的基础知识、临床表现、诊断治疗到护理评估、护理计划、护理措施实施及效果评价层层深入。特别强调的是，本书不仅详细阐述了常规护理措施，还着重介绍了最新的护理研究成果、循证护理实践以及患者自我管理能力的培养，旨在提升护理人员的专业素养，促进护理服务的科学化、精细化与人性化。通过模拟真实的查房场景，配以案例分析、问题引导与反思讨论，旨在培养护理人员的批判性思维能力、临床决策能力及团队协作精神，为未来的护理实践奠定坚实的基础。我们深信，通过学习本书，能够进一步提升我国神经系统疾病护理的整体水平，为患者带来更加专业、细致、有温度的护理服务。

在此，衷心感谢所有参与本书编写、审稿的专家、学者及一线护理工作者，是你们的智慧与汗水，共同铸就了这部神经系统疾病护理教学的瑰宝。愿《神经系统疾病护理教学查房荟萃》能成为广大护理同仁手中的一盏明灯，照亮前行的道路，共同推动神经系统疾病护理事业迈向新的高度。

2024 年 6 月

前　言

　　护理教学查房是以传授专科理论知识和技能、介绍护理实践经验为主要内容的一种护理查房方式。临床护理教学查房是临床教师(高年资护士)带教学生(低年资护士)的重要手段,是学生将理论与实践相结合的过程,同时也是提高临床教师和学生自身综合素质的重要途径之一。传统的护理教学查房以教师为主体,教师选择好临床病例,做好PPT,全体同学参与聆听,学生处于被动地位,存在学生的学习积极性差、参与性差等问题。目前这种传统的教学模式极不利于学生的培养。为提高临床护理教学查房质量,充分发挥教师的创造性,激发学生主动学习的兴趣和参与意识,培养和提高学生的综合能力,针对临床护理教学查房,本书进行积极的探索和改良,基于翻转课堂理论,实行以学生(低年资护士)为主导的护理教学查房模式。

　　本书共5章,包括神经疾病学科远程网络护理教学查房规范、神经内科护理教学查房、神经外科护理教学查房、神经介入护理教学查房和神经重症护理教学查房,除第1章外,其余每章均至少列举了2例临床常见病例,从疾病概述、查房目标、查房成员、病例汇报、床旁查体、讨论、知识链接、小结和查房远程展示9个方面详细介绍了查房的内容与特色。重在培养学生(低年资护士)发现、分析、解决问题的能力,通过提前进行案例分析,并结合临床的护理实践,调动学生(低年资护士)的主动性和积极性,使学生(低年资护士)更好地掌握护理的程序。

　　传统的护理教学查房在临床护理要求不断提高的环境下,已经越来越难满足临床护理带教的需要。近两年,河南省人民医院、河南省脑血管病医院完善了神经疾病学科护理教学体系,基于远程网络平台,实施以学生(低年资护士)为主导的临床护理教学查房,取得了一定成果:共计开展19期,其中结合河南省红十字会"红会送医计划"项目4期,覆盖全省54家市县级医院,受众护士达5316名,提升了河南省脑血管病医院护理品牌影响力。基于此,我们特编写《神经系统疾病护理教学查房荟萃》,以期与护理同仁共同学习和进步。

　　由于护理的快速发展和编者水平所限,书中难免存在不足之处,请读者多提宝贵意见,以便修订再版时进行完善。

编者

2024年6月

目 录

第一章 神经疾病学科远程网络护理教学查房规范

第一节 护理教学查房的定义及发展

护理教学查房是指根据专科训练计划或带教实习护士的需要选择病例,进行床旁教学查房,结合病例系统讲解与示范,是目前临床常用且有效的教学手段之一。通过护理教学查房可有效提高临床护生、新入职护士及低年资护士的专科护理水平。进入 21 世纪之后,护理教学查房的发展也日益被临床护理人员所熟知,经过不断地应用及发展,为实现不同目标,逐渐呈现多样化状态。

脑血管疾病一直是困扰社会居民的健康问题之一,神经疾病学科的发展更是对解决这一健康问题起到重要作用。神经疾病学科是融合神经内科、神经外科、神经介入等于一体的系统性学科,近年来学科内很多相关领域也受到社会高度关注,如脑卒中、吞咽障碍筛查、卒中健康管理师、颅内肿瘤、神经外科加速康复、康复技能等。在神经疾病护理专科发展过程中,护理教学查房是有效提升神经疾病学科护理人员专业能力、业务水平及综合能力的有效手段。建立神经疾病专科护理教学查房流程及规范,对指导新入职护士、低年资护士、临床护生稳步有效地提升专科能力水平是非常重要的。

参与人员也因教学查房目的的不同而有所调整和变化,由传统单一的护士长作为教学查房的组织实施者,转变为以护生为主、医护协作查房等不同医护人员共同完成的教学查房参与人员模式。通过不同的护理教学查房参与人员模式,护生、新入职护士、低年资护士专科能力水平均有所提升,能更好地保障患者安全,提升优质护理服务水平,促进专科护理发展。因此,在查阅文献的基础上,结合神经疾病学科临床护理实践情况,特制订神经疾病学科远程网络护理教学查房规范,以期为广大护理学者提供参考基础。本规范结合以往国内查房参与人员情况,在河南省脑血管病医院临床护理实践的基础上,确立神经疾病学科护理教学查房组织团队,以实现各层级护士及护生的均衡搭配。

第二节　神经疾病学科远程网络护理教学查房流程规范

一、查房目标

参考《基础护理学》(第6版)、《内科护理学》(第6版)、《外科护理学》(第6版)知识框架结构,设置神经疾病学科护理教学查房目标,具体如下。

1. 知识目标　分为了解、熟悉、掌握3个不同程度的知识项目,具体阐述。
2. 技能目标　分为了解、熟悉、掌握3个不同程度的临床技能操作项目,具体阐述。
3. 情感目标　体现人文关怀、以患者为中心的服务理念等。

二、查房成员

指导人员:神经疾病学科总护士长、神经疾病学科专职教学秘书及相关专科病区护士长。

主持人:病区护士长1人。

带教老师:病区教学秘书1人。

主查护士:1人,为实习生、规培生、新入职护士或N0~N1层级人员。

参与查房护士:2~4人,为N1~N4层级人员。

参与查房护生:见习生、实习生、规培生、轮转研究生等(3~5人)。

三、查房准备

查房前提前制订团队协作护理查房计划:做好物品准备、人员准备、患者准备;查房展示前1周准备相关材料,并上交至总护士长处进行审核,审核不通过者继续进行修订和完善,直至审核通过。

(一)物品准备

做好查房用物准备:治疗车、手消毒剂、病历、体温计、血压计、听诊器、皮尺、疼痛尺等用物。此外,查房前仔细审查护理文书。

(二)人员准备

1. 查房护士准备　主要准备患者相关材料。患者主要诊断、既往史、现病史、临床症状、主要检查结果及阳性指标等,以及相关疾病概念、临床表现、护理要点、护理新进展等,结合临床护理中疑难点,梳理患者现存和潜在的护理问题。围绕患者护理问题,确定本次护理查房的目标、重点和主要讨论问题,制订护理查房方案;同时,将整理好的病例资料、护理查房目标、重点和主要讨论问题,制作课件,以 PowerPoint 形式进行远程网络平台展示。

2.患者准备　纳入病例选取本专科典型疑难病例;取得患者及家属的知情同意。

3.拍摄准备　组织专业人员拍摄病房查房实施的整个过程,设计远程网络护理教学查房的拍摄计划时间表,查房参与人员及拍摄人员在查房结束后,签名记录。

4.查房过程　教学查房实施的整体时长控制在 1 h 左右,由主持人主持,具体步骤如下。①主查护士病例汇报:时间为 10 min 左右,按照护理程序进行汇报。②床旁查体:时间为 25 min 左右。主查护士及查房参与人员至病房患者床旁查体,明确患者现存护理问题及实施效果。③讨论及知识链接:时间为 15 min 左右,由带教老师组织,针对患者护理问题进行查漏补缺,并对相关护理研究新进展做知识链接及说明。④小结:时间约为10 min。由病区护士长小结本次查房情况,明确需要反思改进的内容。

四、病例汇报

(一)病例信息

患者一般情况(床号、姓名、性别、年龄、文化程度、社会背景、行为习惯、宗教信仰等)、主要诊断、主要病情(住院原因、目前身体状况、临床表现、饮食、睡眠、活动、大小便、心理状况等)、现病史、既往史、治疗原则、辅助检查、专科检查、药物应用、查房时患者现况(按从头到脚、从重到轻的顺序进行梳理)。

(二)护理目标

护理目标按照护理程序中的护理目标要求进行书写,可以设置长期目标和短期目标(7 d 内可以实现的叫短期目标),目标均明确化。

(三)护理诊断

列举主要护理诊断,突出案例在查房时具体存在的主要且重要护理问题,按照《北美国际护理诊断定义与分类》,格式保留 portable executable(可移植可执行文件,简称 PE)格式。

(四)护理措施

护理措施均有出处或者证据来源(体现为参考文献、指南、专家共识)。若无,则按照护理常规进行梳理。

（五）护理评价

由主查护士进行收集评价结果。体现动态评价：每次评价的时机，评价者，体现不同的时间点患者的不同状况。

五、床旁查体

（一）查房前介绍

护士长：××床，××是今天的查房对象，接下来由×××（主查护士）进行床旁体格检查简称（查体）。

×××：好的，护士长，接下来由我来进行床旁查体，各项物品已准备齐全，请各位老师随我移步至病房（ICU昏迷患者除外，其他病房患者均应得到患者和家属的知情同意，并体现良好的沟通）。

（二）床旁查体

1. 在病房以床旁教学的方式进行，时长 25 min 左右。

2. 进入病房顺序　查房者（推治疗车）—带教老师—护士长—护士—护生—其他人员。

3. 进门前七步洗手。按照进门顺序依次进入，按照规定站位站立（图1-1）。

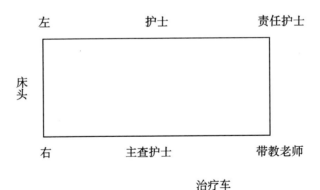

图1-1　床旁查体站位

4. 主查护士进行沟通并取得认可　查房者/主持人向患者及其家属问候，征得同意和配合。

5. 主查护士开始床旁查体　①首先，了解患者的精神、神志、语言和反应等一般情况：结合教学大纲及教学查房目标，有重点地进行查体，例如意识、瞳孔、生命体征、静脉通路(是否通畅、位置、外漏长度局部状况、置管时间)、伤口敷料、管道(名称、长度、引流物、日期、固定情况)、皮肤、肢体功能、专科情况等。②其次,主查护士口述患者现存护理诊断及相关因素,检查护理计划、护理措施落实与效果;了解患者及家属对护理工作的满意度、实施健康教育、解答患者提出的疑问等。③最后,带教老师结合本次教学查房目的及患者的实际情况,进行现场指导、操作示教。要求:准确规范、关爱患者,注重人文关怀及护患沟通技巧的应用。

6.离开病房　查体结束,为患者整理衣被,致谢,按照出病房顺序离开病房。出病房顺序:其他人员—带教老师—护士长—护士—护生—查房者(推治疗车)。

7.教学查房过程中行为规范　①体现护士人文关怀:维护患者的合法权益,保护患者的隐私权,不要在病房分析病情,注意医疗保护制度。②遵守消毒隔离原则:体格检查前后要洗手,必要时进行手部消毒。③文明礼貌:做到仪表整洁、举止端庄、语言亲切、礼貌待人。

六、讨论

1.讨论目的　引导查房参与者从护理诊断、护理措施及效果评价进行深入的讨论分析:针对查房中提出的护理问题是否恰当、相关因素是否确切、护理措施是否得当有效、是否符合患者要求。

2.讨论要求　主持人充分调动参与者的学习主动性,并鼓励其踊跃参与,发现问题、提出疑问、积极讨论,确保教学查房的效果,体现查房的时间及地点。

七、知识链接

该种疾病的研究新进展、新业务、新技术、新建流程、措施、规范等相关知识;介绍和讲解相关护理前沿知识和进展,开阔视野,拓展知识面。

八、小结

突出该疾病治疗及临床护理方向的发展现状及展望。

九、查房远程展示

(一)展示流程

1.海报宣传　举办时间地点及观看方式(提前1周)。

2.拟定远程网络护理教学查房日程　①专职教学秘书主持;②总护士长介绍主题、亚专科、联络问候远程及在线的护理同仁;③病区护士长组织查房开始;④查房结束,远程及钉钉线上互动;⑤科护士长总结,远程护理教学查房结束。

3.实施　远程网络护理教学查房组织实施。

4.总结反馈　调整完善至下次护理教学查房。

(二)展示视频

详见各章节视频二维码。

参考文献

[1]李小寒,尚少梅.基础护理学[M].北京:人民卫生出版社,2017.

[2]尤黎明,吴瑛.内科护理学[M].北京:人民卫生出版社,2017.

[3]李乐之,路潜.外科护理学[M].北京:人民卫生出版社,2017.

[4]郑鑫.多学科团队协作模式在神经内科护理查房中的应用效果[J].保健医学研究与实践,2018,15(6):60-62.

[5]林亚妹,焦凌梅,陈海燕,等.血液透析室三级护理查房模式应用效果探讨[J].中西医结合护理(中英文),2020,6(6):151-153.

[6]肖燕,陈颖.微信在线讨论模式在翻转课堂式护理查房中的应用[J].护理实践与研究,2020,17(22):117-119.

[7]王侠,韩玉芳,刘志梅.医护联合案例式教学查房在本科生临床教学中的应用[J].中华护理教育,2015,12(10):767-769.

第二章 神经内科护理教学查房

第一节 1例脑出血恢复期患者

一、疾病概述

脑出血(cerebral hemorrhage,CH)发病急且危害性强,由于病发位置位于脑部,易造成神经功能损伤而引发运动障碍。临床常对CH恢复期患者进行早期康复训练以防止肌肉萎缩、增加肌力、改善神经功能,从而促进患者全身肢体运动功能的恢复。

二、查房目标

1.知识目标 了解脑出血定义及发病率。

2.技能目标 掌握脑出血的护理诊断、护理措施及健康宣教;掌握神经内科常见的护理查体方法;学会运用护理程序方法解决患者的临床问题。

3.情感目标 查房过程中体现人文精神,能够体现以患者为中心的理念。

三、查房成员

低年资护士。

四、病例汇报

(一)病例信息

1.患者一般情况 患者陈某,女,68岁,小学学历,农民,无宗教信仰。

2.主要诊断 脑出血、高血压3级。

3.主要病情 1 d前患者如厕后出现言语不利、语速慢、左侧肢体无力且存在感觉障碍,家属紧急送至当地人民医院,行头颅 CT 检查示:"右侧基底节区出血",给予"苯磺酸氨氯地平 5 mg qd po"及输液治疗,效果不佳,遂转入医院。

4. 现病史　以"头痛、言语不利、左侧肢体无力 2 d"为代主诉平诊入院,平车推入病房。

5. 既往史　"高血压"30 余年,最高血压 178/100 mmHg,服药不规律。

6. 治疗原则　一级护理,低盐低脂饮食,给予脱水、降颅内压、营养支持等药物治疗。

7. 辅助检查

(1)头部 MRI　①考虑右侧基底节区脑出血,急性期可能;②脑白质脱髓鞘;③SWI 示右侧基底节区出血。

(2)彩超提示　①双侧颈动脉总内中膜增厚;②右侧锁骨下动脉斑块形成;③脂肪肝。

(3)胸部 CT　①考虑双肺轻度炎症,建议治疗后复查;②双侧胸膜增厚;双侧少量胸腔积液可能。

(4)动态心电图　①窦性心律;②偶发房性期前收缩。

8. 专科检查　神志清楚,精神、饮食差,言语不利、左侧肢体感觉障碍、便秘。疼痛评估:5 分(中度)。自理能力评估:45 分(重度依赖)。跌倒/坠床评估:9 分(高危)。静脉血栓栓塞症(VTE)风险评估:6 分(高危)。压疮风险评估:16 分(轻度危险)。社会-心理评估:焦虑。肌力评估:左上肢 2 级,左下肢 3 级;右上肢 5 级,右下肢 5 级。

9. 药物应用　脱水降颅内压药物有:甘露醇 125 mL 静脉滴注 q8h。促醒药物,曲克芦丁脑蛋白 10 mL+0.9%氯化钠溶液 250 mL 静脉滴注 qd,弥可保 0.5 mg 静脉注射 qd,护胃药物,泮托拉唑 40 mg+0.9%氯化钠溶液 10 mL 静脉注射 qd,氨基酸 250 mL 静脉滴注。口服给药,苯磺酸氨氯地平片 5 mg qd、聚乙二醇 10 g bid、加巴喷丁 0.6 mg tid、复方嗜酸乳酸杆菌片 1 g tid。

10. 查房时患者现况　患者神志清楚,精神欠佳。生命体征:体温(T)36.3 ℃、脉搏(P)79 次/min、血压(BP)150/96 mmHg、呼吸(R)19 次/min;双侧瞳孔直径约 3 mm,等大等圆,直接、间接对光反射均正常,右侧肢体肌力正常,左侧肢体远端及近端肌力均为 3 级。左侧肢体浅感觉中的触觉、痛觉减弱。复合感觉中的实体觉、定位觉正常。感觉中的运动觉、位置觉均正常。患者实验室检验结果为:总胆固醇 5.66 mmol/L(参考值 3.0~5.2 mmol/L)、低密度脂蛋白胆固醇 3.62 mmol/L(参考值 1.90~3.12 mmol/L)、高密度脂蛋白胆固醇 0.90 mmol/L(参考值 1.20~1.68 mmol/L)、钠 140 mmol/L。

(二)护理目标

(1)5 d 内患者平稳度过脑水肿期,防止病情进一步加重。

(2)5 d 内患者能正确运用缓解疼痛方法,头痛发作的次数减少或减轻。

(3)患者出院前未发生脑出血、脑疝并发症。

(4)患者卧床期间饮食及心理得到最基本的满足,无坠床、压疮等不良事件发生。

(5)出院前配合语言训练,患者能主动表达自己感受和需要。

(6)患者卧床期间保持大便通畅,未因用力排便而引起其他的不良后果。

(7)患者出院前能正确面对疾病,保持良好的心态,树立战胜疾病的信心。

(8)患者及其家属在住院期间能讲述潜在的危险因素。

(9)患者出院前未发生跌倒、坠床、烫伤等其他不良事件。

(10)患者及家属能理解病情、病程及预后,能够积极配合治疗及护理活动。

(三)护理诊断

1.急性期

(1)脑组织灌注改变:脑水肿 与血肿压迫脑组织有关。

(2)疼痛 头痛:与脑水肿、颅内压升高、炎性渗出物刺激脑膜有关。

(3)潜在并发症 再次脑出血、脑疝。

2.稳定期

(1)自理缺陷 与脑出血后感觉和运动障碍有关。

(2)言语沟通障碍 与大脑语言中枢功能受损有关。

(3)便秘 与急性期绝对卧床,活动量减少,不习惯床上排便有关。

(4)焦虑、抑郁 与生活自理能力下降担心预后有关。

(5)有受伤的危险 与姿势步态异常、感觉障碍有关。

(6)潜在并发症 下肢深静脉血栓形成、消化道出血、肺部感染等。

(7)知识缺乏 缺乏疾病、药物及护理等相关知识。

(四)护理措施

1.针对脑组织灌注改变的护理措施 ①急性期绝对卧床休息,抬高床头 15°~30° 减轻脑水肿。②严密观察病情变化,监测生命体征及瞳孔。③使用脱水降颅内压药物时,注意监测患者尿量和体内电解质变化。④保持环境安静、安全,定时开窗通风 2~3 次,每次 15~30 min,病房温度保持在 18~22 ℃,相对湿度保持在 50%~60%,严格限制探视。

2.针对头痛的护理措施 ①安排患者住光线明亮、通风良好,环境舒适的病房,保持病房安静,嘱家属固定陪护一人,拒绝探视。②指导患者转移疼痛的方法,如听音乐、家人陪伴等,做好心理疏导。③如患者头痛剧烈时,遵医嘱给予镇痛药应用,指导患者遵医嘱正确服药。④密切观察患者生命体征,依据成人数字疼痛评估法评估,患者头痛加剧时及时告知医生。

3. 针对潜在并发症脑出血、脑疝的护理措施　①告知患者及家属应避免剧烈咳嗽、屏气、用力排便等行为引起颅内压骤然增高。②严密监测患者生命体征,若患者出现头晕头痛加重及时告知医生,嘱咐患者绝对卧床休息,避免加重临床症状。③引导患者保持情绪乐观,适当听听音乐、看看电视或家属陪伴等,防止患者出现情绪的剧烈起伏。

4. 针对自理缺陷的护理措施　①当患者在急性期的时候嘱患者绝对卧床休息,当患者在康复期根据患者需求及时更换体位,保持患者体位舒适。②协助患者进行洗漱、进食、穿衣、个人卫生等生活活动;鼓励患者做力所能及的事情。③将经常使用的物品放在患者容易取放的位置。

5. 针对言语沟通障碍的护理措施　①鼓励患者克服羞怯心理,大声说话,耐心、缓慢、清楚解释每一个问题,营造和谐轻松的交流环境。②制订个体化康复训练,遵循从易到难原则,先从复述别人话语开始,然后使患者自主表达自身需求,责任护士协助患者进行床旁训练。③经过给予患者语言训练,患者能够主动用语言表达自身需求。

6. 针对便秘的护理措施　①宣教告知患者及家属用力排便可能会引起的严重后果,避免用力排便。②给予清淡易消化、低盐低脂、粗纤维饮食,也就是少吃(肥肉和动物油)油性大的食物,少吃盐或者不放盐。可以多吃新鲜蔬菜和水果,如香蕉中的钾可帮助降低血压。③指导患者顺时针脐周按摩,早晚各 1 次,每次 30 min。④遵医嘱给予缓泄剂,必要时给予小剂量灌肠等药物干预治疗。

7. 针对焦虑、抑郁的护理措施　①依据汉密尔顿焦虑量表评估患者焦虑的程度和患者焦虑的原因。②鼓励患者表达并注意倾听其心理感受,给予正确的信息和引导。鼓励患者培养兴趣与爱好,保持良好的心态。③责任护士鼓励家属抽出更多的时间陪伴患者、多关心患者的饮食和生活基本需求有没有得到满足、多关心患者心理变化。

8. 针对有受伤危险的护理措施　①告知家属必须 24 h 陪护,及时拉起床挡,防止患者跌倒坠床及自伤。②主动关心患者,给予心理疏导,及时满足患者需求,改善不良情绪,使患者积极配合。③遵医嘱给予镇静药物应用。

9. 针对潜在并发症下肢静脉血栓形成、消化道出血、肺部感染等的护理措施　①在患者清醒,能对应指令做相应活动时指导患者进行"踝泵运动",促进静脉血回流。②保持足够液体量,避免下肢静脉输液。③清淡、易消化饮食,避免进食辛辣刺激性食物,进食时抬高床头避免误吸。

10. 针对知识缺乏的护理措施　①运用通俗易懂的语言向患者及家属讲解病程及治疗。②告知患者及家属遵医嘱用药,耐心讲解用药知识及用药后观察指征。③定期门诊复查,出现不良症状时及时就医。

（五）护理评价

（1）患者住院期间未发生病情加重等不良事件。

（2）患者能有效运用减轻疼痛的方法,使疼痛减轻或缓解。

（3）住院期间患者未发生再次脑出血、脑疝并发症。

（4）患者卧床期间生活得到满足,可以进行简单的生活活动。

（5）患者积极配合语言训练,语言功能逐渐恢复。

（6）患者住院期间大便通畅,无便秘发生。

（7）患者心理较前好转,能够积极面对疾病,配合治疗。

（8）患者住院期间未发生跌倒、坠床、烫伤等意外事件。

（9）患者住院期间未发生并发症。

（10）患者住院期间掌握疾病相关知识,能够积极配合治疗。

五、床旁查体

（一）查房前介绍

由护士长发布指令,介绍本次查房对象,由主查护士进行床旁查体。主查护士检查准备用物,各项物品准备已齐全,已征得患者及家属同意,邀请各位老师移步至病房。

（二）床旁查体

进门前七步洗手。按照进门顺序依次进入,按照主查护士站患者右前方,指导老师站主查护士后面,护士长站患者左侧,其他人依次站立(图2-1)。

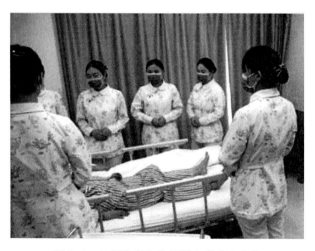

图2-1　1例脑出血恢复期患者床旁查体

主查护士:(核对患者信息腕带和床头卡)陈某,女,68岁,诊断为脑出血,高血压。向患者介绍此次需要查房时间,得到患者的允许及配合。测量生命体征平稳,体温

36.7 ℃,血压 134/80 mmHg。

查看患者瞳孔,嘱患者闭上眼睛,查看患者双侧瞳孔直径约 3 mm,等大等圆,用瞳孔笔照射患者瞳孔,观察患者直接、间接对光反射均正常。

稍后查看肢体恢复情况,经过患者四肢对主查护士力量的对抗,经检查患者右侧肢体肌力正常,左侧肢体远端及近端肌力均为 3 级。

最后检查患者的感觉障碍恢复情况,首先检查患者浅感觉,经检查患者左侧肢体浅感觉中的触觉、痛觉减弱;稍后检查患者复合感觉,患者肢体复合感觉中的实体觉、定位觉正常;最后检查患者的深感觉,经过检查,患者深感觉中的运动觉、位置觉均正常。

指导并协助患者做踝关节运动:向上下、左右旋转360°为 1 组,每次要做 10 组,一天最少做 3 次。在做踝关节运动时发现患者左脚姿势不对,右脚平放的时候是直立的,但是左脚完全斜靠在床上,告知患者如果经常这样的话,会影响其走路的姿态,形成左脚外八字,嘱患者平时注意一下,建议买个小枕头放在脚外扩的地方,防止脚向外歪斜,患者表示明白并给予感谢。

询问患者以下问题。

(1)询问患者饮水量,并告知每日需要饮水 2000 mL 左右,这样可以有效地预防下肢静脉血栓的形成及作用。

(2)询问患者头痛情况有无减轻,根据成人数字疼痛评估法,入院时疼痛评分为 5 分,现在疼痛评分为 0 分。告知患者如果头痛突然加重或者发作频繁,一定要及时告知。

(3)询问患者睡眠情况,并告知白天睡的时间不易太长,可以和家人聊聊天或者听听戏曲之类的,晚上实在睡不着,必要时可以给患者一些帮助睡眠的药物,家属表示理解并愿意配合。

(4)询问患者饮食时间,并告知需要在吃第一口饭时查看一下时间,餐后 2 h 需要测血糖,有助于观察血糖情况。

(5)询问患者饮食情况,宣教患者要清淡饮食,并告知其不要吃太咸的,因为患者有高血压,避免盐中的钠摄入过多,但是输注的有甘露醇等脱水降颅内压的药物,会影响体内电解质的平衡,今天的检查结果提示:钠 140 mmol/L 在正常范围内,嘱患者不用担心,出院回家以后,可以把家里的食用盐改为低钠盐,这样既可以保证口感,又可以减少钠对血压的影响。患者表示理解并给予感谢。

(6)询问大便次数是否正常,解大便时候费力不费力,指导患者必要时合理使用开塞露。宣教患者虽然现在恢复得非常好,但还是需要继续床上大小便,不能擅自下床,大便时如果发现成黑色或者颜色较深时,也要及时告知。嘱患者好好休息,把呼叫器放在便于取用之处,整理床单位,按照教学查房规范离开病房。

六、讨论

护士长提问:床旁查体部分进行的非常顺利,对于此次的床旁查体大家有什么看法和补充,请讨论(图2-2)。

责任护士1:主查护士查体操作非常流畅,而且时间掌控在10~15 min,在患者耐受范围内,患者不会出现因体力不支而敷衍的现象,影响查房效果。

责任护士2:主查护士在与患者沟通的时候体现了人文关怀,不时地询问患者的感受,并且通过患者的语气、表情、动作来判断患者的耐受度,实时给予鼓励。

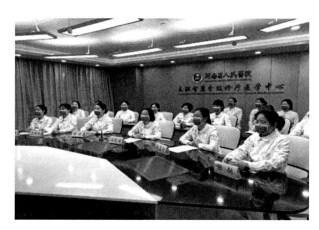

图2-2　1例脑出血恢复期患者护理教学查房讨论

责任护士3:我们查房的时候可以让家属站在旁边共同讨论患者的病情及治疗方案,医护、患者及家属共同参与,避免再次宣教,增加我们的工作量。

护士长:大家说的都很好,查房中不但要掌控好时间、体现人文关怀,还要关注患者的各个方面,比如情绪、隐私等。通过床旁查体及与患者的交流,大家有没有发现患者入院时的一些护理问题经过治疗和护理,得到了改善,还有一些护理问题持续存在,随着病程又出现一些新的护理问题,哪些护理问题得到了改善呢?

主查护士:患者头痛症状明显减轻,刚才查房时患者表示头疼已经缓解,根据成人数字疼痛评估法,入院时疼痛评分是5分,现在评分为0分。

责任护士1:语言沟通障碍及焦虑明显减轻,患者来院时说话迟缓,沟通障碍,刚才患者与主查护士基本能正常交流,语言表达清晰,而且随着病情好转,患者能正确面对疾病,积极配合治疗,未再出现消极情绪。

责任护士2:患者便秘症状得到改善,排便次数正常,但是患者有时还是会出现排便费力,我们还是要多加关注患者的排便情况。

责任护士3:自理能力缺陷得到明显改善,入院时左上肢肌力2级无法抬起,现在肌力已经恢复到3级,生活基本能自理。

带教老师:大家又发现哪些新的护理问题呢? 还有哪些护理问题持续存在呢?

责任护士1:睡眠形态紊乱,刚才患者说,最近晚上睡不着,要改变患者的睡眠习惯,合理安排作息时间,白天睡眠时间不宜过长,睡前避免情绪激动和过度紧张,创造良好的睡眠环境,必要时给予药物应用,并观察用药后的反应。

责任护士2:潜在并发症,电解质代谢紊乱。现在患者用的有甘露醇等脱水降颅内压的药物,再加上患者吃饭过于清淡,极易出现低钠、低钾血症,要多加关注患者的化验结果,正确指导饮食,多食含钾量高的食物,例如橙子、香蕉、蔬菜等。必要时药物治疗,但是能口服纠正的,尽量不静脉用药。责任护士发言现场见图2-3。

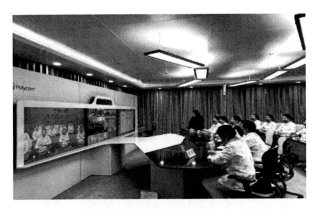

图2-3　1例脑出血恢复期患者护理教学查房讨论现场

护士长:通过刚才的病例介绍和床旁查体,还有什么补充的吗?

责任护士3:皮肤完整性受损的危险,患者长期卧床,肢体及感觉功能受限,极易发生压疮,要保持床铺平整干净,注意皮肤清洁干燥,督促患者每2 h翻身一次,避免皮肤长期受压,必要时使用电动气垫床。

责任护士1:我觉得双下肢静脉血栓形成、脑疝、再次出血的风险持续整个病程,在确定双下肢无血栓的情况下,持续给予气压泵治疗2次/d,督促患者做踝关节运动,密切观察患者生命体征及瞳孔,杜绝探视,保持情绪稳定,当患者出现剧烈头痛、意识状态改变及肢体功能障碍加重等,及时通知医生,做好抢救准备。

护士长:大家补充的很完整,在临床工作中,大家会发现,即使是同一种疾病,由于病情轻重不同,护理问题也是不同的,而且随着病程,护理问题也不是固定不变的,所以我们临床护士不但要有娴熟的技术,还要有一双善于发现问题的眼睛,才能为患者提供更优质的照护,那么,带教老师在平时的工作中是如何指导咱们的新入职护士的呢?

带教老师:对于刚迈入临床的护士,如何做到理论联系实际很重要。瞳孔对光反射在临床上具有重要意义,瞳孔对光反射检查是一项重要的体格检查,是目前临床观察危重症患者,尤其是神经重症患者的重要指标之一,是临床医务人员判断病情的重要依据。当颅内压变化时,瞳孔对光反射亦发生相应的变化,但是动眼神经受损或者视神经受损时,也会引起瞳孔对光反射的变化,主查护士你来解释一下。

主查护士:视神经是传入神经,动眼神经是传出神经,例如一侧视神经受损时信息传入中断,光照患侧眼的瞳孔,两侧瞳孔均不反应;但光照健侧眼的瞳孔则两眼对光反射均存在(即患侧眼的瞳孔直接对光反射消失,间接对光反射存在)。又如一侧动眼神经受损时由于信息传出中断,无论光照哪一侧眼患侧眼的瞳孔对光反射都消失(患侧眼的瞳孔直接及间接对光反射消失),但健侧眼的瞳孔直接和间接对光反射存在。

带教老师:主查护士解释得很清晰,瞳孔对光反射不仅反映患者颅内状况,还能反映视神经通路是否完好,在临床上大家还会发现对于脑出血患者,有无合并糖尿病都要监测血糖,责任护士2你知道为什么吗?

责任护士2:脑出血的血糖水平与预后相关。入院时的血糖异常升高或降低往往提示,脑出血患者的死亡和转归不良风险增高。因此,应密切监测血糖,控制血糖值在7.7~10.0 mmol/L,避免血糖过高和过低。

带教老师:你知道为什么大多患者要监测00:00和3:00点的血糖吗?

责任护士2:因为1:00~3:00是人体血糖的最低点,极易发生低血糖,而且监测3:00的血糖有助于鉴别空腹高血糖的原因,即我们临床上所说"黎明现象"和"苏木杰反应"。

带教老师:责任护士2解释的很到位,"黎明现象"是指糖尿病患者在夜间血糖控制尚可,且无低血糖的情况下,于黎明时分(3:00~9:00)出现高血糖或胰岛素需求量增加的情况。而"苏木杰反应"主要是由于患者降糖药物使用过量而导致夜间低血糖反应,机体通过负反馈调节机制,代偿性地分泌相关激素导致血糖出现反跳性升高。特别是对于糖尿病患者来说,3:00的血糖不应小于3.9 mmol/L,若低于该值,表示夜间出现过低血糖,并可导致晨起空腹血糖反跳性升高,即"苏木杰反应"。反之,如果3:00血糖大于3.9 mmol/L,测得空腹血糖升高,即"黎明现象",一般与生长激素和糖皮质激素分泌节律有关。刚才责任护士2提到电解质紊乱时,建议尽量不静脉给药,特别是低钠时要求不能快速补钠,在临床中,咱们的医生也是反复强调要缓慢补钠,责任护士3你来说说原因。

责任护士3:在老年人群中低钠血症更为普遍,有文献报道年龄≥60岁的老年人发生低钠血症的平均危险性是13~60岁人群的2.54倍,研究发现在老年医学科就诊的急诊患者中低钠血症的患病率接近50%。尽管大多数患者症状轻微,但低钠血症的诊治仍需要重视,原因如下,①急性、严重的低钠血症加重患者病情,增加病死率;②合并基础疾病的患者发生低钠血症加重患者病情,预后差,病死率高;③慢性低钠血症纠正过快可引起严重的神经功能损伤以致死亡;④慢性低钠血症可能增加老年人跌倒和骨折的风险,诱发各种基础疾病和并发症,甚至导致死亡。纠正低钠血症过快,就是每天血钠上升大于9 mmol/L,有可能导致脑桥中央髓鞘溶解症的风险,这是一种少见的急性非炎症性中枢脱髓鞘性疾病,预后极差,多数在3周内迅速进展,昏迷死亡。他的发病原因就是快速纠正电解质紊乱引起的。

带教老师:责任护士3说的很好,在临床上讨论最多是低钾血症,低钠血症往往被我们忽视,感觉没有低钾血症那么可怕,其实低钠血症的处理难度更大,纠正低钠血症时,应注意缓慢进行,血钠升高的幅度每小时不得超过 1 mmol/L,24 h 不得超过 10 mmol/L,高血压是脑出血的重要危险因素,但是脑出血急性期血压往往很高,在临床护理中,责任护士 1 你是如何监测和调控血压的呢?

责任护士 1:对于收缩压 150 ~ 220 mmHg 的住院患者,在没有急性降压禁忌证的情况下,数小时内降压至 130 ~ 140 mmHg 是安全的,对于收缩压>220 mmHg 的脑出血患者,在密切监测血压的情况下,持续静脉输注药物控制血压是合理的,收缩压目标值为 160 mmHg。

带教老师:血压有明显的昼夜波动,特别是老年人,日高夜低的现象更为显著,你知道为什么吗责任护士 1?

责任护士 1:根据 24 h 动态血压的监测发现大多数人血压 1 d 之中呈现双峰双谷现象,即第 1 高峰为上午 6:00 ~ 9:00,第 2 高峰为下午 15:00 ~ 19:00,双谷首先是下午 12:00 ~ 14:00,晚 22:00 睡眠以后进入第 2 低谷,夜间 2:00 ~ 4:00 处于最低谷。应把降压药改为时间药,在血压高峰之前用药,但临床上用药基本是每天早、中、晚发药。

带教老师:说的很好,血压过低会引起脑部供血不足,过高会加重脑出血,在临床上大家还会发现有些患者入院时神经缺失症状较轻,但是中间会出现加重,患者及家属很不理解,责任护士 2,你是怎么给患者做宣教的?

责任护士 2:这是由于脑出血的病情进展过程导致的,一旦脑出血之后早期会形成血肿,因为早期血肿的占位效应和血肿周围脑组织的水肿,会影响患者的神经功能,加重患者的症状,特别是出血 3 ~ 5 d 后,脑水肿达到高峰,随着病情的进展和药物的控制,随后水肿逐渐减轻,这个过程可持续 2 ~ 3 周或更长,随着水肿减轻,患者的神经功能缺失症状也会得到改善。

带教老师点评:宣教的很好,理论知识很扎实,临床实践基于理论基础,只有掌握了基础理论才能更好地服务于临床,脑出血起病急,变化快,具有死亡率、致残率、复发率高等特点,在积极治疗的基础上采取科学的护理措施,可有效减少脑出血的并发症和死亡率,提高脑出血患者的存活率及生活质量,对于脑出血,大家并不陌生,那么现在大家再来回顾一下什么是脑出血。

七、知识链接

(一)脑出血

1.定义　自发性脑出血(sponteneoues intracerebral hemorrhage,以下简称脑出血)是指非外伤引起的成人脑部大、小动脉、静脉和毛细血管自发性破裂所致脑实质内出血。按照发病原因可将其分为原发性和继发性脑出血。其中,原发性脑出血在脑出血中占

80%～85%,主要包括高血压脑出血(占50%～70%)、脑淀粉样血管病脑出血(CAA,占20%～30%)和原因不明脑出血(占10%)。

2. 发病率 脑出血在脑卒中各亚型中发病率仅次于缺血性脑卒中,居第2位。人群中脑出血的发病率为(12～15)/10万人年。在西方国家中,脑出血约占所有脑卒中的15%,占所有住院卒中患者的10%～30%,我国的比例更高,为18.8%～47.6%。脑出血发病凶险,病情变化快,致死致残率高,超过70%的患者发生早期血肿扩大或累及脑室,3个月内的死亡率为20%～30%。脑出血也导致了沉重的社会经济负担,2003年我国统计显示脑出血的直接医疗费用为137.2亿元/年。因此临床医生需要多加关注脑出血的诊治。

3. 病死率 回顾性研究发现,30 d的病死率为35%～52%,仅20%的患者在发病6个月可独立生活。脑出血的症状复杂多样,与出血部位出血量、出血速度、血肿大小以及患者身体状况有关。

4. 临床表现

(1)非功能区少量出血 可仅表现为头痛等轻度症状,大量出血以及大脑深部出血、丘脑出血或脑干出血等则可引起迅速昏迷,甚至在数小时及数日内死亡。

(2)丘脑出血 常破入脑室,出现偏侧颜面和肢体感觉障碍、意识淡漠、反应迟钝等症状。

1)基底节出血:可出现突发肢体无力及麻木,语言不清或失语,意识障碍,双眼向出血一侧凝视,可有剧烈头痛,同时伴有恶心呕吐、小便失禁等症状。

2)脑桥出血:可有出血一侧的面瘫和对侧肢体瘫,而大量出血时则可迅速出现意识障碍、四肢瘫痪、眼球固定,危及生命。

3)小脑出血:多表现为头痛、眩晕、呕吐等小脑症状,血肿大量时可侵犯脑干,出现迅速昏迷、死亡。

5. 发病原因

(1)高血压脑出血(50%～70%),是最常见的病因。

(2)脑淀粉样血管病脑出血(20%～30%)。

(3)原因不明脑出血(约10%)。

6. 继发性脑出血

(1)血管畸形 动静脉畸形、海绵状血管畸形、烟雾病。

(2)肿瘤 脑肿瘤或动脉瘤。

(3)血液病 血友病和镰状细胞贫血。

(4)药物因素 抗凝药、抗血小板药和拟交感神经药物。

(二)脑淀粉样血管病

脑淀粉样血管病(cerebral amyloid angiopathy,CAA)是以Aβ淀粉样物质在皮质和软脑膜血管壁的渐进性沉积为特征的一种脑小血管病,发病率随年龄增高。

1. 疾病概述 CAA是除高血压外,导致老年人脑出血的第2位原因,占非外伤性脑出血的15%~40%,死亡率为30%~50%。可表现为脑缺血发作、认知障碍或脑血管炎。而且CAA常见于阿尔茨海默症(Alzheimer,AD)患者,近80%的AD伴有CAA。

(1)CAA在国内老年人中的发生率与国外报道相仿,但脑中分布范围较广;CAA可能参与老年人脑血管病及不同类型痴呆的发病机制。

(2)脑血管淀粉样变以反复脑出血(多为脑叶出血)、进行性认知功能下降(进行性痴呆)、短暂性神经功能障碍为主要临床表现。

(3)轻度CAA的老年患者可无任何临床症状,但在影像学上已经存在微出血等相关改变(影像学可提示临床)。

2. 脑淀粉样血管病分型与分期

(1)散发型 散发型CAA主要见于血压正常的老年人,70~90岁发病率稳步上升。20%~40%的老年人和50%~60%的痴呆老人有CAA证据。

(2)遗传型 遗传型CAA是一种罕见的常染色体显性遗传疾病,发病年龄通常为30~70岁,其中报道最多的是遗传性脑出血伴淀粉样变性荷兰型,在中年发病,以痴呆、复发性脑叶出血和白质脑病为特征。

(3)脑淀粉样血管病分期

早期:Aβ沉积于外膜,外膜饱和后即在中膜的平滑肌中进一步沉积,血管壁持续性增厚。

中期:Aβ在细胞毒性作用下使平滑肌细胞发生变性坏死,血管壁变薄、变脆。

晚期:Aβ削弱细胞外基质导致内膜与中膜分离。

3. 脑淀粉样血管病诊断标准 脑淀粉样血管病(CAA-RI)的诊断标准于2011年首次提出,随后在2014年进行了修订。

可能的CAA-RI诊断标准需要符合以下各项条件:①症状的急性或亚急性发作;②年龄≥40岁;③以下临床表现至少存在1种,包括头痛、意识下降、行为改变、局灶性神经系统症状和癫痫发作等;④在T_2WI和FLAIR上存在位于皮质、皮质下或深部的单发或多发白质高信号病灶,呈非对称性并延伸至皮质下白质;⑤有CAA的影像学特征,存在单次/多次、皮质或皮质下出血病灶,包括大出血、微出血、脑皮质表面铁沉积(cSS)等;⑥没有肿瘤、感染或其他原因。

确定的CAA-RI需符合以上所有条件,并进行组织病理学检查以确诊:①血管壁内或血管周围炎性反应;②淀粉样蛋白沉积在受影响区域的皮质管中。临床上应注意与可逆性后部脑病综合征、急性播散性脑脊髓炎、进行性多灶性白质脑病、桥本脑病、单纯疱疹、自身免疫性脑炎、原发性免疫性脑炎和进行性多灶性白质脑病(PML)等疾病相鉴别。

4. 诊断的病变

（1）确诊 CAA：完整的尸检，证实脑叶、皮层及皮层下出血，严重 CAA 的标本证据，无其他可诊断的病变。

（2）病理支持很可能 CAA：活检病理组织学证实有出血，同时伴有 CAA 的特征，不同程度的血管淀粉样沉积，无其他可诊断的病变。

（3）很可能 CAA：≥55 岁，临床及影像表现发现多发的皮层-皮层下血肿，无其他引起出血的原因。

（4）可能 CAA：≥55 岁，临床及影像表现发现单发的皮层-皮层下血肿，无其他引起出血的原因。

多见于老年期；慢性进行性痴呆或脑卒中后痴呆；非高血压、非外伤性脑出血，CT/MRI 在脑叶皮层，皮层下区可见各期影像，常破入蛛网膜下腔，为反复性和多发性；病理确诊。

5. 危险因素　①高血压；②溶栓、抗凝及抗血小板药物治疗；③载脂蛋白；④基因。

6. 脑淀粉样血管病预后　①CAA 不能停止或逆转，治疗旨在对于微出血和进行性痴呆的治疗。②CAA 引起脑出血死亡率很高，与年龄、体质、血肿大小和扩散范围有关，少数经外科治疗清除血肿和内科治疗可停止出血。

总之，虽然经免疫治疗后患者临床症状有所改善，影像学改善明显，但大多数患者的神经功能损伤恢复不佳，近 2/3 的患者死亡或严重残疾。这可能与一部分患者诊断治疗不及时、治疗周期过长导致不可逆性神经功能损伤，或伴有严重合并症有关。继发于 Aβ 蛋白沉积的血管损伤是预防 CAA 重要目标。未来，该领域将会有更多新进展，为 CAA 的诊断、预防与治疗带来更多的成果。

八、小结

护士长对此次查房进行小结：通过此次教学查房，我看到了大家的努力，利用业余大量查阅文献，反复与患者沟通，这种教学模式对新入职护士提高专业知识有很大的帮助。此次教学查房，有助于帮助大家了解脑出血定义及发病率；掌握脑出血的护理诊断、护理措施及健康宣教；了解神经内科常见的护理查体方法；学会运用护理程序方法解决患者的临床问题。查房过程中充分体现了人文精神和以患者为中心的理念。提高了大家的专科知识及临床解决问题的能力，同时也彰显了专科护士所具备的护理内涵。

九、查房远程展示

（一）展示流程

1. 海报宣传　提前 1 周发布举办时间地点及观看方式（图 2-4）。

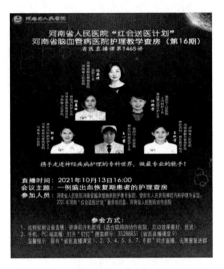

图2-4　1例脑出血恢复期患者护理
查房海报宣传

2. 拟定远程网络护理教学查房日程　①专职教学秘书主持；②总护士长介绍主题、亚专科、联络问候远程在线的护理同仁；③病区护士长组织查房开始；④查房结束，远程及钉钉线上互动；⑤科护士长总结，远程护理教学查房结束。

3. 实施　远程网络护理教学查房组织实施。

4. 总结反馈　调整完善至下次护理教学查房（图2-5）。

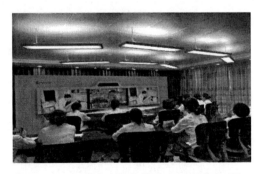

图2-5　1例脑出血恢复期患者远程查房现场

（二）展示视频

见二维码2-1内容。

二维码2-1
1例脑出血恢复期患者
的护理查房视频

参考文献

[1]马彩霞,韩慧慧.早期康复护理对脑出血患者术后运动功能和生活质量的影响[J].实用临床医药杂志,2018,22(14):68-70.

[2]刘贯英.晨起高血糖,黎明现象和苏木杰反应要分清[J].医师在线,2019,9(11):29-30.

[3]《老年患者低钠血症的诊治中国专家建议》写作组.老年患者低钠血症的诊治中国专家建议[J].中华老年医学杂志,2016,35(8):795-804.

[4]孟共林,周亮.血压双峰双谷在高血压病人健康教育的效果观察[J].医学理论与实践,2006,19(12):1465-1466.

[5]中华医学会神经外科学分会,中国医师协会急诊医师分会,国家卫生和计划生育委员会脑卒中筛查与防治工程委员会.自发性脑出血诊断治疗中国多学科专家共识[J].中华急诊医学杂志,2015,24(12):1319-1323.

[6]中华医学会神经病学分会,中华医学会神经病学分会脑血管病学组.中国脑出血诊治指南(2014)[J].中华神经科杂志,2015,48(6):435-444.

[7]姚迎叶,韦紫君,张云云.脑淀粉样血管病临床及影像学研究进展[J].中西医结合心脑血管病杂志,2021,19(6):959-962.

[8]许丹,杨春慧,王鲁宁.老年人脑淀粉样血管病的临床及病理研究[J].中华内科杂志,2003,42(8):541-544.

[9]杨林肖,原梦.脑淀粉样血管病相关疾病的临床特征研究进展[J].疑难病杂志,2021,20(3):294-298.

[10]邹璇,赵文娟,孔孟丹,等.脑淀粉样血管病相关炎症文献综述[J].中风与神经疾病杂志,2021,38(7):658-661.

第二节　1例帕金森病患者

一、疾病概述

帕金森病(Parkinson disease,PD),又称震颤麻痹(tremor paralysis),是一种常见的中老年神经系统变性疾病,全国估计有200万患者,每年新发患者达10万以上。目前,只能依靠药物或手术控制症状,尚无法根治,随着中国老龄化进一步加剧,帕金森患者人数也在逐年增加。帕金森病是多因素的作用结果,主要发生于50岁以上中老年人,病因尚不明确,可能是由于各种原因,导致黑质多巴胺能神经元变性、缺失,纹状体多巴胺含量显著减少,造成乙酰胆碱系统功能相对亢进,引起一系列的临床症状。

主要的临床表现为运动症状和非运动症状。运动症状主要的四大核心症状：静止性震颤、肌强直、行动迟缓,后期会出现姿势步态的异常。非运动症状主要表现在精神、认知、自主神经功能、感觉方面的异常症状,如焦虑、抑郁、多汗、嗅觉减退等症状。

二、查房目标

1. 知识目标　熟悉神经内科常见的护理查体方法,熟练运用护理程序方法解决患者的临床问题。

2. 技能目标　掌握帕金森护理诊断、护理措施及健康教育。

3. 情感目标　查房过程中体现人文精神,能够体现人文关怀和以患者为中心的理念。

三、查房成员

实习护生。

四、病例汇报

(一)病例信息

1. 患者一般情况　患者唐某,女,65 岁,小学毕业,农民,无宗教信仰。

2. 主要诊断　帕金森病。

3. 主要病情　7 年前无明显诱因逐渐出现手抖,左手抖动较重,静止时出现,情绪激动时加重,伴动作迟缓、焦虑、抑郁,在某县人民医院诊断为"帕金森病",给予多巴丝肼片(美多芭)口服药物治疗,1 年前出现写字逐渐变小,右下肢"僵硬"。2 个月前晨僵时间延长,流涎,早醒症状加重,翻身困难。遂来医院就诊,以"帕金森病"为诊断入院,发病以来神志清,精神欠佳,饮食、睡眠差。

4. 现病史　2 个月前晨僵时间延长,流涎,早醒症状加重,翻身困难。遂来医院就诊,门诊以"帕金森病"收入科。

5. 既往史　高血压 8 年,服用厄贝沙坦氢氯噻嗪 1 片 qd;高脂血症,口服阿司匹林肠溶片 100 mg qd、阿托伐他汀钙片 10 mg qd;无过敏史。

6. 治疗原则　治疗上给予抗帕金森药、抗氧化剂、改善循环、抗血小板聚集、降血压、降血脂治疗等药物治疗。

7. 辅助检查

(1)PET　双侧壳核后部、右侧尾状核头多巴胺摄取减低,提示帕金森可能。

(2)头部 MRI　未见明显异常。

(3)彩超　双侧颈动脉斑块形成。

（4）实验室检查结果　总蛋白 63.6 g/L（参考值 65～85 g/L），载脂蛋白 B100 0.56 g/L（参考值 0.63～1.14 g/L），低密度脂蛋白胆固醇 3.70 mmol/L（参考值 1.90～3.12 mmol/L），高密度脂蛋白胆固醇 0.90 mmol/L（参考值 1.20～1.68 mmol/L），尿白细胞计数 32 个/μl（参考值 0～25 个/μl），尿胆原 2.0 μmol/L（参考值 0.2～1.0 μmol/L）。

8. 专科检查　患者神志清楚，双侧瞳孔等大等圆，直径 3 mm，对光反应灵敏；脑膜刺激征（−）；克尼格征（−）；布鲁津斯基征（−）；四肢肌张力均增高，左侧上肢不自主抖动呈静止性震颤，左侧斜方肌萎缩。

9. 药物应用

（1）抗帕金森药　多巴丝肼片 0.0625 g 口服 tid、盐酸普拉克索缓释片 0.75 mg 口服 tid、恩他卡朋片 0.2 g 口服 tid。

（2）抗氧化剂　辅酶 Q10 250 mL 静脉滴注 qd。

（3）改善循环　0.9% 氯化钠 250 mL+舒血宁 20 mL 静脉滴注 qd。

（4）抗血小板聚集　阿司匹林肠溶片 100 mg 口服 qd。

（5）降血压　厄贝沙坦氢氯噻嗪片 12.5 mg 口服 qd。

（6）降血脂　阿托伐他汀钙 10 mg 口服 qd。

10. 查房时患者现况　患者神志清，精神饮食差，伴流涎、翻身困难、睡眠障碍、便秘。体温 36.5 ℃、脉搏 80 次/min、呼吸 20 次/min、血压 145/92 mmHg。自理能力评分 60 分（中度依赖），跌倒/坠床风险评估 9 分（高危），帕金森病霍亚（Hoehn-Yahr，H-Y）分级 3 期（轻中度），世界运动障碍学会统一帕金森病评定量表（Morement Disorders Unified Parkinson Disease rating scale，MDS-UPDRS）评分 110 分，深静脉血栓（Deep Vein Thrombosis，DVT）评分 2 分（中危），体重指数（BMI）21.5 kg/m²、压疮评估 19 分，营养筛查 3 分。

（二）护理目标

（1）出院前患者翻身困难较前好转。

（2）出院前患者震颤、流涎、面肌强直等影响身体形象的症状较前好转。

（3）出院前患者总蛋白检查结果恢复正常，体重有所增加。

（4）出院前患者能掌握疾病相关知识，积极配合治疗。

（5）出院前未发生跌倒、坠床等意外事件。

（6）出院前患者大便通畅。

（7）出院前患者睡眠状态较前好转。

（8）出院前患者焦虑、抑郁状况较前好转。

（9）出院前未出现下肢静脉血栓。

（三）护理诊断

1. 躯体移动障碍　与神经、肌肉受损，肢体震颤，肌强直发作有关。

2. 自我形象紊乱　与震颤、流涎、面肌强直等身体形象改变有关。

3. 营养失调:低于机体需要量　与肌震颤、强直,机体能量消耗增加有关。

4. 知识缺乏　缺乏疾病、药物及护理等相关的知识。

5. 有受伤危险　与肌强直发作及姿势步态异常有关。

6. 便秘　与长期卧床,活动量减少有关。

7. 睡眠形态紊乱　与自主神经功能紊乱有关。

8. 焦虑、抑郁　与长期患病,生活能力逐渐下降有关。

9. 潜在并发症:下肢深静脉血栓形成　与高龄、日常活动减少有关。

(四)护理措施

1. 针对躯体移动障碍的护理措施　①疾病早期以自我管理为主,鼓励患者积极参加体育锻炼及社交活动,推迟活动受限的发生。②中期以维持或提高活动能力、预防跌倒为主,鼓励患者行走时双眼直视,双上肢与下肢保持协同合拍动作,同时使足尖尽量抬高,以脚跟先着地,尽量迈开步伐行走,并进行左右转向和前进后退的训练。在步态训练中,当走路遇到步僵时,先停下来,站直身体,抬高一条腿,往前迈一大步,再换另一条腿,再抬高,向前迈大步。可通过在地板上加设标记,使用激光拐杖、激光鞋等辅助设备,纠正患者的冻结步态和小碎步。康复训练应有针对性、个体化,推荐每次 30～60 min,每日1～2 次,每周 5 次以上,强度适宜;运动中感到不适应立即停止。③晚期以辅助下主动训练或被动锻炼为主,以维持心肺功能,预防压疮、关节挛缩等并发症。

2. 针对自我形象紊乱的护理措施　①鼓励患者表达,与患者讨论身体健康状态改变对自身的影响,鼓励患者及其家属正确面对疾病。②教会患者自我护理方法,提高自我护理能力和生活质量,必要时进行饮食、起居、排泄等生活护理。

3. 针对营养失调的护理措施　①对进食困难、饮水呛咳者,要在安静的环境下进食,不要说话,进食时取端坐位或 30°～60° 半坐卧位,选择合适的进食工具,缓慢进食,以防食物残渣误入气道,全程以 30～40 min 为宜。进食结束半小时后再平躺。当每日进食量不能满足身体需要时,给予鼻饲饮食,以防止误吸。以上方式均无效者,可给予胃肠外营养支持,如遵医嘱给予静脉补充葡萄糖、电解质、脂肪乳等。②饮食中适量蛋白质,0.8～1.0 g/(kg·d),以肉类、奶制品、蛋类、豆类为主,左旋多巴药物与食物不能同服;适当限制动物性脂肪,补充足量的蔬果。补充富含 ω-3 脂肪酸、硒的食物,可多食含天然左旋多巴的食物如蚕豆。补充维生素 B_{12}、叶酸、维生素 D。服用左旋多巴有运动波动的患者,早餐和午餐主要给予谷类食品(如米饭、面条、面包、饼干)、蔬菜、水果等低蛋白食物。建议将每日所需的大部分蛋白质放在晚上进食(早餐和午餐低蛋白饮食),对症状波动更严重的患者,将全天蛋白质摄入控制在 0.8 g/(kg·d) 以下,将白天的蛋白质总量严格限制在7 g,而在晚餐时才给予补充余下的全部蛋白质。③帕金森患者可以喝茶和咖啡,绿茶中的茶多酚具有抗氧化的性质和保护多巴胺神经元的作用。②患者震颤加剧及肌强直发作后补充足够的营养。每周测量体重1次,动态观察体重变化。

4.针对疾病知识缺乏的护理措施　①由健康管理师运用通俗易懂的语言向患者讲解病程及治疗。②针对患者的顾虑给予解释或指导,讲解用药指导及用药的不良反应。③定时发放健康教育处方,提供适合患者所需的学习材料,耐心给予解答。

5.针对有受伤危险的护理措施　①张贴防跌倒、防坠床标识,告知患者及家属预防跌倒坠床的方法。对于上肢震颤未能控制、日常活动笨拙的患者,应谨防烫伤、烧伤,对有错觉、幻觉、抑郁、精神错乱、意识模糊、智能障碍的患者应特别强调专人陪护。②保证地面平整、干燥,房间光线明亮,移去活动范围内的障碍物。患者外出检查时提供轮椅,下蹲及起步困难时,予以高位坐便。③对自行起床有困难的患者可在床边系一根绳子,便于牵拉起床。避免坐过软的沙发及深凹下去的椅子,尽量坐两侧有扶手的坐具,便于起立。④衣裤不宜过大,宽松适宜,穿合适防滑的鞋子,预防摔跤及碰伤。⑤对于行动不便、起坐困难者,呼叫器放于床边,生活物品放于易拿易取处。

6.针对便秘的护理措施　①指导进食含粗纤维多的食物,多吃新鲜蔬菜和水果,每天顺时针按摩腹部,必要时给予缓泻剂。②多喝酸奶等富含益生菌的食物,有助于平衡肠道菌群。③每日喝1500~2000 mL 的水,充足的水分能使身体排出较多的尿量,减少膀胱和尿道细菌感染的机会,也能使粪便软化,防止便秘的发生。④要养成定时排便的习惯,以维持肠道的出入平衡。

7.针对睡眠形态紊乱的护理措施　①为患者提供安静、舒适的睡眠环境,减少探视。②晚上尽量减少喝茶和咖啡的饮用,下午5:00 以后减少水分的摄入,避免因起夜影响夜间睡眠质量。③合理安排睡眠的时间,非正常的睡眠时间给予安排各种治疗、康复训练、健康宣教等,有效地限制患者白天睡眠。必要情况下,短期、适量合理使用催眠药物。

8.针对焦虑、抑郁的护理措施　①向患者介绍与本病有关疾病及治疗知识,使患者及家属了解其病程、预后及治疗方法。②鼓励患者表达并注意倾听其心理感受,给予正确的信息和引导。③鼓励患者培养兴趣与爱好,保持良好的心态。鼓励患者及家属参加帕金森病友会,由医生、护士、康复师和心理咨询师讲解疾病的治疗、护理、家庭照顾等方面的知识。

9.针对有下肢深静脉血栓形成的护理措施　①指导患者进行踝泵运动,观看踝泵运动视频,必要时使用下肢加压泵等仪器促进静脉血回流。②保证足够的循环血量,避免下肢静脉输液。③穿宽松、舒适的衣服,避免穿过紧的衣服和腰带而影响静脉回流。④观察下肢腿围,如出现剧烈胀痛、浅静脉曲张伴有发热等,应警惕下肢深静脉血栓形成的可能。

(五)护理评价

(1)患者入院3 d后翻身困难较前好转,但仍存在起步困难,左上肢齿轮样强直。

(2)患者入院3 d后精神状态较前好转,可进行有效沟通。

（3）患者采取营养支持1周后，实验室生化指标：总蛋白指标正常，体重有所增加。

（4）患者入院3 d后能够掌握疾病相关知识，积极配合治疗。

（5）患者住院期间未发生跌倒、坠床等意外事件，有安全的休养环境。

（6）患者入院3 d后大便通畅，未诉排便困难。

（7）患者入院3 d后睡眠情况明显较前好转。

（8）患者入院3 d后能够正确面对疾病，积极配合治疗。

（9）患者住院期间未出现下肢静脉血栓形成。

五、床旁查体

（一）查房前介绍

护士长：唐某是今天的查房对象，接下来由主查护生进行床旁查体。

主查护生：好的，护士长，接下来由我来进行床旁查体，各项物品准备已齐全，已征得患者同意，请各位老师随我移步至病房。

（二）床旁查体

进行门前七步洗手。按照进门顺序依次进入，按照规定站位站立。

主查护生：（核对患者信息腕带和床头卡）唐某，女，65岁，诊断为帕金森病。

（查看患者瞳孔）患者神志清，双瞳孔等大等圆，直径3 mm，对光反应灵敏。

测量生命体征：体温36.6 ℃，心率76次/min，呼吸19次/min，血压138/88 mmHg，均正常，患者生命体征平稳。患者入院时睡眠差，询问患者睡眠情况，让患者可以适当减少白天睡眠时间，以改善晚上的睡眠质量。评价患者美多芭服用方法是否正确，并给予肯定。对患者进行饮食指导，美多芭不能与蛋白质同服，以免影响药物吸收，在饭前1 h或饭后1.5 h服用，白天要以碳水化合物类的食物为主。比如馒头、粥之类，晚餐可以吃一些高蛋白食物，比如鸡蛋、瘦肉、牛奶等补充蛋白质。睡前喝杯热牛奶，也可以改善患者的睡眠质量。患者入院时便秘，再次给予患者饮食指导，便秘和患者用药有一定关系，但是我们可以靠饮食或物理的方法去改善，可以多吃一些纤维素含量高的食物，比如芹菜、菠菜、韭菜、苹果等。输液后要多下床活动活动，按摩按摩肚子，这些都有利于肠道的蠕动，促进大便的排出。同时患者有高血压、高血脂，平时吃饭，要注意进食清淡易消化的食物，尽量减少肥肉、动物内脏等食物的摄入。小便里白细胞有点高，一定要多喝水，每日1500~2000 mL。

患者入院时起步、翻身困难，给予患者进行了肌力、肌张力的评估，四肢肌力正常，肌张力均增高，左上肢有齿轮样强直（图2-6），较入院时均有所改善。针对患者行走时出现一会能走一会不能走的情况，告知患者有可能出现了"开-关现象"，这就提醒我们需要进行药物调整了。应告知患者不用担心,吃完药一定要记录起效及维持时间,方便医生进行调整药物。患者走路时要保持正确姿势,摆动双臂并目视前方,使足尖尽量抬高,以脚跟先着地,尽量迈开步伐行走。同时可以自己喊个口令,比如一二一。这样可以帮助纠正走路困难的现象。平时的时候也要注意睡觉时一定要拉起床档,如果晚上起床去厕所一定要喊家属陪伴,打开床头灯,注意安全。整理床单位,按照教学查房规范离开病房。

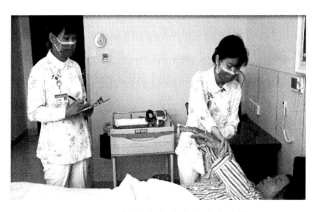

图2-6 1例帕金森病患者床旁查体

六、讨论

带教老师评价:通过查房,我们可以看到,主查护士介绍的患者护理查房内容详细,评估方法准确,在查体过程中尽显人文关怀,并及时和患者沟通反馈信息,让患者能够正确掌握我们宣教的内容,这非常好。

带教老师提问:那么通过刚才的查房,主查护生你还有什么要补充的吗?

主查护生:通过刚才的查房,还是觉得自己稍微有些紧张,整个查房过程,不太流畅,有一些内容,讲得不够详细,有遗漏的地方。在与患者交代每日饮水量时,可以根据患者平时使用的水杯,来交代患者每日饮用几杯,这样会更好。

带教老师:已经非常好了,那其他同学对主查护生的查房有什么要补充的吗?

实习护生1:刚才主查护生在查房过程中提到了"开-关现象",我觉得过于专业,应该用通俗易懂的语言给患者解释什么是"开-关现象"。

带教老师:嗯,对,确实过于专业了,我们可以告诉患者"开-关现象"是患者长期服用左旋多巴类药物出现的一种表现,就像电源的开与关,突然出现肌僵直,或运动不能就像是断电一样,称为"关期";未进行任何治疗的情况下呢,而又突然活动如常的状态,称为"开期"。所以,形象地称为帕金森病"开-关现象"。出现此情况,要告知医生,遵医嘱调整药物。我们在平时给患者做宣教时,要根据患者的文化程度以通俗易懂的语言进行讲解。那么其他同学还有要补充的吗?

实习护生2:还有给患者测量脉搏、呼吸、血压时要提前告知患者不要说话,不要移动,因为患者活动及说话时,会使测量结果不准确。

实习护生3:通过这段时间的学习,使我学习到了很多书本上没有的知识,感谢老师的悉心指导。那么,老师,我看到患者左手不自主抖动,是不是只要手抖,就是帕金森病呢?

带教老师:不是的,同学们都应该知道帕金森典型的症状是静止性震颤,表现为静止时出现,紧张时加重,运动时减轻,睡眠时消失,常表现为搓丸样动作。我们要与运动性震颤区分开,运动性震颤是安静时症状轻,动作时加重,另外有些老年人可出现摇头、手抖等症状,若无肌张力增高和动作缓慢多为老年性震颤。

实习护生3:我明白了,我看到患者的震颤一定程度上影响了患者的生活质量,我们可以收集相关病例,做一些现况调查和干预类的研究。

带教老师:实习护生3讲到的这个科研点很好,这也需要我们团队共同协作,使用科研和循证的方法,一起为提高帕金森病患者的生活质量而努力。下面我们再来讨论一下,经过治疗和护理,患者之前的护理诊断有哪些已经得到了改善,现存的还有哪些护理问题呢?

实习护生1:我觉得患者走路与翻身困难较前有所好转,但是我们也要交代患者回家后保持房间清洁明亮,移开环境中的障碍物,在床边设置可以帮助患者起床,翻身的辅助器具等,避免意外事件的发生。

实习护生2:刚才查房中我发现患者情绪不高,存在焦虑、抑郁的情况,我们要加强与患者及家属的沟通,要同情和理解患者,针对患者运动迟缓的症状不催促患者、尊重患者,认真观察患者的病情变化和心理活动。加强陪护宣教及巡视,帮助患者树立战胜疾病的信心。

带教老师:非常好,帕金森病患者会逐渐丧失劳动和自理能力,生活质量明显下降,非常的痛苦。我们的优质护理服务不只关注这个疾病,还要关注患者及家属的身心健康。对于帕金森患者的长程管理,家属的心理支持也是比较重要的。我们还应该关注哪些安全问题呢?

实习护生1:帕金森病患者多以药物治疗为主,用药知识指导也很重要。该患者口服的还有恩他卡朋,这类药物是抑制左旋多巴的降解,促进更多的左旋多巴透过血脑屏障发挥作用的药物,必须与左旋多巴同时服用,单用无效。还有普拉克索这一类的多巴胺受体激动剂不能与抗精神病药同时服用,以免引起不良反应。

实习护生3:患者动作笨拙,持物不稳,容易洒饭,我们还要预防患者进食时烫伤,要把食物放凉后再让患者进食,避免使用玻璃和陶瓷的餐具,可使用塑料或不锈钢的餐具。

实习护生2:我觉得患者行动不便,起坐困难,还应该使用坐便器,配备扶手、手杖等必要的辅助设施。做任何活动时身边都要有人陪伴。

带教老师点评:大家说的都很好,也很全面。从主查护生汇报的病例中我们可以看到,该患者的H-Y分期为三期,MD-UPDRS评分110分,属于帕金森病的中晚期,该时期我们要有计划地指导患者进行锻炼身体,如手指锻炼、起坐锻炼等,在练习时身边一定要有人陪同,避免意外事件的发生。今天通过床旁查房、病例讨论,我们不同层级的护士的能力都有了提高,从对患者生命体征、肌力的评估,给予患者饮食、药物指导及安全宣教,目前这位患者的症状都较入院时有所好转。那接下来我与大家一起再深入地了解一下帕金森病(图2-7)。

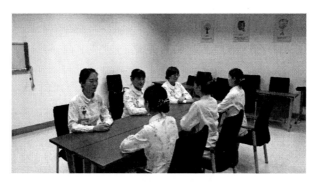

图2-7　1例帕金森病患者的护理教学查房讨论

七、知识链接

(一)帕金森病

帕金森病作为一个慢性病,病因未明,发病机制复杂,漫长的治疗过程困扰着家属和患者,患者反复的求医过程确实非常痛苦,所以帕金森患者的长程管理非常的重要。目前帕金森病患者不仅可以药物治疗,还可以通过脑深部电刺激(deep brain stimulation,DBS)手术治疗,同时还开启了磁波刀的治疗,为药物较难控制的帕金森病患者带来了一线希望。在患者住院期间,护士要对患者进行日常作息指导、安全饮食等方面的健康宣教。出院患者进行定期的随访也需要所有医务人员共同努力。

1989年PD专科护士(Parkinson's disease nurse specialist,PDNS)岗位在英国成立,以1名PD护理顾问、3名PDNS主导,包含70余名医务人员的PD患者服务网络,为当地约2000名患者提供咨询和专科服务。1999年成立帕金森病专科护士协会(Parkinson's disease nurse specialist association,PDNSA),服务于全英国PD患者。英国PDNS可以同时在初级、二级、三级医疗保健机构工作,为居家患者、门诊患者、住院患者服务,包括用药调整、健康教育、康复指导等,在慢病管理、延续护理及康复方面做出了很大贡献。随后PDNS逐渐在德国、荷兰、瑞典、泰国被使用。

PDNS在我国尚处在探索阶段,并无PDNS及相关培训机构,仅限于如医护协作的PD专科护理门诊,为患者提供问诊与评估、DBS术后程控、健康教育、康复指导、个案管理等。我国老龄化日趋严重,到2030年PD患者将占全球PD总人数的一半,PD患者的有效管理将给社会及医疗机构带来极大挑战。我国能否借鉴国外经验,培养适合国情的PDNS管理及工作模式值得期待。

(二)目前最新的治疗手段

主要治疗方法:帕金森病治疗多以药物为主,除了靠药物控制,还可以手术治疗,主要的手术治疗有以下3种。

1. 帕金森脑起搏器治疗又称脑深部电刺激治疗 帕金森脑起搏器治疗又称脑深部电刺激治疗,已成为治疗中晚期帕金森病的有效方法。此疗法1998年在我国首次使用,至今已20余年,DBS疗法明显地改善了PD患者的运动症状,提高了生活质量。DBS疗法是手术治疗帕金森病的新突破,具有微创、安全、可控性高的特点,它是应用微创神经外科技术,把电极植入预定的颅内目标区域,再通过连接导线连接神经刺激器。该神经刺激器一般植入于胸部皮肤下,与心脏起搏器大小相似。适用于对药物治疗无效或者即使经过最佳药物调整,仍然存在严重"异动症",频繁出现"开-关"现象等的患者,可提高患者活动能力,明显改善生活质量。术前应做好充分准备,术后注意观察有无中枢性面瘫、视力视野障碍、语言障碍,比较震颤、肌强直等症状有无改善及改善程度,有无一侧肢体的轻瘫,观察意识及生命体征,警惕颅内出血征象的出现,并应重视患者肢体锻炼的指导。手术能很好控制症状,但不能根治本病,术后要在医生指导下缓慢减量用药,直至维持量。药物加手术治疗是当今PD治疗的最新观点。

2. 神经干细胞移植治疗帕金森病的进展 干细胞治疗的核心理念在于利用未分化的干细胞对损伤的组织进行修复,从而提高神经系统对多巴胺的合成量,重建神经循环通路,而且移植后的干细胞还可与自身神经细胞相协调,增加神经系统中营养因子的合成,从侧面修复神经系统。神经干细胞有很强的增殖能力及迁移能力,并能替代受损的脑细胞,神经干细胞通过体外培养使其增殖后,移植到宿主脑内,能够迁移并分化为黑质多巴胺能神经元;神经干细胞联合基因治疗,将神经干细胞作为基因治疗的载体,在体外转基因移入病变的神经组织,可阻止神经元变性并恢复其功能;神经干细胞作为基因载体,进行神经干细胞移植联合多基因治疗,为帕金森病治疗提供了新的思路。神经干细胞移植手术是选择患者自身的骨髓干细胞进行分化培育,并将其重新移植到脊髓神经内,从而为神经系统再造提供新分化的神经细胞源。该方法的优势在于患者治疗痛苦较低,且采用自体干细胞不会出现排斥性,治疗周期短,治疗后短期内效果显著。

3. 磁共振引导超声聚焦系统"磁波刀"治疗帕金森特发性震颤 磁共振引导超声聚焦系统;俗称"磁波刀",为特发性震颤患者的治疗带来新的手段。

磁波刀治疗原理:患者佩戴磁共振兼容的立体定向头架和超声换能器头盔,在磁共振不间断扫描监测下,引导头盔内阵列式超声换能器发射超声,并聚焦于脑内治疗靶点。利用超声聚焦能量的热效应,实现靶点的生物毁损,达到治疗目的。2016年7月美国食品药品监督管理局(FDA)批准磁共振引导超声聚焦系统用于药物难治性特发性震颤治疗,中国人民解放军总医院第一医学中心2018年引进"磁波刀"头部治疗系统,系国内首台经颅"磁波刀"系统,为验证该系统对特发性震颤的有效性和安全性,该中心完成了3例药物难治性特发震颤的"磁波刀"治疗,取得了良好治疗效果,未发生严重不良事件,初步验证了该设备对特发性震颤治疗的适用性。

八、小结

本次护理教学查房针对帕金森病患者的病例进行了详细的护理计划及护理措施呈现,将指南的基本原则与患者个体化情况进行深化融合,为患者提供合理的个体化护理方案,突出针对该类患者护理教学查房的重点、疑难点,链接相关新业务、新技术,并指出未来研究方向,以便为相关学者提供学习和参考。

九、查房远程展示

(一)展示流程

1. 海报宣传　举办时间地点及观看方式(提前1周)(图2-8)。

2. 拟定远程网络护理教学查房日程　①专职教学秘书主持。②总护士长介绍主题、亚专科、联络问候远程及在线的护理同仁。③病区护士长组织查房开始。④查房结束,远程及钉钉线上互动;⑤科护士长总结,远程护理教学查房结束。

3. 实施　远程网络护理教学查房组织实施。

4. 总结反馈　调整完善至下次护理教学查房。

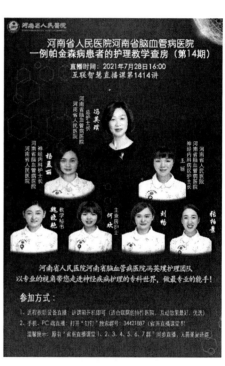

图2-8　1例帕金森病患者的护理教学查房海报宣传

(二)展示视频

见二维码2-2内容。

二维码2-2
1例帕金森病患者
的护理教学查房视频

参考文献

[1] 宋鲁平,王强.帕金森病康复中国专家共识[J].中国康复理论与实践,2018,24(7):8-15.

[2] 浦瑶瑶,宋宝东.放松疗法联合情感关怀对老年帕金森病患者焦虑、抑郁及生活质量的影响[J].中国老年学杂志,2019,39(21):5301-5304.

[3] 胡雯.医疗膳食学[M].北京:人民卫生出版社,2017.

[4] 秦晓凌,李雪,辛在娥,等.帕金森病患者营养状态及影响因素分析[J].中华神经医学杂志,2019,18(7):710-714.

[5] 苏闻,陈海波.关注帕金森病抑郁的评估与治疗[J].重庆医科大学学报,2017,42(6):648-650.

[6] 黄姝绮,袁平乔,涂双燕,等.帕金森病病人跌倒效能现状及影响因素研究[J].护理研究,2019,640(20):3581-3585.

[7] 涂金燕,罗恩丽.帕金森病便秘的中医辨治思路[J].中华中医药杂志,2021,36(2):857-859.

[8] 中华医学会神经病学分会帕金森病及运动障碍学组,中国医师协会神经内科分会帕金森病及运动障碍学组.帕金森病非运动症状管理专家共识(2020)[J].中华医学杂志,2020,100(27):2084-2091.

[9] 牛咏玲.优质护理缓解老年帕金森病病人抑郁情绪的效果分析[J].护理研究,2019,33(10):1796-1798.

[10] 俞洁,欧梦仙,王军,等.踝泵运动预防术后下肢深静脉血栓形成的应用现状[J].中国护理管理,2020,20(12):1873-1876.

[11] 中华医学会神经病学分会帕金森病及运动障碍学组,中国医师协会神经内科医师分会帕金森病及运动障碍学组.中国帕金森病治疗指南(第四版)[J].中华神经科杂志,2020,53(12):973-986.

[12] 贾建平,陈生弟.神经病学[M].8版.北京:人民卫生出版社,2018.

[13] 刘军.中国帕金森病的诊断标准(2016版)[J].中华神经科杂志,2016,49(4):268-271.

第三节 1例单纯疱疹病毒性脑膜脑炎患者

一、疾病概述

中枢神经系统(central nervous system,CNS)感染性疾病是指病原微生物侵犯中枢神经系统的实质、被膜及血管等引起的急性或慢性炎症性(或非炎症性)疾病,感染的病原微生物包括病毒、细菌、结核分枝杆菌、真菌、螺旋体、寄生虫、朊蛋白等,具有发病率高、病情发展迅速、致残致死率高等特点。

单纯疱疹病毒(herpes simplex virus,HSV)侵犯中枢神经系统引起相应的炎性改变,临床称为单纯疱疹病毒性脑炎(herpessimplexvirusencephalitis,HSE),是 CNS 最常见的病毒感染性疾病。本病呈全球分布,一年四季均可发病,无明显性别差异,任何年龄均可发病。

二、查房目标

1. 知识目标　掌握单纯疱疹病毒性脑膜脑炎的护理诊断、护理措施和健康教育。

2. 技能目标　掌握应用护理程序方法解决患者的临床问题,掌握单纯疱疹病毒性脑膜脑炎患者的护理查体方法。

3. 情感目标　查房过程中体现人文精神,能够体现人文关怀和以患者为中心的护理理念。

三、查房成员

护理实习护生。

四、病例汇报

(一)病例信息

1. 患者一般情况　患者姚某,男,49 岁,小学毕业,自由业,无宗教信仰。

2. 主要诊断　单纯疱疹病毒性脑膜脑炎。

3. 主要病情　3 d 前受凉后出现发热,体温 38.5 ℃,伴持续性头痛,为双颞侧钝痛,间断抽搐 2 次;恶心、呕吐,呕吐物为胃内容物。无寒战、流涕、咳嗽、咳痰,意识障碍,无偏瘫、失语,语言不利,自行口服"布洛芬"药物,半小时后体温降至正常,头痛未见明显缓解,遂就诊于当地医院(具体治疗不详)。头颅 CT(2020.06.10)提示"脑炎",上述症状持续不缓解,伴颈强直,有抵抗,指鼻试验、轮替试验、跟膝胫试验配合,双侧肢体深浅感觉正常,双侧克尼格征阳性,双侧布鲁津斯基征阳性。发病来神志清、精神差,饮食差,睡眠差,大、小便正常。

4. 现病史　3 d 前受凉后出现发热,伴持续性头痛,间断抽搐,恶心、呕吐,在当地治疗后无好转,门诊以"头痛待查,高血压病,2 型糖尿病"为诊断,于 2020 年 6 月 12 日收入科。

5. 既往史　糖尿病、高血压、饮酒史 30 年,无过敏史。

6. 治疗原则　治疗上给予脱水、降颅内压、抗病毒、抗癫痫、激素药物、营养神经药物、降糖药物治疗、营养支持。

7. 辅助检查

(1)磁共振　①轻微脑白质脱髓鞘;②柔脑膜强化影稍增多,脑膜炎可能;③双侧筛窦及左侧上颌窦炎,双侧下鼻甲肥大。

(2)CT 平扫(16 排)　①右肺中叶小结节,考虑炎性可能;②双肺少许陈旧性病变。

8. 专科检查　颈项强直,颌下 4 指,双侧克尼格征阳性,双侧布鲁津斯基征阳性,脑膜刺激征阳性,左下肢散在疱疹。

9. 药物应用

(1)脱水降颅内压药物　甘露醇 125 mL 静脉滴注 q6h、甘油果糖 250 mL 静脉滴注 q12h。

(2)抗病毒药物　更昔洛韦 0.25 g+0.9% 氯化钠溶液 100 mL 静脉滴注 q12h、膦甲酸钠注射液 3 g 静脉滴注 q12h。

(3)抗癫痫药物　丙戊酸钠缓释片 0.5 g 口服 bid。

(4)激素类药物　注射用甲泼尼龙 80 mg+0.9% 氯化钠溶液 100 mL 静脉滴注 qd。

(5)营养神经类药物　注射用核糖核酸 II 100 mg+0.9% 氯化钠溶液 100 mL 静脉滴注 qd。

(6)促醒药物　醒脑静 20 mL+0.9% 氯化钠溶液 250 mL 静脉滴注 qd。

(7)活血化瘀类药物　舒血宁注射液 20 mL+0.9% 氯化钠溶液 250 mL 静脉滴注 qd。

(8)补充营养类药物　维生素 C 注射液 2 g+维生素 B_6 注射液 0.2 g+0.9% 氯化钠溶液 500 mL 静脉滴注 qd,复方氨基酸注射液 250 mL+丙氨酰谷氨酰注射液 10 g 静脉滴注 qd。

(9)降糖类药物　精蛋白人胰岛素混合注射液(甘舒霖 30R)早餐前 23 IU 皮下注射、精蛋白人胰岛素混合注射液(甘舒霖 30R)晚餐前 22 IU 皮下注射。

10. 查房时患者现况　现入院第 3 天,体温 36.9 ℃,脉搏 72 次/min,血压 142/89 mmHg,呼吸 14 次/min。患者仍偶有疼痛、恶心、呕吐,疼痛数字评分 3 分,生活自理能力 85 分,跌倒/坠床评估 2 分,腰椎穿刺结果示压力 275 mmH_2O,颜色为淡黄色。脑脊液实验室结果示葡萄糖 5.93 mmol/L、脑脊液蛋白 1.72 g/L、白细胞计数 316×10^6/L、潘氏试验阳性。脑脊液二代测序示人类疱疹病毒 3 型(VZV),序列数 11。血实验室检验结果示糖化血红蛋白 6.6%、甘油三酯 4.92 mmol/L、高密度脂蛋白 0.78 mmol/L、钾 3.44 mmol/L、钠 136 mmol/L、总蛋白 60 g/L。

(二)护理目标

(1)出院前患者未出现脑疝或出现脑疝征象时能被及时发现和处理。

（2）出院前患者疼痛好转。

（3）出院前患者体温正常。

（4）出院前患者脑膜刺激征转阴。

（5）出院前患者电解质紊乱正常。

（6）出院前患者未再出现抽搐现象。

（三）护理诊断

1. 潜在并发症:脑疝 与颅内压增高有关。

2. 疼痛 与炎症刺激脑膜有关。

3. 体温过高 与中枢神经系统感染有关。

4. 水电解质紊乱 与应用脱水降颅内压药物及高热出汗多有关。

5. 有受伤的危险 与患者间断抽搐有关。

（四）护理措施

1. 针对潜在并发症脑疝的护理措施 ①严密监测患者颅内压,抬高患者头部15°～30°,以利于颅内血液回流,减轻脑水肿。②评估有无头痛、呕吐、视神经乳头水肿,观察瞳孔、血压、呼吸等的变化,判断有无脑疝形成。③如患者出现剧烈头痛、喷射性呕吐、双侧瞳孔不等大,呼吸不规则等脑疝先兆表现时,立即报告医生。建立静脉通道,必要时遵医嘱快速静脉滴注甘露醇。④避免躁动,剧烈咳嗽,便秘,以免腹腔、胸腔内压骤然增高引起颅内压增高加重。⑤给予低盐、低脂、低胆固醇、丰富维生素及易消化流体或半流体饮食,保证患者每日饮水量,促进肠蠕动,保持大便通畅,避免出现便秘。注意观察大便的颜色变化以便及时发现应激性溃疡,指导患者养成定时排便习惯,酌情应用缓泻剂帮助患者进行排便。

2. 针对疼痛的护理措施 ①观察疼痛部位、性质、程度及伴随症状。鼓励患者积极表达疼痛,在护理人员的引导下控制疼痛。②加强患者家属的思想指导工作,叮嘱家属多陪伴患者,给予患者足够的家庭和精神支持。③针对性镇痛方案:准确评估患者疼痛程度,采取针对性的镇痛方案。若患者疼痛程度较轻,实施非药物治疗;若患者疼痛程度较重,可根据医嘱阶梯使用镇痛药物,每间隔30 min进行评估。④放松训练:通过音乐疗法排除不良情绪的影响,分散注意力,有利于缓解疼痛。播放悠扬、平稳、缓柔的歌曲,将分贝控制在合理范围,同时指导患者深呼吸等有效缓解疼痛的方法。

3. 针对体温过高的护理措施 ①监测生命体征及皮肤等一般情况并记录,必要时监测白细胞计数。②若体温低于38.5 ℃,采用物理降温,如温水擦拭、多饮水等。③若体温高于38.5 ℃,遵医嘱给予复方氨基比林肌肉注射或吲哚美辛栓纳肛,并及时查明发热原因,给予对症处理,合理应用抗生素。④采取降温措施后及时进行效果评价,观察有无虚脱、惊厥等不适出现;有无大量出汗,及时更换潮湿的衣服和被褥,嘱患者多饮水。降温后30 min再次测量体温,并记录。⑤指导患者卧床休息,保持情绪稳定。⑥保持病室适宜的温湿度,定期通风换气,保持空气清新和流通。⑦补充营养和水分,每天应保证足够的热量和液体的摄入,可给予高热量、高蛋白、高维生素、易消化的流质或半流质食物,以维持水电解质的平衡。必要时静脉补液,以补充水分。⑧做好口腔护理。

4.针对水电解质紊乱的护理措施 ①检测患者电解质水平,根据医嘱静脉补液,维持水电解质平衡。②遵医嘱补充钠、钾类药物。③补钾的注意事项:应尽量口服或者静脉滴注,见尿补钾,尿量30~40 mL/h以上补钾安全,静脉补钾时,输液时滴速要慢。禁止静脉注射。④高钠饮食,多饮淡盐水;进食含钾量高的食物(如香蕉、土豆、紫菜、番茄等)。⑤观察患者有无出现低钠血症的症状:如烦躁、嗜睡等精神症状和意识障碍,严重者出现抽搐、昏迷,部分患者有消化道症状,可以引起慢性低钠性脑病。⑥患者存在轻度低钾血症,表现为四肢无力、厌食、恶心、呕吐及腹胀,要避免高碳水化合物食物的摄入,严密观察患者有无出现呼吸困难、心律失常等加重表现。

5.针对癫痫的护理措施 ①备好各种抢救物品如开口器、压舌板、氧气、吸痰器等。②病室光线宜暗,各种治疗、护理尽量集中进行,动作轻柔,避免或尽量减少一切刺激,避免诱发或加重癫痫发作。③癫痫发作时将患者头偏向一侧,用纱布包裹压舌板置入上下臼齿之间,防止舌咬伤。④给予氧气吸入,及时清理口腔及呼吸道的分泌物保持呼吸道通畅。⑤遵医嘱给予镇静药物控制癫痫发作。⑥加床档防止坠床。

(五)护理评价

(1)入院第3天,患者神志清楚,瞳孔大小、对光反射较之前均无变化;降低颅内压措施妥当,颅内压增高症状较入院时有所好转,未发生脑疝。

(2)入院第3天,疼痛评分(数字量表)5分下降至2分,较入院时有所好转。

(3)入院第3天,控制感染措施妥当,感染指标有所好转,降温措施有效,体温均恢复至正常。

(4)入院第3天,患者颈项强直较前好转,颌下2指,双侧克尼格征,双侧布鲁津斯基征阴性。

(5)入院第3天,患者恶心、呕吐症状好转,进食量正常,电解质结果恢复正常,钾3.63 mmol/L,钠137 mmol/L。

(6)入院第3天,患者疼痛好转后睡眠质量较前提高。

五、床旁查体

(一)查房前介绍

护士长:姚某是今天的查房对象,接下来由主查护士进行床旁体格检查。

主查护士:好的,护士长,接下来由我来进行床旁体格检查,各项物品已准备齐全,请各位老师随我移步至病房。

(二)床旁查体

进门前七步洗手。进门顺序(主查护士—带教老师—护士长—其他老师)。

站位:护士长在患者左上,其他老师左下,主查护士右上,带教老师右下(图2-9)。

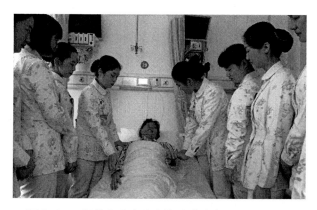

图2-9 1例单纯疱疹病毒性脑膜脑炎患者床旁查体

主查护士:(核对患者信息腕带和床头卡)姚某,男,49岁,诊断为单纯疱疹病毒性脑炎。

患者神志清楚,精神可。测量患者体温、脉搏、呼吸、血压。四肢肌力及肌张力均正常,左上肢静脉留置针妥善固定,留置通畅;左下肢疱疹有所好转。(询问患者疼痛情况)评分为3分,指导患者减轻疼痛的方法,抬高床头15°~30°,深呼吸等。脑脊液结果:压力275 mmH$_2$O,脑脊液蛋白1.6 g/L,白细胞计数357×10^6/L,均有所好转。实验室结果显示:钾3.13 mmol/L,钠136 mmol/L,指导患者多喝淡盐水,吃香蕉、土豆、紫菜、番茄等含钾高的食物,以补充体内钾的含量。(询问患者大小便情况)已3 d未解大便,指导其腹部按摩方法:平躺在床上,双膝屈曲,腹部放松,双手重叠,右手在上,左手在下,置于右下腹,以大鱼际和掌跟用力,顺时针反复推展按摩,稍微用点力,使肚子下陷1 cm,幅度是由小到大,每日1次,每次10~15 min。切忌用力排便,可口服缓泻药物或灌肠。检查脑膜刺激征(拉上床帘,注重保护患者隐私),把枕头去掉,左右转动头部,判断运动时有无阻力。左手托起枕部,右手置于胸前,做屈颈动作,判断有无抵抗增强及其程度。患者颈强直,颌下2指。再次做屈颈动作,患者双侧膝关节与髋关节不自主屈曲,布鲁津斯基征阳性。屈髋屈膝,左手固定在膝关节,右手扶持在踝关节,膝关节与髋关节屈曲呈90°,被动伸直伸展膝关节,同法检查对侧,患者大腿与小腿间夹角大于135°,不伴有大腿后侧及腘窝部疼痛,克尼格征阴性。整理床单位,按照教学查房规范离开病房。出门顺序(其他人员—带教老师—护士长—护士—主查护士)。

六、讨论

带教老师评价:通过刚才的查房,我们可以看到,主查护士给患者查体很流畅,沟通交流,健康宣教都很到位,而且整个查体过程中体现了人文关怀,注意到保护患者的隐私(图2-10)。

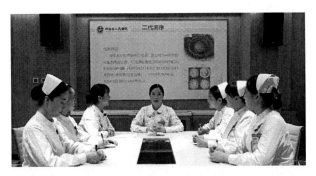

图2-10　1例单纯疱疹病毒性脑膜脑炎患者护理教学查房讨论

带教老师提问:通过刚才与患者近距离的接触,会发现患者在入院时一些比较突出的护理问题,经过我们的治疗和护理后得到了明显的改善。哪些护理问题得到了改善?

责任护士1:患者入院时的护理诊断有疼痛,疼痛评分为5分,已经影响了患者的睡眠,刚才查房时主查护士对患者的疼痛又进行了评估,现在已经降至2分。

责任护士2:我觉得他还有疼痛这个护理问题,持续头痛与颅内压增高有关,颅内压高达275 mmH$_2$O。

带教老师:姚先生确实有颅内压增高,那颅内压增高的典型表现是什么呢?

责任护士3:头痛、喷射性呕吐和视神经乳头水肿,进行性的颅内压增高可导致脑疝,是引起患者死亡的主要原因。因此,要严密观察患者病情,加强对患者的护理,尽早发现早期征兆,尽量减少导致颅内压增高的各种因素。

带教老师:那如何早期识别脑疝?

责任护士2:意识瞳孔的变化往往早于生命体征的变化,若患者出现意识障碍加深,提示有脑疝的可能。

责任护士3:瞳孔大小不等、瞳孔增大或对光反射迟钝,提示颅内压增高,特别是一侧瞳孔进行性散大,对光反射迟钝或消失是脑疝早期症状,应立即按照脑疝应急预案及时处理。

带教老师:大家说的已经很全面了,还有不规则的呼吸类型也是颅内压增高的特征,临床上常见的如潮式呼吸。那我们可以采取哪些措施来避免颅内压增高呢?

责任护士4:抬高床头15°~30°,有利于静脉回流,降低颅内压。同时保持环境安静、避免声光刺激、减少人员探视。

带教老师:那目前患者还有什么护理诊断呢?

责任护士2:患者入院时血钠136 mmol/L,血钾是3.44 mmol/L。目前还在用脱水降颅内压的甘露醇,而且头痛和高热引起大量出汗,易诱发低钠血症。低钠血症的首发症状就是烦躁、嗜睡等精神症状和意识障碍,进而出现抽搐、昏迷,所以我们要动态观察患者的血钠情况。

责任护士1:患者存在轻度低钾血症,表现为四肢无力、厌食、恶心、呕吐及腹胀,要避免高碳水化合物食物的摄入,我们要严密观察患者有无出现呼吸困难、心律失常等加重表现。

带教老师:大家知识掌握的很牢固,临床上对于低血钾患者,大多会口服或者静脉补钾,大家知道临床补钾的注意事项吗?

责任护士3:应尽量口服或者静脉滴注,见尿补钾。静脉补钾时,输液时滴速要慢。禁止静脉注射。

带教老师:大家说的很全面,目前患者还存在哪些护理诊断呢?

责任护士1:刚才主查护士问患者睡眠情况,患者说液体比较多,晚上睡不好,我觉得还有睡眠型态紊乱,我注意到这个患者用的还有激素类药物,激素会影响睡眠的。

带教老师:观察的很仔细。确实,如果睡眠不好也会影响患者疾病康复,长期应用激素药物,会导致神经兴奋,从而导致失眠。那谁回答一下激素除了有失眠,还有其他的不良反应吗?

责任护士2:还有食欲增加,会使血压、血糖升高,如果大剂量和长时间使用激素,患者还表现为向心型肥胖、满月面容、面部潮红、痤疮、多毛、无力、水肿等,临床上称之为皮质醇增多症。

责任护士4:用激素的患者容易引起低血钾、低血钙,应补充钙剂及钾类药物。它还可诱发或加重胃、十二指肠溃疡出血,甚至造成消化道穿孔。

责任护士3:长期应用激素可使机体防御功能降低,诱发感染或使体内潜在病灶扩散。还能导致钙的丢失,体内缺钙,会引起骨质疏松,应口服补钙并补充维生素 D。

带教老师:还有一个重要的问题,日常工作中,我们注意到有些患者由于担心激素的不良反应,擅自停药或减量,引发反跳现象。我们要利用专科微信交流群,对患者及家属做好出院药物指导。还有没有要补充的?

责任护士1:老师,他的焦虑情绪较之前明显缓解,刚才主查护士与患者交流中,我发现患者愿意主动配合我们的查体了。

带教老师:观察很仔细,这与我们平时的沟通,进行疾病知识宣教,使患者对我们产生信任有关。那我们借助疱疹病毒性脑膜脑炎的思维导图,对相关知识进行梳理(图 2-11、图 2-12)。

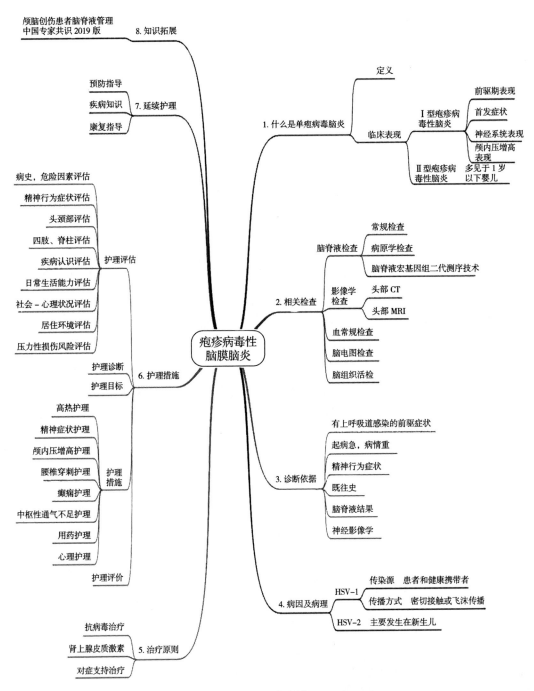

图 2-11　疱疹病毒性脑膜脑炎思维导图

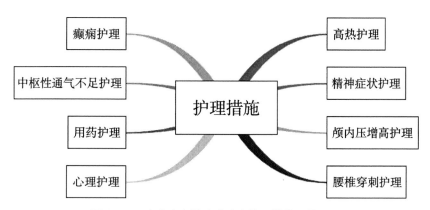

图 2-12　疱疹病毒性脑膜脑炎护理措施思维导图

大家可以看到其中精神症状的护理,在这个患者的身上没有体现,但是在临床工作中,我们发现有一部分病毒性脑炎的患者,在病情进展过程中有出现精神行为异常,如性格改变、胡言乱语、内向变外向、外向突然变得很沉默等,家属容易忽略这些,那我们作为专业护士,在护理工作中,要严密观察患者的病情进展情况,警惕合并自身免疫性脑炎的情况出现。2017 年《中国自身免疫性脑炎诊治专家共识》提出:少数单纯疱疹病毒性脑炎患者在恢复期重新出现脑炎症状,此时脑脊液病毒核酸转阴而抗 N-甲基-D-天门冬氨酸受体抗体呈阳性,属于感染后自身免疫性脑炎,病毒感染是自身免疫性脑炎的诱因之一。对于中枢神经感染亚专科的疾病来讲,腰椎穿刺术是不可替代的一项检查,那谁来说一下脑脊液的正常压力是多少呢?

责任护士 2:脑脊液的压力成人为 80 ~ 180 mmH$_2$O,低颅内压<70 mmH$_2$O,高颅压>200 mmH$_2$O。

责任护士 4:脑脊液性状为无色、清亮、透明。正常成年人脑脊液总量为 110 ~ 200 mL,平均 130 mL。

带教老师:脑脊液的生成速度为 0.3 ~ 0.5 mL/min,每日生成 400 ~ 500 mL。正常脑脊液的循环其产生和吸收是平衡的。脑脊液是由两侧的侧脑室、第三脑室及第四脑室的脉络丛产生的,最后经第四脑室两侧的外侧孔和正中孔进入蛛网膜下腔,大部分循环至上矢状窦附近,经过蛛网膜颗粒和蛛网膜绒毛吸收之后进入静脉窦,重新回到血液循环。

二维码 2-3
病毒性脑炎

二维码 2-4
脑脊液循环图

二维码 2-5
神经内科专科查体

以上是跟本节课相关的教学视频,大家可以扫描相关二维码进行复习(二维码2-3～二维码2-5),也请大家结束后思考两个问题。

1. 颅内压增高的护理常规是什么?

2. 疱疹病毒性脑膜脑炎的临床表现是什么?

护士长点评:通过刚才的教学查房,可以看出大家知识掌握很牢固,对患者的健康指导到位,善于观察,沟通顺畅。带教老师也利用翻转课堂和以问题为导向(problem-based-learning,PBL)的教学模式,活跃了课堂气氛,增加了互动。同时也提高了大家的综合分析能力和独立思考能力,使大家体会到学习的乐趣和帮助患者的成就感,更好地将理论知识与临床实践相结合,在今后的工作学习中,我们还要学以致用,更好地服务于临床。

七、知识链接

(一)腰椎穿刺术

腰椎穿刺术是神经内科常用辅助检查手段,通过穿刺第3～4腰椎或第4～5腰椎间隙进入蛛网膜下腔来测定颅内压力,获取脑脊液协助临床诊断、治疗,操作简便,也较为安全。腰椎穿刺术是在局部麻醉下进行的一项创伤性检查,中枢神经系统任何部位发生器质性的病变,都会导致脑脊液成分发生变化。因此,腰椎穿刺脑脊液检查对神经系统疾病,尤其是颅内感染性疾病的诊断、鉴别及预后具有重要意义。另外,手术引起患者心理和生理的应激反应常使患者产生焦虑、恐惧等负面情绪,有效的心理护理及充分的术前准备能缓解或减轻患者的焦虑情绪。患者情绪稳定,肌肉放松,在腰椎穿刺术时保持良好的姿势和体位,积极主动地配合腰椎穿刺术,能缩短操作过程所需的时间,提高穿刺成功率,减少因穿刺姿势不当而造成的韧带和肌膜损伤,所以健康宣教和心理护理非常重要。《颅脑创伤患者脑脊液管理中国专家共识》(2019版)介绍了腰椎穿刺术相关内容。

1. 共识一:腰椎穿刺术的常见并发症

(1)低颅压综合征:多因穿刺针过粗、穿刺技术不熟练使脑脊液自硬脊膜穿刺孔不断外流所致,可加强补液量或再次于椎管内或硬脊膜外注入0.9%氯化钠注射液20～30 mL,消除硬脊膜外间隙的负压以阻止脑脊液继续漏出。

(2)脑疝形成:在颅内压增高时,如腰椎穿刺术放液过多、过快,可在穿刺时或术后数小时内发生脑疝,故应警惕和预防。必要时,可在穿刺前快速静脉滴注20%甘露醇250 mL等脱水剂后,以细针穿刺,缓慢滴出数滴脑脊液进行检测。

(3)出现原有脊髓、脊神经根症状的突然加重:应避免腰椎穿刺术放液后由于压力的改变,导致椎管内脊髓、神经根、脑脊液和病变之间的压力平衡改变。

2.共识二:颅脑创伤脑脊液管理专家推荐

重视对脑脊液压力、温度、容量、循环、生化、乳酸以及其他生物学标志物等特征性指标的监测,并通过脑脊液监测指导临床治疗。

采用相应的外科手段,如脑积水和积液的引流、分流,脑脊液漏的修补,颅内感染鞘内、脑室内给药等来处理脑脊液相关问题,采用药物治疗时注意掌握临床药理特征。

脑脊液管理涉及到的监测和操作多为有创操作,尽量避免、预防因有创操作可能导致的感染、出血或引流过度等并发症。

(二)脑脊液检测——脑脊液宏基因组二代测序技术

二代测序技术(next-generationsequencing,NGS)是相对于第一代DNA测序技术——Sanger测序而言的新型测序手段,作为一种新兴的分子诊断技术,可以快速检测并明确中枢神经系统感染的病原微生物,可以直接从患者病变脑组织、脑脊液甚至尿液中获取病原微生物信息,检测周期短,信息准确率高,是一种非常有应用前景的病原学检测方法。特点是高通量、无偏倚,可以同时测定几百万条DNA的序列,实现快速的全基因组测序,克服了传统的针对性诊断方法的局限性。理论上,几乎所有的微生物都可以基于特定的核酸序列进行唯一鉴定,所以NGS对于复杂、少见病原菌感染及新型致病微生物的检出存在明显优势。其最大的优势在于高通量,极大地降低了单个碱基测序的成本。传统病原体检测方法往往耗时较长,且阳性率低,二代测序技术耗时短,准确率高,为提高中枢神经系统感染的诊断率和病原体研究提供了可能。

八、小结

本次护理教学查房针对单纯疱疹病毒性脑膜脑炎的病例进行了详细的护理计划及护理措施呈现,查房者教学目标明确,对查房内容的把握比较到位,病例介绍系统完整,层次分明,符合知识的系统性和启发性教学原则。查房过程中各项评价指标评价及时准确,根据病史及症状对症护理,将护理措施细化、标准化。讨论环节更是很好地发挥了学生的主动性、积极性,既可发表自己的看法,又可听取各种不同的看法,集思广益、互相启发,加深理解,共同提高。将指南的基本原则与患者个体化情况进行深化融合,为患者提供合理的个体化护理方案,突出针对该类患者护理教学查房的重点、疑难点,链接相关新业务、新技术,并指出未来研究方向,以便为相关学者提供学习和参考。

九、查房远程展示

(一)展示流程

1.海报宣传　举办时间地点及观看方式(提前1周)。

2. 拟定远程网络护理教学查房日程　①专职教学秘书主持；②总护士长介绍主题、亚专科、联络问候远程及在线的护理同仁；③病区护士长组织查房开始；④查房结束，远程及钉钉线上互动；⑤科护士长总结，远程护理教学查房结束。

3. 实施　远程网络护理教学查房组织实施（图2-13、图2-14）。

4. 总结反馈　调整完善至下次护理教学查房。

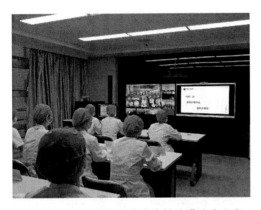

图2-13　1例单纯疱疹病毒性脑膜脑炎患者的护理教学查房远程网络平台展示现场

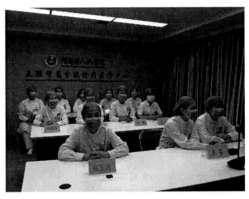

图2-14　1例单纯疱疹病毒性脑膜脑炎患者的护理教学查房远程参与单位

（二）展示视频

见二维码2-6内容。

二维码2-6
1例单纯疱疹病毒性脑膜脑炎患者的护理教学查房视频

参考文献

[1]贾建平,陈生弟.神经病学[M].8版.北京:人民卫生出版社,2018.

[2]关鸿志,李玮,郭守刚,等.重视新发病毒性脑炎的识别与诊断[J].中华医学杂志,2020,100(25):1921-1924.

[3]典慧娟,范艳竹,王琳琳,等.体位及头高位对重型颅脑损伤病人颅内压和脑灌注压的影响[J].护理研究,2020,34(14):2520-2523.

[4]尤黎明,吴瑛.内科护理学[M].6版.北京:人民卫生出版社,2017.

[5]郝玉玲,方秀新.实用整体护理查房[M].北京:科学技术文献出版社,2008.

[6]常红,杨莘.神经科常见症状与体征护理[M].北京:中国人口出版社,2015.

［7］付子垚,任海涛,薛岚平,等.成人病毒性脑炎后自身免疫性脑炎的临床特点［J］.中华医学杂志,2020,100(25):1933-1936.

［8］关鸿志,王佳伟.中国自身免疫性脑炎诊治专家共识［J］.中华神经科杂志,2017,50(2):91-98.

［9］中华医学会创伤学分会颅脑创伤专业委员会.颅脑创伤患者脑脊液管理中国专家共识［J］.中华神经外科杂志,2019,35(8):760-764.

［10］王叶,胡小春,柳书悦,等.不同体位、卧床时间长短对腰椎穿刺后头痛影响的Meta分析［J］.中国实用护理杂志,2016,32(7):557-560.

［11］陈金花,马雅英,单燕敏,等.成年人诊断性腰椎穿刺后卧床时间和体位的最佳证据应用［J］.中国实用护理杂志,2020(4):263-267.

［12］XING X W,ZHANG J T,MA Y B,et al. Evaluation of next-generation sequencing for the diagnosis of infections of the central nervous system causedby the neurotropic herpes viruses:a pilot study［J］.Eur Neurol,2018,80(5-6):283-288.

［13］MAI N T H,PHU N H,NHU L N T,et al. Central nervous system infection diagnosis by next-generation sequencing:a glimpseI-nto the future［J］Open Forum Infect Dis,2017,4(2):46.

［14］BROWN J R,BHARUCHA T,BREUER J. Encephalitis diagnosis using metagenomics:application of next generation sequencing for und-iagnosed cases［J］. J Infect,2018,76(3):225-240.

［15］郭凌云,李勤静,刘钢.宏基因组测序技术在中枢神经系统感染病原体检测中的应用现状［J］.中华传染病杂志,2019,37(5):314-317.

第四节　1例脑梗死患者

一、疾病概述

脑梗死(erebral infarction)又称缺血性脑卒中,是指因脑部血液供应障碍,缺血、缺氧所导致的局限性脑组织的缺血性坏死或软化,主要以偏瘫、言语障碍、偏身感觉障碍和共济失调等局灶定位症状为临床表现,是脑血管病中最常见的一种类型,也是造成我国疾病所致寿命损失年的重要病因,已成为危害民众健康的主要疾病之一。

二、查房目标

1.知识目标　了解脑梗死患者吞咽评估方法。

2. 技能目标　掌握脑梗死的护理诊断。掌握脑梗死患者肌力评估的方法、踝泵运动的方法。

3. 情感目标　查房中体现人文关怀和以患者为中心的服务理念。

三、查房成员

护士长、带教老师、责任护士、实习护生。

四、病例汇报

(一)病例信息

1. 患者一般情况　患者王某,男,64 岁,汉族,初中学历,农民,无宗教信仰。

2. 主要诊断　急性脑梗死。

3. 主要病情　患者 5 d 前突然出现左侧肢体无力,行走向左偏斜,伴头晕,视物不旋转,言语不利,左侧面部及左手掌麻木不适,无意识丧失、恶心、呕吐、吞咽困难等症状。在某县人民医院诊断为"脑梗死",给予活血化瘀营养神经(血栓通粉针、曲克芦丁注射液、奥扎格雷钠注射液、葛根素注射液)对症处理,症状未再加重或减轻。遂来河南省人民医院就诊,以"急性脑梗死"为诊断入院,发病来神志清楚,精神欠佳,饮食如常,睡眠平稳,大小便无异常,体重无明显变化。

4. 现病史　以"左侧肢体无力,行走向左偏斜,伴头晕,言语不利,左侧面部及左手掌麻木不适 5 d"于 2019 年 4 月 20 日入科,诊断为急性脑梗死。

5. 既往史　1998 年曾患"脑梗死";吸烟史 40 年,20 支/d。

6. 治疗计划　神经内科常规护理,结合患者病史及目前症状,完善相关检查,暂予抗血小板、降脂稳定斑块、护胃、营养神经、改善循环等药物应用,干预脑血管病危险因素。

7. 辅助检查

(1)头颅磁共振　①右侧丘脑及侧脑室后角旁急性梗死;②双侧半卵圆中心、放射冠、基底节区、丘脑及侧脑室旁、小脑半球及脑干陈旧腔梗;③脑磁共振血管成像(MRA)示脑动脉硬化;④左侧小脑半球微出血灶。

(2)彩超提示　①双侧颈总动脉内中膜增厚;②双侧颈总动脉及右侧锁骨下动脉斑块形成。

(3)实验室检查　总蛋白 61.9 g/L,白蛋白 37.8 g/L,甘油三酯 3.01 mmol/L,同型半胱氨酸 32.26 μmol/L。

8. 专科检查　患者神志清楚,精神差,言语不利,无失语,近期记忆力减退,定向力正常、计算力正常、认知力正常、判断力正常。双侧瞳孔等大等圆,直径约 2.5 mm,对光反射灵敏,脑膜刺激征阴性,右上肢肌力 4 级,右下肢肌力 4 级,左上肢肌力 4 级,左下肢肌力 4 级。

9. 药物应用　维生素 B_6 片 10 mg tid、叶酸片 5 mg qd、甲钴胺片 500 μg tid、阿托伐他汀钙 20 mg qn、氯吡格雷片 75 mg qd、阿司匹林片 100 mg qd、舒血宁注射液 20 mL qd、丁苯酞氯化钠注射液 25 mg bid。

10. 查房时患者现况　患者神志清楚,体温 36.8 ℃,脉搏 80 次/min,呼吸 20 次/min,血压 145/95 mmHg,肌力检查:右上肢肌力 4 级,右下肢肌力 4 级,左上肢肌力 4 级,左下肢肌力 4 级。生活自理能力 85 分,跌倒风险评估 4 分,DVT 风险评估 7 分,进食评估问卷调查工具–10(EAT-10)评估 2 分。

(二)护理目标

(1)出院前患者生命体征平稳,血压维持较好。
(2)出院前患者能掌握恰当的进食方法,并主动配合进行吞咽功能训练。
(3)出院前患者不发生跌倒。
(4)出院前患者不发生下肢静脉血栓。
(5)出院前患者不发生压疮。

(三)护理诊断

1. 脑组织灌注不足　与脑组织缺血、脑梗死有关。
2. 吞咽功能异常　与丘脑皮质核束受损有关。
3. 有跌倒的风险　与运动中枢受损有关。
4. 有下肢静脉血栓的风险　与肌无下降等导致的血流缓慢有关。
5. 有皮肤完整性受损的危险　与肌力下降有关。

(四)护理措施

1. 针对脑组织灌注不足的护理措施　保持病房环境适宜的温、湿度,定时开窗通风,避免患者出现大汗及腹泻等情况。遵医嘱用药,观察药物作用及不良反应。监测患者神志、瞳孔及生命体征的变化,q8h 测量血压;患者病情稳定,血压持续 ≥140/90 mmHg,可遵医嘱继续服用发病前的降压药物或启动降压治疗;若患者出现低血压应积极查找和处理原因,必要时可采用扩容升压措施。

2. 针对吞咽功能异常的护理措施　患者进食时保持病房环境安静,减少引起患者注意力分散的因素。采用少食多餐的进食原则,先食用流质饮食,可添加改良淀粉增加黏稠度形成冻状或糊状,颗粒状饮食可搭配医用果冻同服,逐渐过渡到软质饮食及普通饮食。进食从小量开始(果冻<7 mL,糊状食物<5 mL,肉团 2 mL),单口食量不可超过

20 mL,每次进食后饮少许水(<2 mL)。进食时可选择坐位或半坐位,进食后抬高床头 30°以上,持续 20~30 min。进食工具选择勺子、缺口杯等。定时筛查、评估和干预,调整患者进食方案,告知患者及家属吞咽训练的重要性与必要性,并协助康复治疗师指导患者进行口腔感觉训练、口腔运动训练、低频电刺激疗法、针刺治疗等。

3. 针对有跌倒的风险的护理措施 ①在患者入院时,对患者的病情进行评估,内容涵盖平衡能力、视力状况、睡眠状态等,了解患者发生跌倒的风险,将可能导致患者跌倒的因素进行统计和分析,制订针对性的护理方案。②创造安全的病区环境。病房照明要充足,电源开关尽量设置在角落,避免患者触碰;合理摆放患者的生活用品,便于拿取,保持地面干燥整洁,必要时可放置防滑垫;任何通道内不允许摆放障碍物,座椅避免过低,确保患者容易站起来;走廊等处设置扶手;患者的穿着要得体合理,衣裤避免过长;避免台阶过高。

4. 针对有下肢静脉血栓的风险的护理措施 在病情允许的情况下,应鼓励其尽早进行肢体的主动或被动活动。保护血管,避免在下肢和瘫痪肢体穿刺,观察肢体末梢血液循环,触摸足背动脉、皮肤温度,观察皮肤颜色及有无肿胀,感觉有无异常。早期卧床进行踝泵运动,遵医嘱气压治疗,促进下肢血液循环。抬高下肢 20°~30°,高于心脏水平,宜穿宽松衣物,避免穿过紧的衣服,以免影响静脉血液回流,保持下肢外展 15°~30°,每 2 h 协助更换体位 1 次,避免下肢过度外展;给予下肢由远端向近端的按摩、下肢及股四头肌等长收缩锻炼,避免在膝下垫枕过高,过度曲髋。

5. 针对有皮肤完整性受损的危险的护理措施 加强基础护理,保持皮肤清洁,骨隆突处垫软枕,定时翻身以防止压疮的发生。严格执行每班床旁皮肤交接,仔细检查并记录,发现问题及时处理。应用气垫床:选择电动气垫床,预防压疮发生。保持床单元平整、干燥。加强营养:定期对患者进行营养筛查和营养风险评估,必要时营养科会诊,提供针对性的营养支持及营养治疗方案。

(五)护理评价

(1)患者生命体征平稳,血压控制良好。

(2)患者准确掌握正确的进食方法,吞咽功能逐渐恢复。

(3)患者住院期间未发生跌倒。

(4)患者能主动或被动运动,未发生下肢静脉血栓。

(5)患者未发生压疮。

五、床旁查体

(一)查房前介绍

护士长:王某是今天的查房对象,接下来由主查护生进行床旁查体。

主查护生:好的,护士长,接下来由我来进行床旁查体,各项物品准备已齐全,已征得患者及家属同意,请各位老师随我移步至病房。

(二)床旁查体

进门前七步洗手。按照进门顺序依次进入,按照规定站位站立(图2-15)。

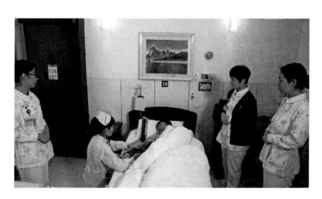

图2-15 1例脑梗死患者床旁查体

主查护生开始床旁查体。

(核对患者腕带信息及床头卡)王某,男,64岁,诊断:急性脑梗死。

(测量生命体征)测量患者体温、脉搏、呼吸、血压。

(病情观察)患者双侧瞳孔等大等圆,直径均为2.5 mm,对光反射灵敏。

(床旁评估)评估患者四肢肌力,嘱患者依次抬起四肢,与查房护生比力量,患者四肢均可抬起,能够抵抗部分阻力,评估患者四肢肌力为4级。

(床旁宣教)对患者进行饮食指导,低盐饮食,每日食盐量不超过6 g,使用植物油,减少动物油摄入,多吃新鲜蔬菜,如芹菜、生菜、菠菜,摄入优质蛋白,如瘦肉、鸡肉、鱼肉、豆制品、鸡蛋、牛奶等。每日饮水量达2000 mL。关注患者大便情况,预防便秘。告知患者促进肠蠕动的方法,如顺时针腹部按摩,下床活动。进行药物知识宣教,讲解药物作用及不良反应,观察患者口腔及皮肤是否有出血。患者做踝泵运动,预防下肢静脉血栓。示范患者脚尖最大限度向上勾,保持10 s;脚尖最大限度向下压,保持10 s;以脚踝为中心,脚尖360°缓慢旋转10 s。让患者自己再做1次,确保宣教效果。告知患者每个动作每天做3~4次,每次20~30 min。教会患者起床三部曲,准备起床时先躺床上30 s、坐床边30 s、站立30 s,最后缓慢起身,目的是预防体位性低血压引起的头晕,继发跌倒风险。再次宣教吸烟是引发脑卒中的危险因素,告知要戒烟。

整理床单位,按照教学查房规范离开病房。

六、讨论

带教老师评价：通过床旁查体我们可以看出主查护生已经掌握了脑梗死患者肌力的评估及踝泵运动方法，对患者的健康宣教如用药指导及饮食指导也讲得很好，整个查房过程中也充分体现了人文关怀。查房过程中，及时地和患者及家属沟通反馈信息，让患者及家属能够正确掌握宣教内容，这些都很好（图2-16、图2-17）。

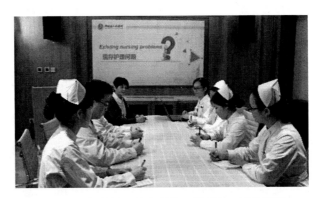

图2-16　1例脑梗死患者的护理教学查房讨论现场一

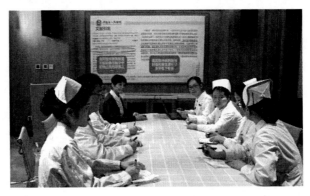

图2-17　1例脑梗死患者的护理教学查房讨论现场二

带教老师提问：相信主查护生在课下认真完成了老师布置的作业。主查护生对刚才的查房有什么要补充的吗？

主查护生：刚才的查房过程，自己还是有点紧张的，整个查房流程不是很顺畅，有一些内容讲解得不够详细，可能有遗漏的地方。

带教老师：已经很好了。那同学们对刚才主查护生的查房有什么评价吗？

其他同学：主查护生与患者交流亲切，没有距离感，适时地和患者家属进行互动，同时也有一些不足，如观察患者口腔时可以用手电筒，测量脉搏时嘱患者不要说话、保持安静,测血压时提前询问患者是否有活动。

带教老师:大家说得都很好,观察很仔细,注意到了细节,那我也提一点,现在是冬天了,我们在测量血压前能否先把听诊器放手心里暖一下呢?这样会更温暖一点,一下就拉近了我们的距离,相信大家在以后的查房中会更加优秀。通过刚才的查房,我们再来讨论一下,患者经过几天的治疗,我们之前的制订的护理问题有哪些已经改善了,目前现存的护理问题有哪些呢?

主查护生:我觉得患者还是存在脑组织灌注不足的护理问题,针对这个患者我们遵医嘱用药,监测患者神志瞳孔变化及生命体征变化,每天 q8h 监测血压,嘱咐患者如果出现腹泻、大汗等情况要及时告诉我们,还有就是嘱咐患者每天饮水 2000~2500 mL。

实习护生 1:现存护理诊断,我觉得还有跌倒的危险,与头晕、下肢肢体无力有关,除了教给患者起床活动三部曲外,我们各班次对患者要再次宣教,夜间开启地灯,交待患者裤子不能过长,告知保洁师傅打扫卫生时地面不能太湿滑。

实习护生 2:我觉得患者还存在潜在并发症出血倾向的问题。我们除了观察患者消化道及皮肤黏膜出血的情况外,还要关注患者的颅内出血倾向,我们要监测患者的意识及生命体征、瞳孔的变化,发现异常及时与医生沟通,遵医嘱用药、及时抢救。

实习护生 3:患者存在潜在并发症下肢深静脉血栓的问题。鼓励其早期下床活动,指导其进行床上活动,例如前期教导的踝泵运动;还有避免在下肢行静脉穿刺、应用抗血小板凝集的药物,如阿司匹林,同时注意药物不良反应。

带教老师:同学刚才提到了预防下肢静脉血栓的方法,那问一下大家,除了刚才说的,大家谁还能补充呢?

主查护生:气压泵,弹力袜。

实习护生 1:多喝水,每日 2000 mL 以上。

实习护生 2:避免穿紧身衣裤,要穿宽松衣裤。

实习护生 3:避免在膝下垫硬枕。

带教老师:同学们回答得很好,总结大家的回答,预防下肢静脉血栓的方法有基础预防、物理预防。补充一下预防下肢静脉血栓的方法里还有一个药物预防,之所以这个患者没有进行药物治疗是因为患者磁共振里有一项结果是左侧小脑半球微出血灶,医生针对这个结果权衡利弊后暂时没有给患者进行药物治疗。患者有哪些护理问题已经得到解决呢?

实习护生 4:我觉得患者吞咽功能异常的问题已得到解决。患者进食不再呛咳。

带教老师:刚才大家说出了患者目前主要的护理诊断及护理措施,相信大家在课下进行了查阅书籍及阅读文献,这些很好,希望同学们继续保持这种学习态度,不断地丰富自己的专业知识,在以后的工作中能更好地为患者提供帮助。我们回顾这个患者的基本情况,患者有 40 年的吸烟史,且血脂高,这些都是他发生卒中的危险因素。那哪位同学能说一下卒中的危险因素呢?

实习护生 3:高血压、糖尿病、高血脂。

实习护生 2:心脏病。

实习护生 1:肥胖、压力过大。

实习护生 4:吸烟酗酒。

带教老师:同学们说的很好,这些都是可以干预的,我们在向患者做健康宣教时要重点讲述这些内容,让患者远离这些危险因素。当然还有一些不可干预的,如年龄、性别、种族、家族遗传史等。患者有吸烟史、甘油三酯高、既往有卒中病史,依据中风危险评分卡,患者发生脑卒中的风险为高危,患者的检查结果中同型半胱氨酸数为 32.26 μmol/L,而正常值为 5~15 μmol/L,这个数值比正常值高两倍之多,据文献报道,同型半胱氨酸已成为发生脑梗死的独立危险因素,当患者同型半胱氨酸高时,他的血管内皮就会受损,患者发生粥样硬化的风险就增加,继而发生脑梗死的风险也就增加了。这个数值增高,说明患者体内缺乏叶酸和维生素 B_{12},那针对这个问题,我们要怎么对患者宣教呢?

实习护生 4:进行饮食宣教,嘱患者进食富含叶酸和维生素 B_{12} 的食物。

带教老师:那谁能说一下哪些食物叶酸的含量多呢?哪些食物 B_{12} 的含量多呢?

实习护生 2:绿叶菜富含叶酸多,如西蓝花、莴苣;富含维生素 B_{12} 多的食物如豆制品、奶、鱼肉、动物内脏。

带教老师:很好,不过动物内脏富含胆固醇较高,所以我们进行宣教时可以让他们少食这个。脑卒中虽然发病率高,但是这里面还是有可防可控的因素来减少他们的发生的,那我们接下来讨论一下卒中患者的三级预防,谁能说一下一级预防是什么? 二级预防是什么? 三级预防是什么?

实习护生 4:一级预防是患者没有发病前就进行预防。特别是针对脑梗死高危人群,通过早期改变不良的生活方式,积极控制各种可控的危险因素。

主查护生 2:二级预防就是针对发生过一次或多次脑卒中的患者,探寻病因和控制可干预危险因素,预防或降低脑卒中再发风险。这里有便于记忆的两个公式 ABCDE。

公式一

A. 阿司匹林(Aspirin)

B. 控制血压(Blood pressure control)

C. 中药防治(Chinese medicine)

D. 控制糖尿病(Diabetes control)

E. 康复教育(Education)

公式二

A. 积极运动(Accumulates exercise)

B. 控制体重(BMI control)

C. 禁止吸烟(Cigarette quitting)

D. 合理饮食(Diet)

E. 情绪稳定(Emotion)

实习护生1:三级预防指的是对脑卒中引起的身体残疾进行积极的康复锻炼以及预防复发。

带教老师点评:同学们刚提的二级预防是一个心脏病的预防,不过我们心脑同治,在这里也是可以的,同学们掌握得很好。那我很荣幸地介绍一下河南省人民医院是五星高级卒中中心,在卒中救治方面我们有全国首台移动卒中单元,有全亚洲首台一站式多模态影像卒中救治平台,地-空-网三位一体的卒中救治平台,为卒中患者的救治赢得了时间。只有通过院前快速识别、院内及时救治,才能让卒中的患者真正地与时间赛跑。作为一名医务工作者,我们有义务向身边的人进行科普宣传,我希望同学们通过今天的学习,包括以后的工作学习,能够承担起一名医务人员的使命,用我们的专业知识帮助更多的人获得健康。以上是今天的查房内容。

七、知识链接

(一)吞咽障碍评估与筛查

据文献报道我国每年有37%～78%的急性脑卒中患者并发吞咽障碍,吞咽障碍是误吸发生的危险因素之一,可导致吸入性肺炎、肺部感染,严重者造成患者窒息、死亡。所以我们要对卒中患者进行吞咽评估与筛查。我们评估的流程是依据《中国吞咽障碍评估与治疗专家共识》(2017年版),医护人员采用标准吞咽功能评估量表(standardized swallowing assessment,SSA)对其吞咽功能进行评估(表2-1)。具体内容如下。①密切检查患者的意识状态、言语反应等,观察其直立坐位与头部平衡情况;观察患者的呼吸方式、自主咳嗽、吞咽反射等是否存在异常情况。评分为8～23分。②若患者无异常情况,开展第2步5 mL水吞咽试验,即患者采取直立坐位饮用5 mL水,观察其吞咽动作、口角流水以及声音改变等情况,重复进行3次试验。评分为5～11分。③若患者能够完成2次5 mL水吞咽试验,则开展第3步60 mL水吞咽试验,即患者采取直立坐位全部饮用60 mL水,观察其咳嗽、喘息以及发音异常等情况。评分为5～12分。④分层SSA量表的分数区间为18～46分。Ⅰ级:SSA评分≤18分,患者吞咽功能正常;Ⅱ级:18分<SSA评分≤25分,患者存在轻度吞咽功能障碍;Ⅲ级:25分<SSA评分≤31分,患者存在中度吞咽功能障碍;Ⅳ级:SSA评分>31分,患者存在重度吞咽功能障碍。

表2-1　标准吞咽功能评估量表（SSA）

意识水平（清醒=1,嗜睡但能唤醒=2,有反应但无睁眼和反应=3,对疼痛有反应=4）			
头与躯干的控制（正常坐稳=1,不能坐稳=2,不能控制头部=3,头部也不能控制=3）			
呼吸模式（正常=1,异常=2）			
唇的闭合（正常=1,异常=2）			
软腭运动（对称=1,不对称=2,减弱或缺乏=3）			
喉功能（正常=1,减弱=2,缺乏=3）			
咽反射（存在=1,缺乏=2）			
自主咳嗽（正常=1,减弱=2,缺乏=3）			
第一阶段:给予1汤匙水（5 mL）	第1次	第2次	第3次
水流出（无或1次=1,大于1次=2）			
有无效喉运动（有=1,无=2）			
重复吞咽（无或1次=1,1次以上=2）			
吞咽时咳嗽（无或1次=1,1次以上=2）			
吞咽时喘鸣（无=1,有=2）			
吞咽后喉的功能（正常=1,减弱或声音嘶哑=2,发音不能=3）			
第二阶段:如果第一阶段正常,那么给予吞咽60 mL烧杯中的水	第1次	第2次	第3次
能否完成?（能=1,不能=2）饮完需要的时间秒数			
吞咽中或完毕喉咳嗽（无=1,有=2）			
吞咽时或完毕喉喘鸣（无=1,有=2）			
吞咽后喉的功能（正常=1,减弱或声音嘶哑=2,发音不能=3）			
误吸是否存在（无=1,可能=2,有=3）			

（二）脑卒中快速识别

脑梗死是一个复发率高的疾病,同时还有致死致残率高的特点,卒中已成为我国首位致死原因,3/4的患者出现不同程度的残疾,延误1 min就等于死亡190万脑细胞,所以时间就是大脑,我们在院前如果能够快速识别,为患者争取救治时间,患者的功能恢复及生存质量将得到很大的提高。2008年《欧洲缺血性卒中和短暂性脑缺血发作指南》推荐使用FAST评分方法,2016年复旦大学教授提出的一个适合中国百姓快速识别脑卒中的口诀:脑卒中120,这更容易让大家理解,一看患者脸,二抬患者两个上肢,零（聆听）听患者发音,出现情况请迅速拨打120电话,帮助他们及时救治。

八、小结

通过这次教学查房,同学们熟悉了脑梗死的定义及相关的危险因素,同时掌握了脑梗死患者肌力评估的方法,踝泵运动的方法等,通过查房过程能够体现人文关怀和以患者为中心的服务理念。此次查房中同学们及老师都很努力,但由于当时是冬天,我们进入病房,应该先关闭门窗以及保护患者的隐私。总体来说,此次查房效果不错。

九、查房远程展示

(一)展示流程

1. 海报宣传 举办时间地点及观看方式(提前1周)。

2. 拟定远程网络护理教学查房日程 ①专职教学秘书主持;②总护士长介绍主题、亚专科、联络问候远程及在线的护理同仁;③病区护士长组织查房开始;④查房结束,远程及钉钉线上互动;⑤科护士长总结,远程护理教学查房结束。

3. 实施 远程网络护理教学查房组织实施。

4. 总结反馈 调整完善至下次护理教学查房。展示现场图片见图2-18、图2-19。

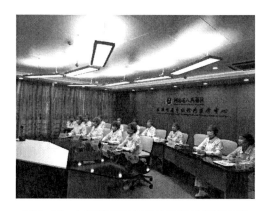

图2-18 1例脑梗死患者护理教学查房远程网络平台展示现场一

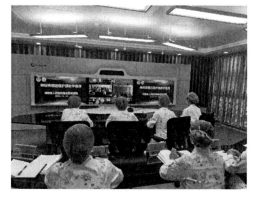

图2-19 1例脑梗死患者护理教学查房远程网络平台展示现场二

（二）展示视频

见二维码2-7内容。

二维码2-7
1例脑梗死患者护理
教学查房视频

参考文献

［1］贾建平,陈生弟.神经病学［M］.8版.北京:人民卫生出版社,2018.

［2］中国吞咽障碍评估与治疗专家共识（2017年版）［J］.中华物理医学与康复杂志,2018,40（1）:1-10.

［3］尤黎明,吴瑛.内科护理学［M］.6版.北京:人民卫生出版社,2017.

［4］王伊龙,韩尚容,曹勇,等.中国脑血管病临床管理指南（节选版）—脑血管病高危人群管理［J］.中国卒中杂志,2019,14（7）:700-708.

［5］陈良清,张钦缔,潘速跃,等.脑卒中患者预防误吸的研究现状［J］护理实践与研究,2016,13（4）:27-30.

［6］刘欣敏,高岚.预防重症脑卒中患者误吸的集束化干预护理培训效果分析［J］,中国实用护理杂志,2016,32（11）:826-830.

［7］高尚谦,王芳,姜雨婷,等.卒中后吞咽困难识别与管理循证指南的系统评价［J］.中国护理管理,2016,16（5）:596-601.

［8］刘芳,杨莘.神经内科重症护理手册［M］.北京:人民卫生出版社,2016.

［9］钟迪,张舒婷,吴波.《中国急性缺血性脑卒中诊治指南2018》解读［J］.中国现代神经疾病杂志,2019,19（11）:897-901.

［10］王岗,方邦江,于学忠,等.2018美国急性缺血性卒中早期管理指南解读［J］.中华危重病急救医学,2018,30（4）:289-295.

［11］陈丽娟,孙林利,刘丽红,等.2019版《压疮/压力性损伤的预防和治疗:临床实践指南》解读［J］.护理学杂志,2020,35（13）:41-51.

第五节　1例阿尔茨海默病患者

一、疾病概述

阿尔茨海默病（Alzheimer disease,AD）是发生于老年和老年前期、隐匿起病、以进行性认知功能障碍和精神行为损害为特征的中枢神经系统退行性病变,临床上以记忆障碍、失语、视空间障碍、定向力障碍、抽象思维和计算损害、失用、精神和行为异常改变为特征,是最常见的痴呆类型,占所有痴呆类型的 50% ~70% 。全球约有 5000 万痴呆患者,轻度认知障碍患者 3877 万,预计到 2050 年增长到 1.52 亿。

阿尔茨海默病作为一种神经系统的隐匿、不可逆、慢性退行性病变,漫长的治疗和护理困扰着每一个家庭,患者反复的求医和病情持续加重给照顾者、社会带来沉重的负担,所以阿尔茨海默病患者的全程管理非常的重要。

二、查房目标

1. 知识目标　熟悉阿尔茨海默病的诊断依据、发病机制及危险因素。

2. 技能目标　掌握阿尔茨海默病的定义、临床表现、检查项目、治疗方案及护理要点。掌握阿尔茨海默病患者日常生活活动(Activities of Daily Living,ADL)量表、简易精神状态检查量表(Mini-mental State Examination,MMSE)的评估方法及进行有效的健康宣教,制订全程健康管理计划。

3. 知识目标　查房中体现人文关怀和以患者为中心的服务理念。

三、查房成员

N2 层级护士。

四、病例汇报

(一)病例信息

1. 患者一般情况　患者 2 床,仵某,女,60 岁,文化程度为本科,退休,无宗教信仰。

2. 主要诊断　阿尔茨海默病;高血压 2 级。

3. 主要病情　3 年余前无明显诱因出现脾气暴躁,性格古怪,未在意;1 年前开始逐渐出现言语变少,性格低沉,瞬时记忆下降,计算能力下降,衣服穿错,目光呆滞,就诊于当地医院给予改善智力药物治疗。4 个月前出现短时记忆下降明显,同时出现不认人、行走速度减慢等情况。

4. 现病史　4 个月前出现短时记忆下降明显,同时出现不认人、行走速度减慢等情况,入住我院治疗,门诊以"阿尔茨海默病?"于 2021 年 07 月 29 日 12 点 05 分平诊入院。

5. 既往史　患"肺结核"10 年,未复发,高血压 2 级 5 年,血压控制可。

6. 治疗原则　治疗上给予改善智力、提高脑代谢、醒脑开窍、改善循环类药物应用。

7. 辅助检查　头颅 MRA:①脑萎缩;②脑白质脱髓鞘。

8. 专科检查　高级智能活动下降,包括定向力、记忆力、计算力、执行能力等均下降。

双侧巴宾斯基征阴性,指鼻试验稳准,跟膝胫试验稳准,龙贝格征阴性。脑膜刺激征阴性,四肢肌力、肌张力正常。

9. 药物应用　改善智力、提高脑代谢:多奈哌齐片 5 mg qn、美金刚片 20 mg qd、天智颗粒 5 g tid、丁苯酞 0.2 g tid;降低血压:苯磺酸左旋氨氯地平 2.5 mg qd;改善循环:0.9% 氯化钠注射液 250 mL+舒血宁注射液 20 mL qd 静脉滴注;改善智力、醒脑开窍:0.9% 氯化钠注射液 250 mL+奥拉西坦注射液 5 g qd 静脉滴注、0.9% 氯化钠注射液 250 mL+醒脑静注射液 20 mL qd 静脉滴注。

10. 查房时患者现况　现患者入院第 9 天,生命体征:体温 36.5 ℃,脉搏 72 次/min,呼吸 18 次/min,血压 125/65 mmHg,疼痛评分 0 分;神志清,精神可,饮食欠佳,睡眠可,大小便正常,体重近 3 年下降 10 kg,简易精神状态检查量表评分 3 分(重度痴呆),自理能力评分 65 分(中度依赖),跌倒风险评估 6 分(高危),DVT 风险评估 3 分(高危),营养风险筛查 4 分(存在营养风险),BMI 14.7 kg/m^2(低体重)。患者实验室检验结果为:总蛋白 57.8 g/L,血红蛋白 112.0 g/L,钙 2.02 mmol/L,D-二聚体测定 2.81 μg/mL。

(二)护理目标

(1)住院期间患者未发生走失,照顾者能够掌握防走失相关知识。

(2)住院期间提高患者的生活自理能力,患者能参与自我管理。较好发挥残存功能,使生活质量得以提高。

(3)住院期间患者能最大限度地保持近期记忆力。

(4)住院期间患者营养状态得到改善或维持。

(5)住院期间患者未发生跌倒。

(6)住院期间照顾者能够掌握居家护理要点及并发症预防等相关护理知识。

(7)住院期间患者未发生下肢静脉血栓。

(三)护理诊断

1. 有走失的风险　与空间定向力障碍有关。

2. 自理能力缺陷　与认知改变有关。

3. 记忆力受损　与智能损害有关。

4. 营养失调:低于机体需要量　与摄入不足有关。

5. 有受伤的危险　与平衡差有关。

6. 照顾者角色困难　与照顾者缺乏照顾患者相关知识有关。

7. 潜在并发症　下肢静脉血栓。

(四)护理措施

1. 针对有走失的风险的护理措施　①悬挂防走失温馨提示牌,加强对痴呆患者的监护和巡查,将患者安排在距离护士站近的病房。②患者佩戴防走失定位手环(手环附有患者的姓名、家庭地址、亲人联系方式等),外出时有人陪伴。③对照顾者进行防走失相关注意事项的健康教育,提高其防范意识。

2.针对自理能力缺陷的护理措施 ①给予照顾者宣教,协助患者进食,准备一些容易拿在手上的食物,将食物切成小块,预防患者噎食。②简化对衣物的选择,鼓励患者自己穿、脱衣。③鼓励并指导患者完成刷牙、剃须、剪指甲等清洁过程。④营造舒适的洗浴环境,尊重患者的习惯,定期洗澡。

3.针对记忆力受损的护理措施 ①鼓励患者说话,通过让患者每天多次说出家庭住址、亲人及照顾者的姓名等方式,来刺激患者记忆功能。②鼓励照顾者帮助患者收集曾经使用过的物品,通过翻看相册、日记以及朋友聚会等方式,与患者讨论他感兴趣的但又不需要许多回忆的事情,既加强了患者的记忆和识别能力,同时也愉悦了患者的心情。

4.针对营养失调的护理措施 ①提供愉悦的就餐环境以及合理膳食,并根据患者的饮食喜好提供色香味俱全的饮食。②对照顾者讲解摄入足够、均衡营养的重要性,指导患者进食易消化的优质蛋白,新鲜水果蔬菜,以补充维生素类。③保持口腔清洁,以增进食欲。

5.针对有受伤的危险的护理措施 ①悬挂跌倒坠床高危标识,签署防跌倒坠床告知书。②根据患者个体用药的不良反应,遵医嘱调整剂量或者进行药物的联合应用。③移除易绊倒患者的物品摆设,对患者进行简易平衡训练。④穿防滑鞋,保持地面清洁干燥,夜间开小夜灯。

6.针对照顾者角色困难的护理措施 ①引导照顾者协助患者自己做力所能及的事情,可加强大脑刺激活动,以免行为退化。②制订每日活动计划,包括活动时间和休息时间。③指导照顾者对患者实施安全护理、生活护理及并发症预防等护理措施。

7.针对潜在并发症:下肢静脉血栓的护理措施 ①给照顾者讲解下肢静脉血栓症状、形成下肢静脉血栓的原因及危害。②指导患者及照顾者做好基本预防,比如指导患者学会踝泵运动,股四头肌等长收缩的具体方法。③定时监测血液指标中凝血四项及D-二聚体的变化。

(五)护理评价

(1)住院期间,班班交接,患者未发生走失不良事件,照顾者能说出防走失相关措施。

(2)住院期间,患者能够参与自我护理,表现为自己穿衣、洗澡、进食。

(3)住院期间,患者能够保持近期记忆。

(4)住院期间,通过1周的营养支持,患者食欲增加,体重未再减轻,实验室生化指标:总蛋白指标提高。

(5)住院期间,班班交接,患者未发生跌倒不良事件。

（6）照顾者住院及居家期间能够胜任照顾者角色，表现为能够掌握居家护理要点及并发症预防的相关护理知识，能够满足患者身心需求。

（7）住院期间，患者未发生下肢静脉血栓，D-二聚体较入院时降低。

五、床旁查体

（一）查房前介绍

护士长：2 床，仵某是今天的查房对象，接下来由主查护士进行床旁查体。

主查护士：好的，护士长，接下来由我来进行床旁查体，各项物品准备已齐全，请各位老师随我移步至病房。

（二）床旁查体

进门前七步洗手。按照进门顺序依次进入，按照规定站位站立。

主查护士：进行以下查体内容。

（核对患者信息腕带和床头卡）2 床，仵某，女，60 岁，诊断：阿尔茨海默症。

（为患者测量生命体征）血压 126/65 mmHg，脉搏 72 次/min，呼吸 18 次/min，体温 36.5 ℃，在正常范围内。

（询问家属及患者二便及睡眠情况）患者大小便正常，睡眠正常。

（查看患者瞳孔）患者双侧瞳孔 2.5 mm 等大等圆，对光反射灵敏。

（评估患者自理能力）患者目前自理能力评分为 65 分，入院当天评估为 60 分，中度，已较前稍改善。嘱患者家属让患者做些力所能及的事如穿脱衣物、叠被等，延缓大脑衰退、延缓病情进展。患者目前可以自我护理，表现为能自己洗澡、进食，能在家属的指导下自己刷牙，自己穿衣服。

（进行简易精神状态检查量表评估）患者简易精神状态检查量表评估为 3 分，为重度阿尔茨海默病。入院当天评分为 1 分，已较前有所改善，嘱患者家属加强看护，24 h 留陪，不能让患者离开视线，穿好病号服，腕带不能随意扯掉，严防患者走失。家属理解并为患者制作身份信息卡。告知出院后可购买定位器，戴在身上可以定位。平常让患者做一些简单的算术题，让患者看电视新闻，讲解所看新闻的知识，然后提问大概内容进行记忆训练（图 2-20）。

患者实验室检验结果为：总蛋白 57.8 g/L，血红蛋白 112.0 g/L，钙 2.02 mmol/L，D-二聚体测定 2.81 μg/mL。蛋白偏低，可能与患者进食情况差有关，嘱患者家属为其提供愉悦的就餐环境和合理膳食，并根据患者的饮食喜好提供色香味俱全的饮食，要营养均衡，保证营养摄入，进食易消化的优质蛋白如蛋白粉、鸡蛋、鸡肉、鱼肉、牛奶、新鲜水果蔬菜，以补充维生素类，且餐后漱口，保持口腔清洁，以增进食欲。

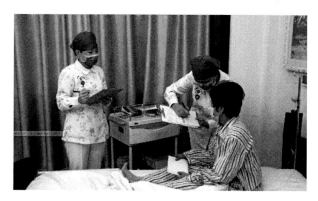

图2-20　1例阿尔茨海默病患者床旁查体

D-二聚体偏高,有血栓形成的风险,因此需要多带着患者进行适量活动。比如回家以后也可以经常带着患者去附近的公园看看花鸟,给患者讲述,可以反问患者感受。运动的同时也可以进行一下记忆训练,卧床时可进行踝泵运动。

患者平衡力差,有跌倒的风险,嘱患者家属为其准备防滑鞋,保持地面清洁干燥,开小夜灯。

最后提醒患者家属患者有高血压,回家后要记得定时服药,不要随意减量及停药,定时监测血压,不要吃油腻油炸的食物,清淡饮食,少盐少油,高蛋白。主查护士反问家属对宣教内容掌握情况,家属已掌握。

护士长:通过这几天的住院治疗和认知康复训练,患者的精神状态较入院前好转,自理能力也有所提高。嘱咐患者家属非药物治疗的认知功能康复训练非常重要,可以逐步提升和改善患者的认知功能,嘱患者家属一定要持之以恒,要有信心。感谢患者以及家属的配合。

整理床单位,按照教学查房规范离开病房。

六、讨论

带教老师评价:现在进行此次护理查房的讨论环节(图2-21),刚刚主查护士床旁给患者做了日常生活能力评定量表及简易精神状态检查量表的检查,根据量表得分,给予饮食、用药及生活护理指导。整个查房过程语言流利,过程流畅。与患者及照顾者沟通过程中也能够体现人文关怀和以患者为中心的服务理念。经过这次查房,我们对疾病的概念、临床表现、治疗原则、健康教育等都有一定了解。

带教老师提问:那接下来我们来讨论一下,经过治疗和护理,患者入院时的护理诊断有哪些已经得到了改善,还有哪些是现存的护理问题呢?请大家积极发言。

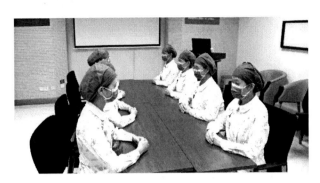

图 2-21　1 例阿尔茨海默病患者护理教学查房讨论

主查护士：患者入院时存在的护理诊断为存在走失风险、有受伤的危险、记忆力受损、自理能力缺陷、营养失调、照顾者角色困难，经过我们的护理，以上护理问题均得到改善，证明护理措施有效。

责任护士 1：我觉得通过刚才的查房，患者的记忆力受损仍持续存在。阿尔茨海默病是一种中枢神经系统退行性病变，记忆力损害是突出的临床表现，因此需要长期的认知功能康复治疗。可以对患者进行一些认知刺激如数字刺激、物品刺激、事情刺激、游戏刺激等记忆康复法；也可以结合患者之前的兴趣爱好，与照顾者一起制订适合患者的认知康复锻炼疗法。

责任护士 2：还可以进行执行功能训练，执行功能即指让患者按指示完成指定的任务，如让患者列举不同范畴的词汇并进行快速词汇分类训练；还可以进行连续变换动作训练，如先右手握拳左手伸展，再右手伸展左手握拳这样的交替动作。

责任护士 3：还有学习和记忆训练，通过让患者回忆伴有鲜明情绪体验的经历，如婚礼的情景等进行情绪记忆训练；通过让患者记住一个概念的含义，如北京是中国的首都、地球是圆的等进行语义记忆训练。

带教老师：关于记忆力受损的康复锻炼指导回答得非常好，那么针对安全方面大家有什么要提的吗？

责任护士 4：患者的跌倒、坠床、走失风险都是需要我们持续关注及预防的。刚刚主查护士在床旁查体的时候患者有点躁动不安，这提示患者出现了新的护理问题，临床上称为漫游，与阿尔茨海默病引起的脑功能异常有关，严重者会导致患者跌倒、走失及骨折，甚至死亡。所以一定要加强看护，预防跌倒坠床及走失风险的发生，确保患者的安全。后期可能会出现吞咽功能的异常，注意饮食安全护理，防止误吸造成的吸入性肺炎的发生。

带教老师：是的，安全防护最重要，如果患者发生跌倒极易导致骨折，骨折后需要卧床，卧床就会引来压疮、肺部感染等一系列并发症，给患者及照顾者都带来极大的生活负担。我们要和照顾者一起把好患者的安全关，保证让患者后期在安全中度过。

责任护士5:患者日常生活活动量表评分为65分,轻度依赖,因此患者还存在一个主要的护理问题就是自理能力缺陷,可能后期还会加重,我们可以采取的护理措施有协助患者洗漱进食、大小便及个人卫生等生活护理。将患者经常使用的物品放在易拿取的地方。相关文献指出,患者记忆力会越来越差,家属可以陪患者一起做简单的家务,一起回忆以前的事情。可以根据她的情况选择适当的活动,如手指操、多米诺骨牌、排气球、沙画、跳棋等。

带教老师:上面我们提到日常生活活动量表,哪位能陈述一下日常生活活动量表的内容呢?

责任护士2:日常生活活动量表可用于评定患者日常生活功能损害程度。该量表包括两部分,一是躯体生活自理能力量表,即测定患者照顾自己生活的能力(如穿衣、脱衣、梳头和刷牙等);二是工具使用能力量表,即测定患者使用日常生活工具的能力(如打电话、乘公共汽车、自己做饭等)。

带教老师:回答得非常好,那么大家对简易精神状态检查量表了解有多少呢?

责任护士5:刚才查房中还提到了简易精神状态检查量表,该量表内容简练,测定时间短,易被老年人接受,是目前临床上测查本病智能损害程度最常见的量表。该量表总分与文化教育程度有关,若文盲≤17分、小学程度≤20分、中学程度≤22分、大学程度≤23分,则说明存在认知功能损害。应进一步进行详细神经心理学测验,包括记忆力、执行功能、语言、运用和视空间能力等各项认知功能的评估。如AD评定量表认知部分是一个包含11个项目的认知能力成套测验,专门用于检测AD严重程度的变化。

带教老师:很好,通过量表得分,我们可以协同照顾者一起制订切实可行的康复计划,不能因为自我感觉患者不能做而不让做,不可过度帮助,一定要在保证患者安全的同时协助患者进行力所能及的活动,以提高其自理生活水平,防止行为退化。前面提到了照顾者,那么在照顾者方面大家还有什么需要补充的?

责任护士2:我觉得照顾者还存在心理负担,因为我们护理人员在护理AD患者时,为防患者发生走失,我们会定时巡视病房、在床头悬挂防走失卡片、为患者定做贴心随身小卡片、为患者提供防走失定位手环、在门口设立门禁等;为照顾患者心理感受,我们在日常工作中对待患者细心、耐心、有爱心,并经常鼓励、赞赏患者;为加强患者的认知功能训练,我们为患者提供跳棋、扑克牌等,以增强患者记忆力。而照顾者在日常生活中需要长期细心照料患者,他们面临更大的生活及精神压力。我们需要对照顾者进行照护知识和技能培训、提供同伴情感支持、音乐疗法等护理干预。也可以鼓励照顾者采用"喘息服务"方式,如日间照料中心、居家暂托服务等,使照顾者能够有更多的时间去完成自己的事情,获得休息、调整的时间。

带教老师:回答得很好很全面。从该患者病史我们得知,该患者的病程进展还是很快的,如果照顾者能早期识别患者症状,引起重视,是不是可以延缓疾病的进展呢?那么早期识别是不是显得异常重要？

责任护士 3：是的，早期识别非常重要，该患者治疗是在早期症状出现 3 年后才开始，错过了患者的最佳用药敏感期。当身边的人出现记忆力衰退、不能完成熟悉的工作、语言表达出现障碍、搞不清时间和地点、判断力受损、理解力下降、将物品或钱错放在不恰当的地方、情绪或行为的改变、性格改变、兴趣丧失这些现象时，请及时到医院就诊。

带教老师：总结非常好，阿尔茨海默病患者的早期识别很重要，别让最亲的人变为"最熟悉的陌生人"。早期识别到 MMSE 评分>20 分患者，对于改善智力药物还是很敏感的，所以早期识别、早期用药可以延缓痴呆患者病程进展速度。那么大家有谁关注到用药护理这一部分呢？

责任护士 4：对于阿尔茨海默病患者需要长期服用多奈哌齐和美金刚，多奈哌齐可帮助改善心智和日常生活能力，使用这些药物的主要注意事项有定期复查肝功能；在睡前（通常指睡前 15~30 min）服药，可与或不与食物同服。使用这些药物的不良反应包括可能出现恶心、呕吐、腹泻、头晕、失眠、肌肉痉挛、疲乏等，后期可能会有精神症状，但多数是短暂、轻微的。用药须遵医嘱进行，勿让患者接触药物，防止漏服、多服等。

带教老师：说得很全面，就是有一点一定要提醒患者，为保证药物质量，请在避光、阴凉、干燥处，密封保存。最后我想问一下，各位同学对于阿尔茨海默病的诊断标准了解多少呢？最新的科研点有哪些呢？

责任护士 5：关于诊断这方面，《中国阿尔茨海默病痴呆诊疗指南（2020 年版）》中指出，认知功能评估是 AD 痴呆诊断的首选方法。AD 痴呆诊断的核心标准主要包括 3 个方面，一是隐匿起病；二是认知功能评定的认知或者行为的异常；三是有明显的认知衰退病史记录。

关于痴呆，现研究尚无特效疗法能阻止或逆转 AD 的病情进展，但越来越多的流行病学研究表明，AD 是可以预防的。通过有效控制危险因素，合理利用保护因素，可以显著降低 AD 的发病率和患病率。在 2020 年中国制订的全球首个 AD 循证指南中提出了老年人 AD 的危险因素和保护因素。此外，已经有越来越多的药物，比如我国原研药甘露特钠及非药物性疗法（音乐疗法和认知训练）已被应用于 AD 的预防和早期干预。

带教老师点评：我们优质护理服务不仅是要关注患者的疾病护理，还要结合全程护理的新理念，关注阿尔茨海默病患者及照顾者的身心健康。通过此次护理查房、病例讨论，相信大家对于阿尔茨海默病患者的护理知识都有了不同程度的提高。最后通过一个知识链接，让我们更深入地了解阿尔茨海默病的前因后果吧。

七、知识链接

AD 危险因素：家族史、高龄、性别、基因突变，其中年龄增长是最主要的危险因素，女性多于男性，国内外的研究均显示，65 岁以上人群，年龄每增长 5 岁，AD 患病率几乎增加一倍。

AD 病理学特征:AD 的特征性病理改变主要是脑内神经细胞外 β-淀粉样蛋白(β-amyloid,Aβ)沉积形成老年斑、细胞内神经原纤维缠结和胆碱能神经元丢失。

AD 精神和行为(behavior)改变:主动性缺乏、活动减少、孤独、自私、对周围环境兴趣减少、对周围人较为冷淡,甚至对亲人也漠不关心,情绪不稳、易激惹。

AD 日常生活活动(ADL)能力下降:①基本日常活动自理能力,吃饭、穿衣、洗澡、步行、个人卫生、去洗手间。②工具应用性日常活动能力,打电话、购物、做饭、做家务、洗衣服、理财、吃药、搭乘或驾驶交通工具。

AD 认知功能障碍(cognition):认知功能的进一步损害会使精神行为症状恶化,可出现片段的幻觉、妄想(多以被偷窃和嫉妒为主)、无目的漫游或外走、睡眠节律紊乱,部分患者会出现昼夜颠倒、捡拾收藏废品的情况,还可表现为本能活动亢进,如性脱抑制、过度进食,有时可出现激越甚至攻击行为。

AD 辅助检查:具体包括以下检查。

(1)神经心理学测试:简易精神状态检查量表、画钟试验、神经精神症状问卷。

(2)影像学检查:CT 示脑萎缩、脑室扩大;磁共振示内侧颞叶萎缩,尤其是海马和内嗅皮质改变是磁共振有关 AD 研究最经典的发现;海马体积缩小常作为 AD 诊断和判断疾病进展的指标之一。

(3)基因检测:淀粉样前体蛋白(amyloid precursor protein,APP)基因、早老素 1 (presenilin 1,PS1)基因、早老素 2(presenilin 2,PS2)基因检测。

(4)实验室检查:脑脊液检查可发现 Aβ42 水平降低,总 Tau 蛋白和磷酸化 Tau 蛋白增高。

(5)脑电图:阿尔茨海默病的早期脑电图改变主要是波幅降低和 α 节律减慢。

(6)病理检查:AD 诊断的"金标准",病理改变以老年斑和神经元纤维缠结为特征。

AD 具体治疗措施如下。

(1)药物治疗:①认知功能障碍,多奈哌齐、卡巴拉汀(利斯的明)、加兰他敏、石杉碱甲、美金刚。②精神行为症状,乙酰胆碱酯酶抑制剂、美金刚、抗抑郁药(西酞普兰、草酸艾司西酞普兰、舍曲林、米氮平等)、非典型抗精神病药(奥氮平、利培酮、喹硫平和阿利派唑等)。③ADL 下降,乙酰胆碱酯酶抑制剂、美金刚。

(2)非药物治疗:①认知干预,认知训练、认知刺激、认知康复。②精神行为症状控制,回忆疗法、认可疗法、模拟存在疗法、芳香疗法、音乐疗法等。③ADL 训练,个体化训练方案。④运动疗法,慢跑、太极拳、体操等。⑤物理疗法。⑥重复经颅磁刺激、经颅直流电刺激、经颅交流电刺激、光生物调节、电休克治疗。⑦照顾者支持。

AD 早期危险信号:说话或写作时在用字上出现困难、完成熟悉的工作有困难、对时间或地点感到困惑、影响日常生活的记忆力改变、退出工作或社交活动、判断力变差或减弱、抽象思维能力减弱、情绪变化、个性改变、物品错位。

AD 的全面管理:ABC 全面管理应重视非药物治疗,照料者支持是 ABC 全面管理的重要环节,应予以足够重视,在使用抗痴呆药物基础上优先考虑非药物治疗控制精神行为症状。

AD循证护理具体如下:护理决策,医务人员在照护阿尔茨海默病患者初期,应充分尊重患者的权利,在患者最佳的状态,让患者参与治疗,给予患者充足的机会表达意愿,共同制订患者的照护计划。住院照护,照护阿尔茨海默病患者时,护理人员需要特别留意患者是否出现谵妄,尽可能地减少禁忌药物,并且提供一些有利于康复功能恢复的项目,以促进患者的社会功能最大限度恢复。人员培训,所有参与照护的护理人员均应接受核心技能培训、教育和训练,以此为患者提供高质量的护理服务。管理非认知症状,护士在患者治疗前,应努力去挖掘患者产生攻击性的原因,核实并记录疼痛、妄想、激越或者不适宜的护理措施等原因。安宁疗护,有研究表明,对于晚期阿尔茨海默病患者实施安宁疗护,可有效改善患者认知功能、日常生活能力、衰退、疼痛及生活质量。

八、小结

本次的教学查房活动非常成功,相信大家前期查阅了大量文献,做了非常充分的准备。在这次查房的过程当中,尤其是我们的主查护士,在给患者床边查体、量表评估和健康宣教的过程当中,亲切大方、自然得体,充分体现了护士对患者的关心关爱,讨论环节当中,在老师的带领下,大家积极讨论、勇于发言,对阿尔茨海默病的专病知识熟练掌握并做了充分的补充,通过这次查房,相信大家的专科知识都会得到不同程度的提升。

阿尔茨海默病作为一种神经系统隐匿、不可逆、慢性退行性病变,漫长的治疗和护理困扰着每一个家庭,患者反复的求医和病情的持续加重给照顾者、社会带来沉重的负担,所以对于阿尔茨海默病的患者全程管理非常的重要。

目前我们科室作为河南省人民医院神经内科认知障碍性疾病和睡眠障碍亚专科,针对认知障碍患者开设了药物治疗和非药物治疗。住院期间,我们的护士要对患者及照顾者进行日常的认知功能锻炼及生活照顾等方面的健康宣教,出院以后,健康管理师也会对患者进行定期的随访和健康指导。

同时在亚专科主任的带领下建立了健全的AD防治服务网络,主要是建立健全患者自我管理-家庭管理-社会管理-医院管理相结合的预防干预模式,为地域远的AD患者带来了一线希望。

希望今后在临床的护理工作当中,不仅要重视各层级护士的培训带教,也要因教促学,以学促教,教学相长共同提高,本次护理查房到此结束,谢谢大家!

九、查房远程展示

(一)展示流程

1. 海报宣传　举办时间地点及观看方式(提前1周)(图2-22)。

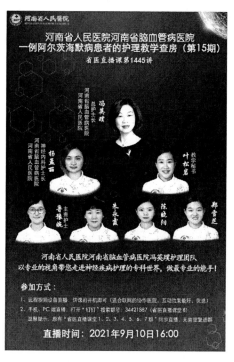

图2-22　1 例阿尔茨海默病患者护理教学查
房海报宣传

　　2.拟定远程网络护理教学查房日程　①专职教学秘书主持;②总护士长介绍主题、亚专科、联络问候远程及在线的护理同仁;③病区护士长组织查房开始;④查房结束,远程及钉钉线上互动;⑤科护士长总结,远程护理教学查房结束。

　　3.其他　①远程网络护理教学查房组织实施。②总结反馈,调整完善至下次护理教学查房。③远程网络平台展示现场(图2-23、图2-24)。

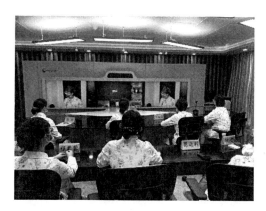

图2-23　1 例阿尔茨海默病患者护理教学查
房远程展示现场

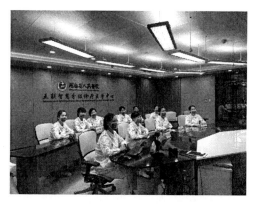

图2-24　1 例阿尔茨海默病患者护理教学查
房病例汇报

（二）展示视频

见二维码 2-8 内容。

二维码 2-8
1 例阿尔茨海默病患者
护理教学查房视频

参考文献

［1］WANG H,ZHANG H. Reconsideration of anticholinesterase therapeutics trategies against Alzheimer's disease［J］. ACS Chemical Neuroscience,2018,12（6）:1917-1933.

［2］中国痴呆与认知障碍指南写作组,中国医师协会神经内科医师分会认知障碍疾病专业委员会.2018 中国痴呆与认知障碍诊治指南（一）:痴呆及其分类诊断标准［J］.中华医学杂志,2018,98（13）:965-970.

［3］任汝静,殷鹏,王志会,等.中国阿尔茨海默病报告 2021［J］.诊断学理论与实践,2021,20（04）:317-337.

［4］王英全,梁景宏,贾瑞霞,等.2020-2050 年中国阿尔茨海默病患病情况预测研究［J］.阿尔茨海默病及相关病,2019,2（1）:289-298.

［5］杜蘅,袁晓东.阿尔茨海默病病因及发病机制研究进展［J］.山东大学学报（医学版）,2017,55（10）:21-27.

［6］马冬雪,贺小平,胡铁良,等.脑铁代谢相关蛋白与阿尔茨海默病［J］.中国老年学杂志,2021,41（2）:420-424.

［7］中国痴呆与认知障碍写作组.2018 中国痴呆与认知障碍诊治指南（二）:阿尔茨海默病诊治指南［J］.中华医学杂志,2018,98（13）:971-977.

［8］刘思琴,罗斯莉,马莹,等.阿尔茨海默病病人护理的最佳证据总结［J］.循证护理,2021,7（6）:727-733.

第六节　1 例视神经脊髓炎谱系疾病患者

一、疾病概述

视神经脊髓炎谱系疾病（neuromyelitis optica spectrum disorders,NMOSD）是一种免疫介导的以视神经和脊髓受累为主的中枢神经系统（CNS）炎性脱髓鞘疾病。临床表现为双侧同时或相继出现球后视神经炎和急性严重的横贯性脊髓炎,迅速发生而导致失明、截瘫甚至死亡。NMOSD 全球患病率每年为(1~5)/10 万人,女性高于男性,亚洲人群患病率更高,具有起病早(平均年龄 39 岁)、反复发作、高致残性等特点。由于病程呈进行性或缓解与复发交替,严重影响患者的日常生活和社会活动,使得患者及其家庭背上沉重的心理和社会负担,大大降低了患者的生命质量。其确切的发病机制及病因不明,急性期主要应用糖皮质激素、血浆置换、大剂量免疫球蛋白及激素联合免疫抑制剂等治疗,而激素冲击次数超过 1 次者,对激素的反应性将大大降低,甚至无效。目前为止,没有有效的药物治疗能阻止 NMOSD 患者残疾的进展。

二、查房目标

1. 知识目标　了解视神经脊髓炎谱系疾病的病因、发病机制、临床表现。

2. 技能目标　熟悉视神经脊髓炎谱系疾病的诊断标准、治疗原则。掌握视神经脊髓炎谱系疾病的护理诊断、护理措施。

3. 情感目标　查房中体现人文关怀和以患者为中心的服务理念。

三、查房成员

N0 级护士。

四、病例汇报

(一)病例信息

1. 患者一般情况　患者 6 床,李某,女,23 岁,文化程度为本科毕业,无职业,无宗教信仰。

2. 主要诊断　视神经脊髓炎谱系疾病。

3. 主要病情　1 d 前受凉后出现双下肢麻木无力,搀扶下可行走,自诉胸口以下持续性麻木,并伴随视力下降,仅能视及 5 m 内物体,遂急至河南省人民医院就诊,来院后已不能行走,门诊以"视神经脊髓炎谱系疾病"为诊断收住院,自发病以来神志清,精神差,饮食、睡眠可,排尿困难。

4. 现病史　1 d 前受凉后出现双下肢麻木无力,搀扶下可行走,自诉胸口以下持续性麻木,并伴随视力下降,仅能视及 5 m 内物体,遂急至河南省人民医院就诊。

5. 既往史　否认其他基础疾病,无过敏史。

6. 治疗原则　治疗上给予大剂量激素加免疫抑制剂冲击,补钾、补钙、抗血小板聚集、改善循环、营养神经、保护胃黏膜等药物应用。

7. 辅助检查　头颅+脊髓 MRI:①颅内多发异常信号影,考虑炎性脱髓鞘可能。②

$T_3 \sim T_7$ 层面脊髓稍增粗并髓内异常信号，考虑炎性改变。腰椎穿刺术：脑脊液压力 125 mmH$_2$O，无色、透明，潘氏试验阴性；白细胞计数 25×10^9/L（参考值 $\leqslant 8 \times 10^9$/L），脑脊液蛋白 1.43 g/L（参考值 0.15 ~ 0.45 g/L），葡萄糖 2.08 mmol/L（参考值 2.5 ~ 4.5 mmol/L），水通道蛋白 4 抗体（AQP4-IgG）阳性。

8. 专科检查　患者神志清楚，精神差，双侧瞳孔等大等圆，直径约 3.0 mm，对光反射灵敏。四肢肌张力正常，双上肢肌力 5 级，双下肢肌力 2 级，测视力 1.0。

9. 药物应用　补钾：枸橼酸钾颗粒 1.45 g tid po。补钙：碳酸钙 D 30.6 g tid po。抗血小板聚集：阿司匹林 100 mg tid po。免疫抑制剂：吗替麦考酚酯（扶异）胶囊 0.25 g bid po。改善循环：0.9% 氯化钠注射液 250 mL+舒血宁注射液 20 mL qd ivgtt，0.9% 氯化钠注射液 250 mL+大株红景天 10 mL qd ivgtt。营养神经：0.9% 氯化钠注射液 250 mL+硫辛酸注射液 20 mL qd ivgtt。激素：甲泼尼松龙 1 g ivgtt，1 次/d，共 3 d；500 mg ivgtt，1 次/d，共 3 d；240 mg ivgtt，1 次/d，共 3 d；120 mg ivgtt，1 次/d，共 3 d。保护胃黏膜：0.9% 氯化钠注射液 100 mL+泮托拉唑 40 mg qd ivgtt。

10. 查房时患者现况　现入院后第 9 天，生命体征平稳：体温 36.5 ℃，脉搏 72 次/min，血压 128/70 mmHg，呼吸 15 次/min。自理能力评分提升至 70 分（中度依赖）。疼痛评分：数字分级评分法（numerical rating scale，NRS）评分 0 分，DVT 评分 3 分（高风险），压疮 Braden 评分 11 分（高度危险）。四肢肌张力正常；双下肢肌力恢复至 3 级，视力恢复至 1.15，胸部以下浅感觉减退。

（二）护理目标

（1）患者住院期间未发生跌倒坠床，能描述导致跌倒、坠床的原因，并掌握应对措施。

（2）患者住院期间未发生低效性呼吸型态，出院前无缺氧体征，血氧饱和度正常。

（3）患者住院期间未出现视力持续下降、眼干等眼部不适。

（4）患者住院期间未发生下肢静脉血栓、肢体挛缩畸形等并发症。

（5）患者住院期间未发生压疮，能叙述可能导致皮肤受损或压疮的原因。

（6）患者住院期间未发生坠积性肺炎，出院前能描述可能导致坠积性肺炎的原因并积极采取应对措施。

（7）出院前患者排尿功能逐渐恢复正常。

（8）出院前患者情绪稳定，能采取有效方法应对或缓解焦虑。

（9）出院前患者机体能获得足够的热量、水、电解质和各种营养物质，营养状态改善。

（10）出院前患者日常生活活动能力逐渐加强，能适应卧床状态，并积极配合进行肢体功能康复训练。

（三）护理诊断

1. 有跌倒、坠床的危险　与视力障碍，肌力下降有关。

2. 低效性呼吸型态　与肌力下降,浅感觉减退有关。

3. 视力障碍　与病变引起的视神经炎有关。

4. 躯体移动障碍　与脊髓不完全性横贯性损伤有关。

5. 尿潴留　与脊髓不完全性横贯性损伤有关。

6. 有失用综合征的危险　与肌力下降,卧床有关。

7. 有皮肤完整性受损的危险　与肌力下降,卧床有关。

8. 焦虑/抑郁　与疾病反复发作,缺乏疾病相关知识有关。

9. 营养失调:低于机体需要量。

10. 潜在并发症　坠积性肺炎、下肢静脉血栓。

(四)护理措施

1. 针对有跌倒、坠床危险的护理措施　①悬挂防跌倒、防坠床警示标识,告知患者及家属预防跌倒、坠床的方法。②固定 1 名家属 24 h 留陪,指导患者穿防滑鞋,必要时使用床档。③保证光线充足,周围环境无障碍物,患者外出检查时提供轮椅。④将患者常用的物品放置在伸手可及的地方。

2. 针对有低效性呼吸型态危险的护理措施　①监测生命体征,观察运动障碍和感觉障碍的程度和分布。②询问患者有无胸闷、气短、呼吸费力等症状,注意呼吸困难的程度和血气分析指标的改变,如有异常应立即报告医生。③保持呼吸道通畅,鼓励患者深呼吸和有效咳嗽,按医嘱予雾化吸入,必要时吸痰。

3. 针对视力障碍的护理措施　①患者视神经受损导致视力下降,指导患者卧床休息,多吃新鲜蔬菜和水果。②患者出现眼干等不适时,指导患者用毛巾湿敷眼部或滴人工泪液,保持眼部清洁干燥,避免阳光直射、用力眨眼、过度用眼的刺激性行为。③经常进行眼部按摩,做眼保健操,防止视力下降。④密切观察视力变化,监测视野的改变,如有异常及时通知医生。

4. 针对躯体移动障碍的护理措施　①协助被动运动,预防压疮和下肢静脉血栓的形成。②协助患者建立舒适卧位,定时翻身、拍背。③指导患者利用辅助设施自主移动躯体,增强自我照顾能力。

5. 针对尿潴留的护理措施　①做好患者的安抚工作,解释急性尿潴留的发病病因和治疗过程,消除患者不必要的焦虑和紧张情绪,使患者心情放松,以最佳的心情状态配合并参与治疗。②利用听流水声、热敷等方式诱导排尿,若无效,遵医嘱留置导尿管,并观察尿液性质、颜色与量。③保证摄入充足水分,每日喝 6~8 杯水(2500~3000 mL),以利排尿,减少膀胱和尿道细菌感染。④注意合理饮食,以清淡、易消化为主,忌辛辣、刺激性饮食,戒烟、戒酒,养成良好的生活习惯。

6. 针对有失用综合征危险的护理措施　①早期康复干预:保持良好的肢体功能位,每

2～3 h 翻身 1 次,进行关节被动运动,预防关节僵硬和肢体挛缩畸形。②综合康复治疗:根据患者病情,指导患者合理选用针灸、理疗、按摩等辅助治疗,以促进运动功能的恢复。

7. 针对有皮肤完整性受损危险的护理措施　①指导患者家属给予患者肢体被动活动,定时翻身、叩背,避免同一个部位长期受压。②给予气垫床,定时按摩患者受压部位,促进血液循环。③保持皮肤清洁干燥,定时温水擦浴。④保持床单位整洁、干燥,无渣屑。⑤严格交接班,认真查对皮肤情况和相关护理措施的执行情况。

8. 针对焦虑、抑郁的护理措施　①家属应关心、体贴患者,给予精神支持和生活照顾,细心观察患者情绪变化,积极与患者沟通,倾听患者的主诉,给予理解与尊重。②建立良好护患关系,鼓励患者表达内心感受,回顾自身优点,增加患者对自身及外界的正向认知,并树立战胜疾病的信心。③指导患者使用放松技术,如听音乐、深呼吸、静坐等,减轻焦虑抑郁情绪。

9. 针对有营养失调危险的护理措施　①建立合理的饮食习惯,给予低盐、低脂、低糖、高蛋白、高维生素,清淡易消化饮食。②指导患者进食含钾、含钙丰富的食物,避免粗纤维、坚硬和刺激性食物。③多吃鸡肉、鱼肉和牛肉,多食新鲜蔬菜水果。

10. 针对有坠积性肺炎危险的护理措施　①鼓励和协助患者翻身、叩背,防止坠积性肺炎的发生。②保持口腔清洁,每日至少刷牙或口腔护理 2 次。③保持室内清洁和空气流通,定期空气消毒。

11. 针对有下肢静脉血栓危险的护理措施　①向患者讲解下肢静脉血栓形成的原因、临床表现及危害。②指导患者及家属做好基本预防,学会踝泵运动、股四头肌等长收缩的具体方法。③定时监测血液指标中凝血四项及 D-二聚体的变化。④衣服应宽松、舒适,避免衣服过紧影响静脉回流。

(五)护理评价

(1)住院期间,患者未发生跌倒、坠床事件。

(2)住院期间,患者未出现低效性呼吸型态,无胸闷、气短、呼吸费力等症状,呼吸平稳,血氧饱和度维持在95%以上。

(3)住院期间,患者眼部不适逐渐缓解,视力持续好转,由入院时的视力 1.00 至入院第 9 天时的视力 1.15。

(4)住院期间,患者未发生下肢静脉血栓。

(5)住院期间,患者未发生肢体挛缩畸形。

(6)住院期间,患者未发生压疮。

(7)住院期间,患者未发生坠积性肺炎。

(8)住院期间,患者坚持每天饮水 2500～3000 mL,定时训练排尿,排尿功能逐渐恢复正常。

(9)住院期间,患者情绪稳定,积极配合治疗和护理。

(10)住院期间,通过为患者建立合理饮食,患者体重正常,BMI 指标正常,营养状态良好。

(11)住院期间,患者积极配合康复锻炼,并逐渐适应卧床状态。

五、床旁查体

(一)查房前介绍

护士长:6 床,李某,是今天的查房对象,接下来由主查护士进行床旁查体。

主查护士:好的,护士长,接下来由我来进行床旁查体,各项物品准备已齐全,请各位老师随我移步至病房。

(二)床旁查体

进门前七步洗手。按照进门顺序依次进入,按照规定站位站立。

主查护士:开始以下查体内容。

(核对患者信息腕带和床头卡)6 床,李某,女,23 岁,诊断:视神经脊髓炎谱系疾病。

测量生命体征:心率 74 次/min,呼吸 17 次/min,血压 128/80 mmHg,均正常,患者生命体征平稳。

(查看患者瞳孔)患者双侧瞳孔等大等圆,直径均为 3.0 mm,对光反射均灵敏。患者仍有眼部干涩及视力模糊,现视力为 1.15,较之前的 1.00 有所好转。

(评估肌力)李女士请抬起您的双上肢,我们俩比比看谁的力气大好不好? 您可以用最大力气。来,让我活动一下您的胳膊看看。接下来我们再比一下您双腿的力气,请听我指示,腿放松,先抬左腿,把腿抬起来,用最大力气跟我对抗;再抬右腿。四肢肌张力均正常,双下肢肌力 3 级(入院时肌力 2 级)。

(评估浅感觉)嘱患者闭眼,用棉签轻触患者皮肤,询问是否有感觉以及感觉定位。通过刺激患者两侧的感觉,对比感觉差异,来确定是否有感觉减退。检查时刺激不宜过重,次数不宜频繁。检查顺序以面部、颈部、上肢、躯干和下肢。经查体此患者胸部以下浅感觉减退。

指导患者每天用温毛巾湿敷眼部,一般 3~5 次/d,一次 15 min,水温不宜过高,尽量保持眼部清洁干燥。另外,应多食用蔬菜水果,避免眼睛被阳光直射、不用力眨眼、尽量闭目休息,少用眼,定时眼部按摩、眼保健操。应把常用的物品放在患者伸手可及的地方,使用床档,并有家属 24 h 陪伴,预防坠床、烫伤等隐患发生。患者睡眠情况较差,可适当减少白天睡眠时间,必要时与跟医生沟通,给予促进睡眠的药物。

根据肌力指导患者做髋关节屈曲及伸展。髋关节屈曲及伸展:一只手承患者膝后,使膝关节不要屈曲,将腿抬高,在可能范围内至90°,将腿放回原位。内外展:一只手承患者膝后,另一只手放在踝下将腿向外拉(不与床铺发生摩擦)再将腿向内拉,继续向对面移去(如诉疼痛则必须停止)将腿置回原位。内旋转:一只手放患者膝上,另一只手放足踝上,把腿向内侧转动、再将腿向外侧转动或放松。膝关节屈曲及伸展:一只手放在膝后,另一只手放在足踝后抬高腿部使髋关节略屈、膝关节做屈伸活动。被动运动5~6次/d,每次10~20 min。踝泵运动:患者平躺或坐在床上,下肢伸展,缓缓勾起脚尖,使脚尖朝向自己,至最大限度保持3~5 s,然后脚尖缓缓下压,至最大限度保持3~5 s再放松,这样为1组。然后以踝关节为中心,做踝关节360°环绕,做出最大幅度动作。3~4次/d,每次20~30组。这样做既可以预防下肢静脉血栓的形成,锻炼腿部肌肉,还可以避免足下垂。指导患者在身体允许的情况下,要自己完成刷牙、洗脸、吃饭、穿衣等日常生活。

床旁查体结束,整理床单位,按照教学查房规范离开病房。

六、讨论

带教老师评价:通过主查护士的床旁查房我们可以看出主查护士已经掌握了视神经脊髓炎谱系疾病患者肌力的评估,踝泵运动方法,对患者的健康宣教如用药指导及饮食指导也说得很好,整个查房过程中也充分体现了人文关怀,查房过程中,能及时地和患者及家属沟通反馈信息,让患者及家属能够正确掌握我们的宣教内容,这些都很好。

带教老师提问:相信主查护士在课下认真完成了老师布置的作业。主查护士对刚才的查房有什么要补充的吗?

主查护士:我觉得我在刚才查房过程中有一些内容忽略了。比如刚才没有给患者宣教排尿困难时应该协助患者采取习惯的姿势排尿,采用听流水声、热毛巾湿敷或按摩腹部等方法促进排尿。每日饮水量2500~3000 mL,但是应该更具体化,告诉患者2500~3000 mL是她水杯的6~8杯,充足的水分能使身体排出较多的尿量,减少膀胱和尿道细菌感染。如果诱导排尿无效,也可以遵医嘱留置导尿管。

N0级护士1:主查护士查体操作非常流畅,而且时间掌控在15 min以内,在患者耐受范围,患者不会出现因体力不支而敷衍的现象,影响查房效果。

N0级护士2:主查护士在与患者沟通的时候体现了人文关怀,不时地询问患者的感受,通过患者的语气、表情、动作来判断患者的耐受度,并适时地给予鼓励。

带教老师:主查护士在测血压的时候不规范,有两个问题:①应该将患者的袖子挽起来再测;②手不能放在血压计袖带上,这样会影响测得的血压值,这也是我们在临床当中容易出现的问题。

护士长:大家说得都很好,查房中不但要掌控好时间、体现人文关怀,还要关注患者的各个方面,比如情绪、隐私等。通过床旁查体,主查护士与患者的交流,大家有没有发现患者入院时的一些护理问题,经过治疗和护理后得到了有效的改善,但是还有一些护理问题持续存在,并且随着病程进展,又出现了新的护理问题。哪些护理问题得到了改善呢?

主查护士:患者双下肢肌力逐渐恢复,刚刚查房时评估患者现在的肌力为 3 级,入院时肌力是 2 级。

N0 级护士 1:通过治疗,患者的视力有了明显的改善,之前 1.00 现在 1.15,但看东西还有点模糊,我们还要加强安全管理,告知家属 24 h 陪护,悬挂跌倒、坠床风险提示标识,即时使用床档、床头灯,预防跌倒、坠床的发生。

护士长:大家还发现了哪些新的护理问题呢?

主查护士:此患者为年轻女性,床上排便应注意保护患者隐私,月经期间做好护理。

带教老师:睡眠型态紊乱,刚患者说入睡困难,可能和激素应用有关,向患者进行心理疏导,使其保持心情愉悦、放松。减少白天入睡时间,必要时与医生沟通,遵医嘱给予助睡眠药物应用。

N0 级护士 2:随着肌力的慢慢恢复,患者下床走路的愿望会越来越强烈,因此有跌倒的隐患,我们要给患者和家属做好宣教,可以在床上做一些主动的下肢功能锻炼,如髋关节、膝关节、踝关节的运动和桥式运动等,循序渐进,为下床走路做准备。保持房间清洁明亮,移开环境中的障碍物,在床边设置可以帮助患者起床、翻身的辅助器具等,还应该设置坐便器,配备扶手、手杖等必要的辅助设施。患者做任何活动时身边都要有人陪伴,避免意外事件的发生。

护士长:大家补充得很完整,在临床工作中,大家会发现,即使是同一种疾病,由于病情轻重不同,护理问题也是不同的,而且随着病程发展,护理问题也不是固定不变的,那么,带教老师在平时的工作中是如何指导咱们年轻护士的呢?

带教老师:对于年轻的护士,要有扎实的专业知识,只有将科研结果、临床经验与患者的意愿相结合,才能做出最正确的护理决策,所以我们的临床护士不但要有娴熟的技术,还要有一双善于发现问题的眼睛,才能更好地为患者提供更优质的照护。

带教老师:患者应用激素的不良反应有哪些? 针对此患者怎样来预防激素的不良反应呢?

N0 级护士 1:这个问题我来回答,大剂量激素治疗可引起心律失常,应注意激素冲击速度要慢,每次静脉滴注应持续 3 ~ 4 h,以免引起心脏不良反应,一旦出现心律失常应及时处理,甚至停药。应用质子泵抑制剂预防上消化道出血,对于年龄较大或有卒中危险因素的患者应进行卒中预防。激素的其他常见不良反应包括电解质紊乱,血糖、血压、血脂异常,上消化道出血,骨质疏松、股骨头坏死等。激素治疗时要使用补钙、补钾、保护胃黏膜的药物来抵抗他的不良反应,同时也要注意多吃一些含钾、钙、维生素 D 比较多的食物,避免辛辣、刺激及坚硬食物。多饮水,每日饮水量 2500 ~ 3000 mL。多吃肉类、水果、蔬菜,以增加蛋白质和维生素的摄入。此患者脊髓损伤,不能下床,食欲可能会下降,肠蠕动减弱,加之自主神经紊乱容易导致便秘,应多食粗纤维食物,养成定时排便的习惯,可在进食后 1~2 h 按摩腹部以促进肠蠕动。

带教老师:这名患者比较年轻,以后还能怀孕吗? 孕期可以应用哪些药物呢?

N0 级护士 2:2016 版《中国视神经脊髓炎谱系疾病诊断与治疗指南》中指出,视神经脊髓炎谱系疾病患者妊娠期复发的概率与非妊娠期相似,特别是产后复发的概率显著增高,需要坚持免疫抑制治疗。妊娠和哺乳期药物使用建议,妊娠各个时期和哺乳期均可以使用泼尼松龙。甲泼尼松龙的胎盘转运率与泼尼松龙相似,产生等效抗炎作用所需剂量为泼尼松龙的 80%,妊娠期、哺乳期也可使用甲泼尼松龙。丙种球蛋白的使用建议,妊娠期可使用静脉注射免疫球蛋白(IVIg),哺乳期可使用 IVIg。硫唑嘌呤的使用建议,整个妊娠期可使用硫唑嘌呤,但剂量需 ≤2 mg/(kg·d),而哺乳期可使用硫唑嘌呤。环孢素 A 的使用建议,整个妊娠期可使用最低有效剂量环孢素 A,不应阻止服用环孢素 A 的母亲进行哺乳。他克莫司的使用建议,整个妊娠期可使用最低有效剂量他克莫司,不应阻止服用他克莫司的母亲进行哺乳。妊娠前期、妊娠和哺乳期不建议使用的药物包括环磷酰胺、麦考酚酸酯、甲氨蝶呤、利妥昔单抗。

带教老师:此患者大剂量激素加免疫抑制剂治疗过程中,免疫力相对低下,易引发肺部感染,那我们应该怎样预防呢?

N0 级护士 1:首先,在用药过程中我们应该密切监测其血常规检查结果及体温变化,控制好感染的源头。其次,应提醒患者注意个人卫生,禁止患者抓挠瘙痒皮肤,及时清洁,减少外出,定时开窗通风,减少活动范围,降低出现感染的概率,做好住院病房内部的环境消毒工作,预防感染的发生。最后,依据患者的健康状况,给予营养的补充,增强其抵抗力与免疫力。

带教老师:通过查房发现患者还存在焦虑的情况,此患者年轻,发病急,视力、肌力急剧下降,易复发,对治疗效果期望高,因此易表现为焦虑、紧张、恐惧、绝望,对于此患者我们应该怎么做呢?

N0 级护士 2:我们应主动关心患者,陪伴患者,与之交流并倾听患者诉说心中的焦虑。针对负面情绪的产生原因,对患者开展全面评估,有目的性、针对性地进行心理干预,利用叙事护理,怀着好奇心走进患者的生命,挖掘自身内在力量,陪伴、引导患者实现自助,使患者重新树立"生"的希望,医、护、患一起战胜疾病。

带教老师:此疾病的复发率是多少? 如何给患者做好健康指导及延续护理呢?

N4 级护士:这个问题我来回答,视神经脊髓炎谱系疾病为高复发、高致残性疾病,90% 以上患者为多时相病程;约 60% 的患者在 1 年内复发,90% 的患者在 3 年内复发,多数患者遗留有严重的视力障碍和或肢体功能障碍、尿便障碍等。作为健康管理师,首先我们应该耐心对患者及亲属进行宣教指导,强调早期干预、早期治疗的必要性,合理交代病情及预后。增加患者治疗疾病的信心,提高治疗的依从性。其次,我们要跟患者及家属详细交代用药的方法及注意事项,长期规律用药可有效降低患者的复发率,另外我们还应在遗传、婚姻、妊娠、饮食、心理及用药等生活的各个方面提供合理建议,包括避免预防接种,避免洗过热的热水澡、强烈阳光下高温暴晒,保持心情愉快,不吸烟,不饮酒,作息规律,合理饮食,适量运动,补充维生素 D 等,作为健康管理师,我已经与医生沟通过了,该患者在这次激素冲击治疗完就可以出院了。由于视力下降、脊髓损伤,出院之后,我们的延续护理就显得尤为重要。我们应提醒患者定期复查,避免过度活动,以免加重骨质疏松及股骨头负重。当激素减量到小剂量口服时,可鼓励活动,进行相应的康复训练等。持续跟踪患者,为他们提供持续、全程、不间断的专业指导。

护士长点评:大家讲得都非常好,今天通过床旁查房、病例讨论,从床旁查体时对患者生命体征、视力、肌力、浅感觉的评估,到给予患者饮食、药物指导、安全的宣教,我们不同层级的护士都有了不同的提高,同时也学习了新的治疗方法、对未来的展望及研究热点。

七、知识链接

免疫吸附(immunoadsorption,IA)是一种选择性清除体内抗体的治疗方法,是治疗自身免疫性疾病的新方法,对治疗激素难治性、复发缓解型多发性硬化及视神经脊髓炎具有良好效果,较血浆置换的疗效好,且不良反应少,可有效弥补传统治疗的不足。然而,采用蛋白 A 免疫吸附治疗 NMOSD 的护理经验较少。

治疗方法:首先采用深静脉置管建立血管通路,在超声定位下留置双腔导管,妥善固定,以保证血流的稳定与通畅。使用血液灌流机,膜型血浆分离器(膜面积均>0.3 m²),葡萄球菌蛋白 A 吸附柱及其配套溶液管路。采用膜式血浆分离法,建立体外血液循环,将分离出的血浆送入蛋白 A 吸附柱,与吸附剂充分混合作用,然后再将被吸附的血浆输送回患者体内。每个吸附循环包括"吸附—回浆—洗脱—平衡—再预冲"这 5 个步骤,进行 5～10 个循环。体外循环全身肝素化的用量根据患者凝血功能进行调节,血流速度为 100～120 mL/min,血浆分离速度为 30～40 mL/min,血浆分离速度不超过血流速度的 30%,并保持体外循环血液温度约 37 ℃,治疗时间为 6～8 h。严密监测生命体征变化,全程进行心电监护及低流量吸氧,并采取对症治疗及积极有效的护理。2 次免疫吸附治疗间隔时间为 1～3 d。每次治疗前、后测定凝血功能、电解质、体液免疫指标等,根据检测结果了解治疗效果。

心理护理:视神经脊髓炎患者由于疾病反复发作,复发时多有视力障碍,易产生焦虑、恐惧、悲观心理。并且,免疫吸附治疗前需要实施深静脉穿刺置管,治疗中患者的血液还将通过血细胞分离机的运转进入体外循环,患者会出现紧张和焦虑心理,担心治疗风险和效果不佳。责任护士使用心理筛查量表对新入院患者进行初步筛查,针对患者初筛结果,结合患者焦虑自评量表(self-rating anxiety scale,SAS)和抑郁自评量表(self-rating depression scale,SDS)并对结果进行分级处理,由科室心理联络护士对轻度心理障碍患者进行心理疏导;对中、重度患者,责任护士报告主管医生,请精神心理科对患者进行会诊。

蛋白 A 免疫吸附治疗前护理:蛋白 A 免疫吸附治疗前要综合评估患者的情况,评估的内容包括生命体征、身高、体重、生化指标、凝血功能、心脏功能、肝肾功能、血清抗体、扩展残疾状态量表(expanded disability status scale,EDSS)评分及患者症状等。视神经脊髓炎患者多为育龄期女性,还要注意评估患者月经情况,一般患者月经期间抵抗力下降,如进行免疫吸附,血清 IgG 水平进一步下降,可能增加感染的风险,因此,尽量避免在月经期进行治疗。护理评估包括压疮风险评估、跌倒风险评估、营养风险评估和自理生活能力评估等。要特别注意压疮风险高危的患者,谨慎评估容易受压皮肤的情况,在免疫吸附治疗时需要平卧较长时间,不宜频繁翻身,因此可以适当使用敷贴保护受压皮肤。另外,还要根据患者情况确定吸附治疗处方,一般单次吸附治疗的剂量为 1.5~2.0 倍血浆容量。护士根据医生开具的医嘱血浆处理量,计算单次治疗需要进行的循环次数,确保治疗效果。一般治疗 3~5 次为 1 个疗程。具体的处方和疗程应根据患者致病的抗体、免疫球蛋白 IgG 等致病因子水平来评定,如患者每次吸附过程 IgG 的下降率超过 50%,吸附后 IgG<4 g/L 的须酌情补充丙种球蛋白,或间隔 2 d 后复查 IgG 上升至 4 g/L 后再进行。

并发症预防和处理:在吸附治疗过程中,要密切观察患者的生命体征的变化。治疗开始时,每 10 min 测量 1 次血压和脉搏,连续测量 3 次;在生命体征平稳后可每 20~30 min 测量 1 次。如果患者出现血压下降,可能与体外循环血流速度过快、血容量不足及患者心功能不全有关,要根据不同情况及时采取措施,如降低体外循环的血流速度、补充血容量,必要时应用血管活性药物,一般经过处理后血压能够回升。如果经上述处理后无效,应立即停止治疗并进行抢救。跨膜压过高是导致分离器破膜的原因,一旦发生需要停止治疗并更换分离器。跨膜压升高主要是由分离器和管路堵塞造成的,可能的原因是血液出路不通畅或有血块堵塞。预防破膜要保持正常的跨膜压,不仅要正确地设置各个步骤的参数,最重要的是保持管路的通畅。主要包括两个方面,①体位管理,体位的变化易导致跨膜压变化,或者是变化体位导致管路弯曲打折使得跨膜压骤然增大。提示在吸附治疗中,调整体位的时机应该在"洗脱—平衡—再预冲"这几个步骤,避免在引出血浆和输回血浆的过程调整体位。②抗凝方案合理。由于视神经脊髓炎患者同时用大剂量激素治疗,而激素导致血压高凝。因此要根据患者的情况采取个体化的抗凝方案,对于高凝风险的患者应该适当追加肝素。

吸附柱再生与保存:因吸附柱在中性条件下,蛋白 A 可以迅速吸附致病抗体,而在酸性条件下,抗体与蛋白 A 解离,从吸附剂上被洗脱下来,蛋白 A 在酸性条件下不失活,恢复至中性条件后可恢复吸附能力,蛋白 A 免疫吸附柱可以循环吸附,多次使用。吸附柱一般可应用 10 次治疗,治疗间期的保存质量显得尤为重要。本科室要求在吸附柱完成"洗脱—平衡—冲洗—储存"操作步骤后,需更换无菌连接管(关闭连接管对应夹子)以确保储存液充满吸附柱及连接管,取下吸附柱,将两端的管路连接成闭合回路,用一次性医用消毒湿巾对蛋白 A 免疫吸附柱进行表面擦拭后放入一次性使用的储存袋内,在储存袋标签标注患者床号、姓名、住院号、治疗次数、治疗循环数、储存液有效期、操作时间、操作者签名等信息后,于 2～8 ℃冷藏保存。对保存冰箱需每天监测温度并做好记录。

治疗后预防感染护理:蛋白 A 免疫吸附柱借助葡萄球菌蛋白 A 能特异性与人体 Ig(IgG、IgA 及 IgM)结合的机制,有效清除机体内的免疫球蛋白,使得患者的 IgG 下降明显。同时,视神经脊髓炎患者常需要使用免疫抑制药诱导治疗,自身免疫力下降,为易感人群。护理方面要加强保护性隔离。在治疗期间注意无菌操作,治疗间歇期要注意保暖防寒,减少外出及与多人接触,控制家属探视人数和次数,探视时要求家属戴口罩,预防呼吸道疾病。同时要加强患者营养,鼓励患者多摄入优质蛋白,弥补吸附治疗造成的少量蛋白丢失。

八、小结

通过本次的教学查房,可以看出各位为此次查房做了充足的准备,付出了很多的努力,在查房过程中各位表现得特别优秀,尤其是主查护士在查房和患者交流中亲切、大方、自然,对患者关爱有加,专科评估内容熟练准确,对疾病相关知识掌握透彻。在讨论环节大家回答得都非常好,通过这次查房提高了同学们的专科知识、科研能力、文献查阅及临床解决问题能力,同时大家也对我们工作当中的一些不足做了充分的补充。在这次查房过程当中,也提高了各层级护士的专科知识水平、预见性思维和应急能力,彰显了专科护士的护理内涵。目前我们科室作为河南省人民医院神经内科免疫性疾病亚专科,用我们精湛的技术及前沿的治疗方案,为视神经脊髓炎谱系疾病患者带来了一线希望。患者住院期间,我们的护士要对患者进行安全、饮食、用药、心理等方面的健康宣教,患者出院以后,我们的健康管理师也会对患者进行定期的随访指导。通过这次查房也让我们达到了因教促学、以学促教、教学相长、共同提高的目的。

九、查房远程展示

(一)展示流程

1.海报宣传　显示举办时间地点及观看方式(提前 1 周)(图 2-25)。

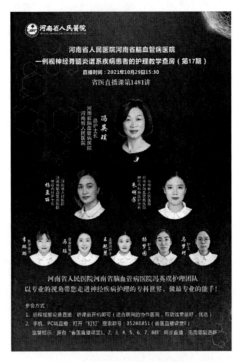

图2-25　1例视神经脊髓炎谱系疾病患者的护理教学查房海报宣传

2. 拟定远程网络护理教学查房日程　①专职教学秘书主持;②总护士长介绍主题、亚专科、联络问候远程及在线的护理同仁;③病区护士长组织查房开始;④查房结束,远程及钉钉线上互动;⑤科护士长总结,远程护理教学查房结束。

3. 其他　①远程网络护理教学查房组织实施。②总结反馈,调整完善至下次护理教学查房。③远程网络平台展示现场(图2-26)。

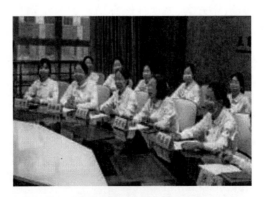

图2-26　1例视神经脊髓炎谱系疾病患者远程网络平台展示现场

（二）展示视频

见二维码2-9、二维码2-10内容。

二维码2-9
远程网络护理教学
查房视频

二维码2-10
1例视神经脊髓炎谱系
疾病患者的护理教学
查房-床旁查房视频

参考文献

［1］中国视神经脊髓炎谱系疾病诊断与治疗指南［J］.中国神经免疫学和神经病学杂志，
2016,23（3）:155-166.

［2］司建荣,张雅丽.对视神经脊髓炎谱系疾病国际诊断标准和中国指南的综合理解［J］.
中国神经免疫学和神经病学杂志,2018,25（1）:73-76.

［3］胡纪源,韩咏竹,蔡永亮,等.A型肉毒毒素治疗HLD所致痛性强直性痉挛［J］.中国
新药杂志,1999（7）:44-45.

［4］李晓宇.干燥综合征合并视神经脊髓炎谱系疾病病人的护理［J］.护理研究,2021,35
（4）:751-752.

［5］李莉莉,阮恒芳,沈利平,等.视神经脊髓炎谱系疾病患者免疫吸附治疗的护理［J］.中
国实用护理杂志,2021,37（4）:286-290.

［6］杨美玲.具有痛性痉挛表现视神经脊髓炎患者护理方式与预后的关系分析［J］.中外
医疗,2021,40（10）:125-127,131.

［7］刘建军,高东阳.不同剂量利妥昔单抗治疗NMOSD的有效性和安全性比较［J］.临床
医学研究与实践,2021,6（28）:84-86.

［8］宋阳,江沛.急性脑干综合征起病的视神经脊髓炎谱系疾病1例［J］.巴楚医学,2021,
4（3）:10-12.

［9］李志超,万林,杨光.儿童视神经脊髓炎谱系疾病序贯免疫治疗研究进展［J］.中华实
用儿科临床杂志,2021,36（18）:1431-1433.

［10］赵萌,王丽华,杨春晓.视神经脊髓炎谱系疾病治疗的研究［J］.脑与神经疾病杂志,
2021,29（7）:447-450.

第七节　1例癫痫患者

一、疾病概述

癫痫(epilepsy)是由多种原因导致的脑部神经元高度同步化异常放电的临床综合征,临床表现具有发作性、短暂性、重复性和刻板性的特点。异常放电神经元的位置不同及异常放电波及的范围差异,导致患者的发作形式不一,可表现为感觉、运动、意识、精神、行为、自主神经功能障碍或兼有之。临床上每次发作或每种发作的过程称为痫性发作,一个患者可有一种或数种形式的痫性发作。在癫痫中,由特定症状和体征组成的特定癫痫现象称为癫痫综合征。癫痫为常见的神经系统疾病,可发病于任何年龄,治疗周期长为其特点。在中国,癫痫是仅次于脑卒中的神经系统常见疾病。据统计,我国大约有900万的癫痫患者,活动性癫痫患者约占600万,同时每年有40万左右的新发癫痫患者。其中70%～80%癫痫患者通过药物规范治疗后可以得到有效控制,甚至治愈,20%～30%发展为药物难治性癫痫。

二、查房目标

1. 知识目标　掌握癫痫的护理诊断、护理措施和健康教育。

2. 技能目标　掌握生酮饮食定义、适应证及禁忌证;掌握应用护理程序方法解决患者的临床问题;掌握神经内科常规护理查体方法。

3. 情感目标　查房过程中关注青少年癫痫患者的心理护理,体现人文关怀和以患者为中心的护理理念。

三、查房成员

低层级护士。

四、病例汇报

(一)病例信息

1. 患者一般情况　患者10床,李某,男,17岁,文化程度为小学学历,职业为学生,无宗教信仰。

2. 主要诊断　癫痫。

3. 主要病情　5年前(2012年)凌晨在睡眠中突然出现四肢强直抽搐,意识丧失,双眼向左侧凝视,头颈转向左侧,伴牙关紧闭,口唇青紫,口周流涎,持续1 min后缓解,缓解后自觉头痛,不能记起发作时情况,无口舌咬伤。每周1次或者2次,半年后发作频繁,每日3~5次,每次持续几十秒至1 min不等,伴小便失禁。在某大学附属医院住院治疗,给予"丙戊酸钠缓释片、左乙拉西坦、托吡酯片"等药物口服,发作较前无明显减轻。

4. 现病史　2016年11月在河南省人民医院神经外科行"难治性癫痫迷走神经刺激器植入术",术后配合抗癫痫药物治疗,意识丧失及抽搐未再发,出现频繁愣神、痴笑。每天发作5~10次,受惊吓及刺激后多发,偶有跌倒发作,每次持续10 s至几十秒,发作停止后即可站起或继续原有活动,曾多次在河南省人民医院门诊给予调整药物及调整刺激器后发作次数均无明显减少。发作时意识丧失伴向一侧倾倒或向前点头发作,发作10 s左右,无四肢强直抽搐。至今逐渐出现智能下降,不爱学习,对周围事物淡漠,胆小,孤僻等。为进一步治疗遂入院,2017年7月12日门诊以"难治性癫痫"为诊断收入住院。患病来精神差,饮食、睡眠、大小便正常,体重无减轻。

5. 既往史　2010年头部有外伤史。2016年11月在河南省人民医院神经外科行"难治性癫痫迷走神经刺激器植入术"。

6. 治疗原则　治疗上给予抗癫痫类药物及生酮饮食应用。

7. 辅助检查　脑电图:全导见较多棘慢波,尖慢波呈长程发放,波幅以前头部为主。磁共振平扫:①双侧额叶及双侧侧脑室前角旁异常信号;②脑沟加深。

8. 专科检查　患者神志清,精神可,饮食正常,睡眠欠佳,大小便无异常;双瞳孔等大等圆,直径3 mm,对光反应灵敏;脑膜刺激征(-)、克尼格征(-)、布鲁津斯基征(-);言语流利,少言少语,定向力正常、计算力下降、记忆力下降、认知力正常、判断力正常。生活自理能力评分85分(轻度依赖);跌倒坠床风险4分(高危)。

9. 药物应用　改善循环类药物有:胞磷胆碱注射液0.25 g及0.9%氯化钠注射液250 mL静脉滴注qd。抗癫痫药物有:左乙拉西坦片0.25 g bid;德巴金片0.25 g bid;氯硝西泮片2 mg qn。

10. 查房时患者现况　生命体征为:体温36.7 ℃、脉搏86次/min、血压127/78 mmHg、呼吸22次/min;患者神志清,精神可,饮食正常,睡眠欠佳,大小便无异常;双瞳孔等大等圆,直径3 mm,对光反应灵敏;言语流利,少言少语,定向力正常、计算力下降、记忆力下降、认知力正常、判断力正常。生活自理能力评分85分(轻度依赖),跌倒坠床风险4分(高危)。拉莫三嗪血药浓度监测15.6 μg/L;尿蛋白(++)。

(二)护理目标

(1)住院期间避免发生便秘。

(2)出院前患者及家属能正确掌握癫痫发作时的保护方法,避免二次伤害的发生。

（3）出院前患者不发生窒息。

（4）出院前患者家属能正确掌握生酮饮食的方法及注意事项。

（5）出院前帮助患者及家属调整心态,消除精神紧张,保持情绪稳定和心情舒畅。

（三）护理诊断

1. 受伤的危险　与癫痫发作时突然意识丧失或精神失常、判断障碍有关。

2. 有窒息的危险　与癫痫发作时意识丧失,口腔分泌物、呕吐物阻塞呼吸道有关。

3. 知识缺乏　缺乏生酮饮食相关知识。

4. 便秘　与生酮饮食或者药物不良反应有关。

5. 自尊紊乱　与长期反复癫痫发作所致的脑损伤、长期服用抗癫痫药物,导致性格和智能改变,社会水平下降有关。

（四）护理措施

1. 针对受伤的危险的护理措施　①给患者创造安全、安静的环境,抬高床档;移除患者周边的玻璃杯、热水瓶等危险物品,防止突然发作时受伤;悬挂高危跌倒、坠床标识,班班交接。②发作期安全护理:有前驱症状时立即平卧,陪伴者应迅速顺势将患者抱住缓慢就地放倒;放置保护性床档。③遵医嘱用药,及时控制发作。

2. 针对窒息的危险的护理措施　癫痫发作时,患者如果发生突然意识丧失,立即将患者就地取平卧位头偏向一侧,松解领口、衣裤。保持呼吸道通畅,防止窒息。

3. 针对生酮饮食知识缺乏的护理措施　①告知患者及家属疾病的相关知识,使其正确认识疾病及其诱因、耐心解释病情、治疗与预后的关系。②指导患者及家属掌握生酮饮食的方法及注意事项,鼓励遵医嘱长期正确服用。

4. 针对患者便秘的护理措施　①嘱患者多饮水,每日2000 mL左右。适当运动,按摩腹部等,必要时使用开塞露协助排便,增加绿色蔬菜配菜使用频率。②调整食物及饮食比例,添加膳食纤维补充剂,每日摄入膳食纤维25～30 g,促进肠胃蠕动。

5. 针对患者精神紧张的护理措施　①在治疗和护理时积极询问患者的感受和需要,适时了解患者的内心想法与感受,给予精神安慰。②指导家属及患者学习用药及生酮饮食相关知识,树立信心。

（五）护理评价

（1）入院1 d后患者及家属能够正确掌握癫痫发作时保护方法,避免二次伤害的发生。

（2）患者入院至出院患者未发生窒息。

（3）患者入院第8天患者家属能正确掌握生酮饮食的方法及注意事项。

（4）患者入院至出院未发生便秘。

（5）患者入院至术后第 3 天四肢可主动或被动运动,双下肢彩超结果示:未发生下肢静脉血栓。

（6）患者入院至出院患者冷漠情绪稍有缓解,家属焦虑情绪稍缓解。

五、床旁查体

（一）查房前介绍

护士长:10 床,李某,是今天的查房对象,接下来由主查护士进行床旁查体。

主查护士:好的,护士长,接下来由我来进行床旁查体。各项物品准备已齐全,请各位老师随我移步至病房。

（二）床旁查体

进门前七步洗手。按照进门顺序依次进入,按照规定站位站立。

主查护士:开始以下体格检查内容。

向患者及其家属问候,征得同意和配合。（核对患者信息腕带和床头卡）10 床,李某,男,17 岁,诊断:癫痫。

（查看患者瞳孔）患者双侧瞳孔等大等圆,直径均为 3 mm,对光反射均灵敏。（测量生命体征）体温 36.5 ℃、脉搏 86 次/min、呼吸 22 次/min、血压 127/78 mmHg。患者神志清、精神差,言语流利,少言少语,定向力正常、计算力下降、记忆力下降、认知力正常、判断力正常。

（床旁查体）让患者面部挤眼睛、呲牙、伸舌,双手用力握我的手;双手向上平举,四指并拢,拇指分开;双腿抬起。患者查体配合,肌力、肌张力正常。向患者及家属讲解癫痫发作时的急救护理及用药的注意事项。发作时我们一定要保持冷静,不要慌,绝大多数的癫痫患者抽搐都可以自行缓解,不要泼冷水、掐人中、按压肢体,这些都是不能终止癫痫发作的措施,反而可能使患者受伤。我们还要不停地呼喊患者的名字,以确认他的意识是否恢复。告知患者及家属一定要遵医嘱服药,不能随意改药、加药、停药。在服药期间,要定期查血常规、肝功能、药物血药浓度等,还要观察皮肤有无皮疹的发生。

主查护士向患者及家属讲解什么是生酮饮食及视频脑电图监测的注意事项（图 2-27）。生酮饮食是一种脂肪高比例、碳水化合物低比例,蛋白质及其他营养素合适的配方饮食。与普通饮食相比,主要的区别是碳水化合物和脂肪的含量,生酮饮食中的脂肪含量高达 80%。

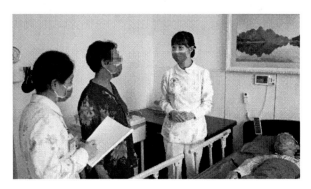

图 2-27　1 例癫痫患者床旁查体

生酮饮食就是要打破以往的饮食习惯,改变饮食结构,按计划饮食。因为生酮饮食是高脂肪饮食,加上为了提高酮体添加的中链脂肪酸,可能有部分患者会出现胃肠道平滑肌痉挛,会有恶心、呕吐、腹痛等症状。但腹痛症状一般比较轻微,可以顺时针轻揉腹部 15 min 左右,若腹痛还没有缓解,要及时通知医生,进行处理。查体结束,为患者整理衣被,致谢,按照出病房顺序离开病房。

六、讨论

带教老师评价:通过刚才的查房,我们可以看到,主查护士在床边给患者做了一个全面的查体,和患者及家属也有一个很好的沟通,非常棒。这也体现了我们责任制整体护理。那么对这次的护理教学查房你还有需要补充的吗(图 2-28)?

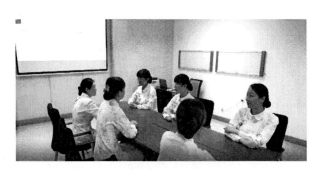

图 2-28　1 例癫痫患者护理教学查房讨论

主查护士:我觉得在刚才查房过程中有一些内容忽略了。比如:没有给患者家属宣教在日常情况下如果患者出现发作,要立即拍下视频,记录发作开始及结束的时间,为医生诊疗提供依据。

责任护士 1:主查护士在给患者及家属讲解生酮饮食机制时应该用通俗易懂的语言,让患者和家属能够更好地理解。

带教老师提问:确实存在这样的问题,查房过程中可能是太紧张了,另外本身生酮饮食的机制就比较难理解,这就到考验我们科普能力的时候了。比如刚才主查护士说的碳水化合物,还可以用哪些具体的方式表达?

主查护士:是的,确实不够通俗易懂。可以换成米饭、馒头、面条等,另外一些蔬菜当中的碳水化合物含量也很高,比如南瓜、山药、土豆等。

带教老师:这样给患者和家属讲就比较好理解和掌握了。

责任护士2:这位患者口服的有丙戊酸钠缓释片,我们一定要跟患者及家属强调这个药不能碾碎吃,否则会加快血液吸收,影响血药浓度。另外,抗癫痫药可加速维生素D的代谢,长期服用可出现软骨病、甲状腺功能减退,使儿童发育迟缓,因此长期服药期间应注意在医生指导下补充维生素。这些都是需要我们跟患者及家属特别交代的注意点。

规培护士3:通过这段时间在我们科室的学习,我掌握了癫痫发作的注意事项,首先要保持镇静,不要害怕,一般可自行缓解。要保证患者安全,帮助其慢慢躺下,竖起床档等,保持呼吸道通畅,如松开衣领、腰带,将患者的头偏向一侧,防止误吸。在这次查房过程中,我也了解到生酮饮食的方法及特殊药物的护理,丰富了自己的专科知识。

带教老师:很好,大家对患者的用药情况掌握得很好,患者的用药护理也非常重要,接下来要为患者进行详细的用药指导。规培护士能够正确掌握癫痫发作的急救处理方法,初步了解生酮饮食对于难治性癫痫的非药物治疗方法,非常棒!相信大家在查房过程中都非常的用心。针对这个患者的宣教,还要哪些是我们没有做到的呢?

责任护士1:关于患者及家属的心理问题,也是我们需要多多关注的,这名患者病程已经有7年了,癫痫的反复发作,同学们对他另眼相看,这些都让他压力倍增,享受不到和同龄人相同的快乐,他早早辍学在家,性格淡漠、胆小、孤僻,家属也在这漫长的求医路上心力交瘁。我们在护理的过程中,要加强沟通,了解患者和家属的心理状况。我觉得这是非常重要的。

带教老师:非常好,我们优质护理服务不只是关注这个疾病,还要关注患者的心理护理。另外,对于癫痫患者的长程管理,家属的心理支持也是非常重要的!

责任护士2:我觉得针对这个患者,延续护理也是非常重要的,癫痫是一个慢性疾病,这名患者又启动了生酮饮食,出院之后,我们的延续护理就显得尤为重要。住院期间,我们要教会患者自行监测血糖、血酮,教会他们如何制作生酮餐,以及发生不良反应时如何应对。出院后,我们应持续跟踪患者,为他们提供持续的配餐指导、检测指导等。

带教老师点评:通过床边查房,病例讨论,我们不同层级的护士都有了不同的收获。从患者的生命体征、肌力、认知、计算力等方面做了评估,从饮食、安全方面给患者和家属做了宣教。那么接下来我为大家做关于癫痫和生酮饮食的知识拓展。

七、知识链接

(一)癫痫

癫痫不是单一的疾病实体,而是一种有着不同病因基础、临床表现各异但以反复癫痫发作为共同特征的慢性脑部疾病状态,引起癫痫的病因非常复杂,根据病因可分为3大类。①特发性癫痫病因不明,未发现脑部有足以引起癫痫发作的结构性损伤或功能异常,这组癫痫的发生可能与遗传因素有关,常在某一特定年龄段起病,具有特征性的临床及脑电图表现。②症状性癫痫由各种明确的中枢神经系统结构损伤或功能异常所致,癫痫发作只是脑部疾病或全身性疾病的一个症状。如脑外伤、脑血管病、脑肿瘤、中枢系统感染、遗传代谢性疾病、皮质发育障碍、神经系统变性疾病、药物毒物等。这些因素一旦去除后,可能不再引起发作。③隐源性癫痫指目前虽然尚未找到肯定的致痫原因,但随着科学技术的发展,致病原因日渐清晰,尤其是在基因和分子医学的广泛应用和快速发展的情况下,随着部分癫痫在分子水平的病因被确定,隐源性癫痫将日趋减少。

辅助检查:具体如下。

(1)脑电图(electroencephalogram,EEG):脑电图是一种反映脑功能状态的检查方法,能够直观地反映脑电活动是否正常,对于癫痫诊断确立、癫痫发作类型的诊断、癫痫综合征的诊断是其他检测方法不可替代的,并可以辅助评估抗癫痫药物治疗的疗效、抗癫痫药撤药后复发风险。

(2)影像学(CT、MRI):可确定脑结构异常或病变,对癫痫及癫痫综合征诊断和分类颇有帮助,有时可作出病因诊断,如颅内肿瘤、灰质异常等。

(3)其他:应根据患者情况选择性的进行检查。①血液检查,包括血常规、血糖、电解质、肝肾功能、血气、丙戊酸、乳酸等方面的检查,能够帮助查找病因。定期检查血常规和肝肾功能等指标还可辅助监测药物的不良反应。②尿液检查,包括尿常规及遗传代谢病的筛查。③脑脊液检查,主要排除颅内感染性疾病,对某些遗传代谢病的诊断也有帮助。④心电图,对于疑似癫痫或新诊断的癫痫患者,多主张常规进行心电图检查。⑤基因检测,目前已经成为重要的辅助诊断手段之一。

(二)难治性癫痫

难治性癫痫指经过至少2种一线抗癫痫药物正规治疗后无效(血药浓度在有效范围),并且至少观察2年,仍然不能控制且每月至少发作4次以上,严重影响患者日常生活,并且无进行性中枢神经系统疾病或占位性病变。目前难治性癫痫的主要治疗方法除了有多种抗癫痫药物联合治疗,还可以选择非药物治疗方案。

（三）生酮饮食

生酮饮食,通常被认为是药物难治性癫痫患者(2 种或者更多抗癫痫药物治疗无效)的"最后治疗选择"。国际生酮饮食协作组 2018 年《生酮饮食专家共识》指出,鉴于其有效性,强烈建议早期将生酮饮食用于难治性癫痫的治疗。

生酮饮食(ketogenic-diet,KD)是一种高脂肪、低碳水化合物和合理蛋白质的特殊医学配方饮食,主要用于癫痫、肿瘤、孤独症、脊髓损伤、肥胖等疾病的饮食调理。这种饮食习惯可以诱导身体进入酮症的状态,而这种状态有助于控制患者的痫性发作。主要限制热量、碳水化合物(糖类)摄入。我们的传统饮食是以大米、白面等谷物为主要供能营养素,而生酮饮食却是以油类等脂肪为主要供能营养素。

生酮饮食的机制:①正常饮食时,葡萄糖通过促葡萄糖转载体进入脑部,为大脑供能;②生酮饮食时,脂肪酸为肌肉和其他组织提供能量,但不进入大脑;由脂肪酸代谢产生的酮体和肝中的生酮氨基酸通过转运载体进入大脑,为其提供能量。③生酮饮食使身体代谢脂肪产生酮体,酮体通过降低神经元兴奋性发挥抗癫痫的作用;生酮饮食还可以通过调整葡萄糖代谢、抑制 mTOR 通路、调节肠道菌群发挥抗癫痫作用。④生酮饮食前还需要做的准备有,对患者身体状态评估,如血、尿代谢,血、尿常规,肝肾功能,空腹血糖等,进行相关检查无异常后启动生酮饮食。

生酮饮食适应证:①凡符合药物难治性癫痫诊断标准,不能或暂时不愿实施切除性手术治疗,且不存在禁忌证者,均适用生酮饮食治疗。②针对婴儿严重肌阵挛癫痫(Dravt 综合征)、婴儿痉挛症(West 综合征)、结节性硬化症、发热感染相关性癫痫综合征(FIRES)、大田园综合征(早期婴儿型癫痫性脑病)、天使综合征(Angelman 综合征)、超级难治性癫痫持续状态、线粒体复合酶 I 缺乏症、管饲的癫痫儿童或婴儿的有效率为70% 左右。③针对腺苷琥珀酸裂解酶缺乏症,儿童失神癫痫,皮层发育不良,*CDKL5* 基因变异脑病,婴儿游走性局灶性癫痫,伴睡眠中持续棘慢复合波的癫痫性脑病,拉福拉病(Lafora diease),伦诺克斯-加斯托综合征(Lennox-Gastaut syndrome),获得性癫痫性失语(acquired epileptic aphasia),磷酸果糖激酶缺乏症,雷特综合征(Rett syndrome),亚急性硬化性全脑炎及其他病因不明的难治性癫痫的有效率为 50% 左右。

生酮饮食禁忌证:①绝对禁忌证,脂肪酸代谢障碍和生物氧化异常的相关疾病。②相对禁忌证,包括生酮饮食不能维持适量营养或不配合者、适合实施切除性手术(如致痫灶明确且可切除)的患者、合并使用异丙酚者等。

大量国内外研究表明,生酮饮食在癫痫应用方面已取得显著疗效。综合来讲,1/3 的患者发作减少 90% 以上,1/3 的患者发作可减少 50% ~ 90% ,也有 1/3 的患者发作减少不足 50% ,大概 20% 的癫痫人群可以完全控制发作。此外,研究表明酮体对大脑有神经保护作用,几乎所有儿童在使用生酮饮食后,都能有行为和认知的改善。

八、小结

（一）疾病知识指导

（1）向患者和家属介绍疾病及其治疗的相关知识和自我护理的方法。患者应充分休息，环境安静适宜，养成良好的生活习惯，注意劳逸结合。告知患者避免劳累、睡眠不足、饥饿、便秘、情绪激动、强烈的声光刺激、惊吓、下棋、长时间看电视和洗澡等诱发因素。

（2）告知患者外出时随身携带写有姓名、年龄、所患疾病、住址、家人联系方式的信息卡。在病情未得到良好控制时，室外活动或外出就诊时应有家属陪伴，佩戴安全帽。患者不应从事涉及攀高、游泳等在发作时有可能危及自身和他人生命的工作。

（二）用药指导

（1）告知患者遵医嘱坚持长期、规律用药，切忌突然停药、减药、漏服药及自行换药，尤其应防止在服药控制发作后不久自行停药。如药物减量后病情有反复或加重的迹象，应尽快就诊。

（2）告知患者坚持定期复查，动态观察抗癫痫药物的血药浓度和药物不良反应。

（3）抗癫痫药物多数为碱性，饭后服药可减轻胃肠道反应，较大剂量于睡前服用可减少白天镇静作用。当患者癫痫发作频繁或症状控制不理想，或出现发热、皮疹时应及时就诊。

（三）复诊

（1）在生酮后的第 1、3、6、9、12、18、24 个月等都应进行复查。如其间出现不适情况则需要增加复查次数。复查内容：血常规、尿常规、空腹血脂、肝功能、肾功能（含尿酸检查）、电解质、微量元素、肾脏超声。

（2）推荐生酮后每 6 个月复查一次脑电图，并结合脑电图进行生酮总结。如有需要，还需进行认知评估、血压、空腹血糖、空腹血酮、骨代谢等其他检查，综合评估。

癫痫的治疗是一个长期的过程，患者一定要去正规的医院，找专业的医生，遵医嘱，坚持服药，同时注意保持良好的生活习惯。请坚信 70% ~80% 的癫痫患者都是可以通过服用抗癫痫药有效控制发作的。通过护理教学查房针对该癫痫患者进行了详细的护理计划及护理措施的呈现，为患者提供了合理的个体化护理方案，突出针对该类患者护理教学查房的重点、疑难点，链接相关新业务、新技术。作为临床医务工作者，我们不仅要完成临床护理的治疗工作，对患者和家属的科普宣教也同等重要。作为健康知识的传播者，我们要不断学习、不断提高。

九、查房远程展示

(一)展示流程

1.海报宣传 举办时间地点及观看方式(提前1周)(图2-29)。

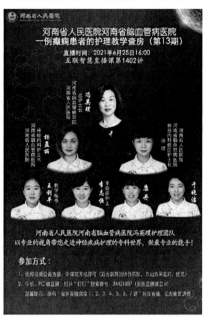

图2-29 1例癫痫患者的护理教学
查房海报宣传

2.拟定远程网络护理教学查房日程 ①专职教学秘书主持;总护士长介绍主题、亚专科、联络问候远程及在线的护理同仁(图2-30);②病区护士长组织查房开始;③查房结束,远程及钉钉线上互动(图2-31);④科护士长总结,远程护理教学查房结束。

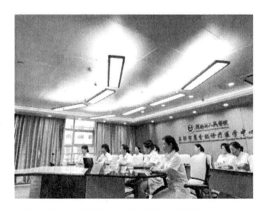

图2-30 1例癫痫患者的护理教学查房远程
护理教学查房

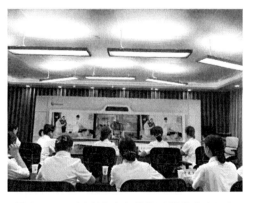

图2-31 1例癫痫患者的护理教学查房远程
及钉钉线上互动

3.其他 ①远程网络护理教学查房组织实施。②总结反馈,调整完善至下次护理教学查房。

(二)展示视频

见二维码2-11、二维码2-12内容。

二维码2-11
1例癫痫患者的护理
教学查房视频

二维码2-12
1例癫痫患者的护理
查房讨论与总结视频

参考文献

[1]贾建平,陈生弟.神经病学[M].7版.北京:人民卫生出版社,2013.

[2]中华医学会.临床诊疗指南:癫痫病分册[M].北京:人民卫生出版社,2007.

[3]丁晶,汪昕.癫痫诊疗指南解读[J].临床内科杂志,2016,33(2):142-144.

[4]KOSSOFF E H,ZUPEC-KANIA B A,AUVIN S,et al. Optimalclinical management of children receiving dietary therapies forepilepsy:update drecommendations of the International Ketogenic Diet Study Group[J]. Epilepsiaopen,2018,3(2):175-192.

[5]中华医学会儿科学分会神经学组,中国抗癫痫协会,中华儿科杂志编辑委员会.生酮饮食疗法在癫痫及相关神经系统疾病中的应用专家共识[J].中华儿科杂志,2019,57(11):820-825.

[6]中华医学会儿科学分会神经学组生酮饮食疗法协作组.长期生酮饮食治疗儿童难治性癫痫的前瞻性多中心研究[J].中华儿科杂志,2013,51(4):276-282.

[7]廖建湘.儿童癫痫生酮疗法[M].北京:人民卫生出版社,2011.

第八节 1例难治性重症肌无力患者

一、疾病概述

重症肌无力(myasthenia gravis,MG)是一种由乙酰胆碱受体(acetylcholine receptor,AchR)自身抗体介导的自身免疫病。AchR抗体可导致神经肌肉接头处的信息传递功能异常,对神经冲动向肌肉纤维传递的过程产生干扰,进而产生肌肉无力的表现。MG 的发病率为(15~179)/100000,女性多见。MG 是一种以病程长、临床症状晨轻暮重、病程反复为特征的慢性神经免疫疾病,其主要临床症状为部分或全身骨骼肌疲劳,常于劳累后加重,休息后减轻。

二、查房目标

1. 知识目标　了解重症肌无力病因及发病机制;熟悉重症肌无力临床表现;掌握重症肌无力疾病的护理诊断、护理措施及健康教育。

2. 技能目标　掌握神经内科常见的护理查体方法。

3. 情感目标　查房中体现人文关怀和以患者为中心的服务理念。

三、查房成员

新入职护士。

四、病例汇报

(一)病例信息

1. 患者一般情况　患者 12 床,徐某,男,39 岁,文化程度为初中,职业司机,无宗教信仰。

2. 主要诊断　重症肌无力[美国重症肌无力基金会(MGFA)分型Ⅴ型];胸腺瘤切除术后;白癜风;甲状腺功能减退。

3. 主要病情　患者 3 个月前无明显诱因出现吞咽困难,伴左眼睑上抬无力,予丙种球蛋白治疗后好转。2 个月前症状加重,进食或饮水均呛咳,自觉胸闷、呼吸困难,后行气管插管、呼吸机辅助呼吸,同时给予激素冲击并联合吗替麦考酚酯抑制免疫反应,因肺部感染,呼吸道分泌物培养出鲍曼不动杆菌,后行气管切开,对症支持治疗,病情好转,拔除气切套管后,好转出院。1 周前头晕、心慌、饮水呛咳伴双上肢无力等症状。今为治疗,再次入院,门诊以"重症肌无力"为诊断平诊收住神经内科。入院查体:神志清,精神、饮食、睡眠差,双侧瞳孔等大等圆,直径 3 mm,对光反应灵敏,颈屈肌肌力 3 级,双上肢肌力 3 级,双下肢肌力 5 级,四肢肌张力正常。复查肌电图显示:重复电刺激检查(3Hz)见衰退现象,考虑突触后膜病变。新斯的明试验阳性。

4. 现病史　患者 1 周前头晕、心慌、饮水呛咳伴双上肢无力等症状。今为治疗,再次入院,门诊以"重症肌无力"为诊断平诊收住神经内科。

5. 既往史　"白癜风"8 年,发现"甲状腺功能减退症"8 年,患"肾功能不全"5 月余,否认肝炎、结核、疟疾等传染病史，否认高血压、糖尿病、脑血管病等慢性病史，6年前于北京301医院行"胸腺瘤切除术"，否认外伤，否认输血、献血史，预防接种随当地社会进行。

6. 治疗原则　给予激素、补钠、胆碱酯酶抑制剂、免疫抑制剂、纠正血容量不足、抗感染治疗，止咳化痰类药物应用，营养支持。

7. 辅助检查　①肌电图显示：重复电刺激检查（3Hz）见衰退现象，考虑突触后膜病变。②新斯的明实验阳性。③肺功能结果显示：中度限制性肺通气功能障碍。④床旁彩超示：二尖瓣、三尖瓣轻度反流；右侧大隐静脉隐股交界处低回声（考虑血栓）。

8. 专科检查　神志清，精神、饮食、睡眠差，双侧瞳孔等大等圆，直径3 mm，对光反应灵敏，颈屈肌肌力3级，双上肢肌力3级，双下肢肌力5级，四肢肌张力正常。

9. 药物应用　胆碱酯酶抑制剂：溴吡斯的明片60 mg q6h。激素类药物：泼尼松片45 mg qd。补钠：10%浓氯化钠注射液10 mL tid。免疫抑制剂：0.9%氯化钠注射液500 mL+利妥昔单抗注射液0.5 g 50 mL、他克莫司胶囊2 mg qn。抗感染药物：0.9%氯化钠注射液100 mL+头孢哌酮钠舒巴坦3 g q8h。化痰药物：乙酰半胱氨酸溶液雾化吸入q8h、异丙托溴铵溶液2 mL雾化吸入q8h。纠正血容量不足：人血白蛋白注射液10 g qd。

10. 查房时患者现况　患者ICU转入第7天，生命体征：体温36.6 ℃，脉搏76次/min，血压138/72 mmHg，呼吸19次/min；神志清，精神、饮食、睡眠差，双侧瞳孔等大等圆，直径3 mm，对光反应灵敏，颈屈肌肌力4级，双上肢肌力5级，双下肢肌力4级，四肢肌张力正常。改良式洼田饮水试验1级。患者现疼痛评分数字分级评分法（NRS）评分0分、自理能力评分95分（轻度依赖）、DVT评分2分（低风险）、Braden评分16分（轻度危险）。患者实验室检验结果为：白细胞$9.8×10^9$/L、降钙素原0.04 g/L、血清钠136 mmol/L。

（二）护理目标

（1）住院期间患者未发生重症肌无力危象。
（2）住院期间患者可安全经口进食。
（3）住院期间患者未发生误吸、窒息。
（4）住院期间患者保持良好的营养状态。
（5）住院期间患者自理能力逐渐恢复。
（6）住院期间患者未发生电解质紊乱。
（7）住院期间患者未发生感染或感染得到有效控制。
（8）住院期间患者能够保持情绪稳定，保持积极乐观的心态。

（三）护理诊断

1. 潜在并发症　重症肌无力危象。

2.吞咽障碍 与咀嚼肌、喉肌无力有关。

3.清理呼吸道无效 与咳嗽无力有关。

4.营养失调:低于机体需要量 与咀嚼无力、吞咽困难有关。

5.自理能力缺陷 与全身肌无力有关。

6.电解质紊乱 与吞咽困难、摄食减少有关。

7.有感染的危险 与长期使用糖皮质激素、免疫抑制剂有关。

8.焦虑/恐惧 与疾病长期反复发作,呼吸困难及担心预后有关。

(四)护理措施

1.针对潜在并发症的护理措施 ①对患者的心理状态进行心理护理,及时消除患者不良的负面情绪,评估患者工作、社会、家庭情况,加强与患者的沟通,增强患者对抗疾病的勇气与信心。②q1h观察患者有无呼吸困难、吞咽困难加重、口腔及气道分泌物增多等危象前症状。出现口唇、肢端发绀、呼吸频率减慢应立即报告医生,抬高床头,给予吸痰,保持呼吸道通畅,备好气管插管及呼吸机。③筛查危象诱因,如若出现感染、外伤、疲劳和过度紧张等,采取相应控制措施。④遵医嘱应用抗凝药物,预防肺栓塞的发生。

2.针对吞咽障碍的护理措施 ①患者吞咽功能的临床床旁评估,应用改良洼田饮水试验、容积-黏度吞咽测试等方法动态评估患者吞咽功能,制订吞咽障碍管理的计划,选择合适黏稠的食物,应用营养风险筛查2002(Nutritional Risk Screening 2002,NRS 2002)评估患者的营养状态,判断其是否存在营养风险。②留置鼻胃管,遵医嘱给予肠内、肠外营养剂应用,鼻饲时,床头抬高30°~45°,定时监测胃内残留情况,保证喂养安全。③根据患者病情好转情况,给予患者早期吞咽锻炼指导,如摄食训练等。

3.针对清理呼吸道无效的护理措施 ①辅助痰液排出。遵医嘱给予患者吸痰时采取半卧位,严格遵守无菌操作原则。②q2h给予患者翻身、叩背,促进排痰,给予肺部物理治疗。③应用药物进行雾化。当痰液量较多时,给予吸痰,记录痰液的颜色、性质和量。④给予患者吞咽功能锻炼,提高吞咽肌群运动能力,给予呼吸肌训练、摄食锻炼,指导患者有效咳嗽。⑤患者鼻饲期间抬高床头,减少搬动,定时查看是否有胃潴留,防止食物反流入气道。

4.针对营养失调,低于机体需要量的护理措施 ①监测并记录患者的进食量。每周测量体重,进行NRS 2002营养评估,由营养师会诊后确定患者的营养需求,制订饮食计划。②动态评估患者消化功能,回抽胃内容物,观察是否有胃潴留。③安排患者在服用溴吡斯的明口服药后15~30 min药效强时进餐。

5.针对自理能力缺陷的护理措施 ①指导患者充分休息,活动宜选择清晨、休息后或肌无力症状较轻时进行,活动量以不感到疲劳为宜。②评估患者日常生活活动能力,症状明显时,协助患者生活护理。鼓励患者做力所能及的事情,鼓励患者生活自理。

③给予患者康复训练,如被动/主动功能锻炼等。

6. 针对电解质紊乱的护理措施　①严密观察患者病情变化,及时询问患者有无不适,观察患者有无口干、口渴症状,四肢末梢循环是否良好。②给予患者留置胃管,定制营养餐,改善营养状况。③遵医嘱给予患者口服 10% 浓氯化钠注射液,静脉补钠,控制输液速度同时防药物外渗。

7. 针对有感染危险的护理措施　①单间隔离,向患者家属讲解预防感染的措施,每日开窗通风 2 次。②严格无菌操作,避免医源性感染,注意手卫生,标准预防。③改善营养,提高机体抵抗能力。④遵医嘱应用抗生素。

8. 针对焦虑/恐惧的护理措施　①多了解和关心患者,取得信任,建立良好的护患关系。②对患者的心理问题及时疏导,寻求家属和社会的支持,保护患者自尊心,避免心理冲击。③健康管理师给患者及家属讲解疾病的相关知识,使其了解疾病,减少焦虑。

(五)护理评价

(1)患者未出现重症肌无力危象。

(2)患者胃管拔除,可经口进食,洼田饮水试验Ⅰ级。

(3)患者未出现误吸、窒息。

(4)患者可经口安全进食。胃管拔除后,体重未减轻。NRS 2002 评分 2 分。

(5)患者自理能力评分 95 分,较入院时升高。

(6)患者低钠血症已改善,实验室检查血清钠 136 mmol/L。

(7)患者出现感染但得到有效控制。

(8)患者积极配合治疗,病情好转,未出现不良情绪。

五、床旁查体

(一)查房前介绍

护士长:12 床,徐某,是今天的查房对象,接下来由主查护士进行床旁查体。

主查护士:好的,护士长,接下来由我来进行床旁查体,各项物品准备已齐全,请各位老师随我移步至病房。

(二)床旁查体

进门前七步洗手。按照进门顺序依次进入,按照规定站位站立。

护士长:徐老师,您好,我是病区护士长。昨晚睡得好吗?

患者:勉强能睡得着,比之前好多了。

护士长:好,是这样的,今天有个教学查房,需要由我们主查护士进行查房,给您做一些基本的体格检查和疾病相关知识的宣教,以帮助您尽快康复,需要十多分钟,请您配合我一下。

主查护士:徐老师您好,我是您的责任护士××,接下来我要对您进行一个查体,需要您配合我一下。请您告诉我名字。让我看下您的腕带(12 床,徐××,男,39 岁)。

(下面测试吞咽障碍)主查护士:徐老师您好,刚才我查看了您的病例,生命体征均正常,我们今天再来检查一下您的吞咽功能,看一下您的吞咽功能恢复的情况,请您配合一下,先坐起来。

主查护士:徐老师您好,这是一份进食评估问卷调查 EAT-10,请您根据您的情况填写一下这个 EAT-10 表格。

主查护士:徐老师您的 EAT-10 评分为 6 分,存在吞咽障碍的可能,接下来,我来为您进行反复唾液实验,请您连续做 30 s 的吞咽动作。

主查护士:徐老师您好,您的反复唾液实验是通过的,非常好,接下来我需要给您做一个改良式洼田饮水试验,希望您能配合,首先我需要往您口腔分别打 1 mL、3 mL、5 mL 的水,看您是否能顺利咽下(1 mL、3 mL、5 mL 患者顺利咽下)。

主查护士:非常好徐老师,您在吞咽过程中没有出现呛咳,现在杯子里有 30 mL 的水,您一次性送把这些水到嘴里,然后再喝下这 30 mL 的水,看您是否能够一口喝完(患者一口喝完无呛咳)。

主查护士:徐老师您现在的吞咽功能恢复的非常好,改良式洼田饮水实验已经由原来的 V 级恢复到 I 级了。另外,饮食上也要注意,不能吃太硬的东西,吃饭不要太快,平时多吃一些高蛋白、高维生素、高热量、富含钾和钙的饮食,比如鸡蛋、牛奶、鸡肉、鱼类等,平时多吃水果和蔬菜。溴吡斯的明一定要在饭前半小时吃,这样药效能在您吃饭时候发挥作用,帮助您的吞咽功能恢复,吃饭时能够顺利进餐。

(下面检查颈部曲肌肌力和眼球运动)主查护士:徐老师您好,下面我们查下您颈部曲肌肌力和眼球运动。

主查护士:徐老师您能抬下头吗?您再抬头对抗我手的阻力(患者颈部曲肌肌力 4 级)。

主查护士:徐老师,请您的眼睛跟着我的手指方向转动(患者眼球运动正常)。

主查护士:徐老师,您眼球运动正常,左眼睑下垂症状明显缓解。接下来我给您查下四肢的肌力。您双手用力握紧我的手用最大力气。

患者:好的。

主查护士:来,左边手用力往上抬,抵抗我的手。右边手用力往上抬,抵抗我手的阻力。好,看一下左下肢,用力抬起,抵抗我手的阻力(患者现在的肌张力是正常的,双上肢的肌力是 5 级,双下肢的肌力已经有 4 级了,较之前已经有所好转)。

主查护士:徐老师,由于您长期卧床需要预防下肢的深静脉血栓,之前教您的康复锻炼的动作还记得吗？李阿姨，麻烦您来指导一下患者做踝泵运动，我看一下。

主查护士：李阿姨指导得很好，我再给您示范一下。徐老师，这套动作每次做20～30次，每天做3～4次，但是如果感觉到不舒服或者疼痛，这个动作就要停止了。徐老师，做踝泵运动可以预防下肢的静脉血栓，也可以防止足下垂，加速您的康复。通过这几天药物治疗及康复锻炼，我看您的病情比刚入院时好多了，但仍然需要坚持服用药物，不可以擅自停药，要坚持好吗（图2-32）。

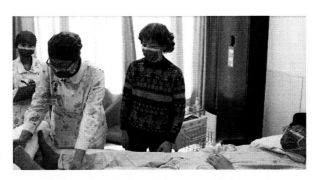

图2-32　1例难治性重症肌无力患者床旁查体

主查护士：徐老师，刚才您的下肢肌力现在是4级，已经达到了下床的标准，我看康复师昨天给您评估的坐位平衡能力是3级正常，但是立位平衡能力是2级，还没达到正常水平，您现在可以下床活动，但是一定要注意预防跌倒。您还记得责任护士之前给您说了哪几点防止跌倒的注意事项吗？

主查护士：李阿姨您还记得吗？

主查护士：李阿姨您说的非常好。徐老师您晚上起来的时候一定要开地灯，和您的家属一起，不要一个人摸黑行走。常用物品放在您触手可及的地方。如有需要您一定要呼叫护士来帮忙，避免跌倒坠床的发生。

护士长：徐老师，今天查房的时间也不短了，谢谢您的配合，另外天气逐渐变凉，重症肌无力是一种自身免疫病，您一定注意预防感冒，避免病情复发。您好好休息，有什么需要可以呼叫护士。

整理床单位，按照教学查房规范离开病房。

六、讨论

护士长：床旁查体部分进行得非常顺利，对于此次的床旁查体大家有哪些好的意见和补充？

健康管理师：主查护士这次查体各个环节都非常熟练，时间掌握恰到好处，在患者耐受范围内，患者不会出现因体力不支而敷衍的现象，影响查房效果。

责任护士1:主查护士在与患者沟通的时候体现了人文关怀,首先向患者告知此次查房的目的,更容易让患者接受,主动配合此次的教学查房,与患者交流过程中语言柔和,注意查体的细节,很好地保护了患者的隐私。

责任护士2:我们查房的时候可以让家属共同参与,教家属学会一些康复训练动作,如桥式运动等,家属可协助患者进行康复训练,有助于患者早日康复。

护士长:大家说得都很好,查房中不但要掌控好时间、体现人文,还要关注患者心理、隐私、习惯等方面,比如通过床旁查体及与患者的交流,大家有没有发现患者入院时的一些护理问题经过治疗和护理后得到了改善呢?

责任护士1:患者肌力得到了改善,入院时患者双下肢肌力是3级,现在双下肢肌力是4级。

责任护士2:患者吞咽功能得到了改善,患者入院时候,改良式洼田饮水试验是Ⅴ级,现在患者改良式洼田饮水试验是Ⅰ级,可以正常经口进食,大大增强了患者的信心。

主查护士:患者心理状态较前好转,焦虑情绪得到了改善。

健康管理师:患者自理能力得到明显改善,入院时患者自理能力评分为85分(轻度依赖),现在自理能力评分为95分。

带教老师:大家又发现了哪些新的护理问题呢? 还有哪些护理问题持续存在呢?

责任护士1:跌倒坠床的风险。患者现在可以下床活动,但是患者的立位平衡能力是2级,还没有达到正常水平,下床活动时存在跌倒坠床的风险,可以加强对患者及家属预防跌倒坠床的健康宣教,避免发生跌倒。

责任护士2:便秘。患者进食不均衡,容易引起便秘,请营养师为患者定制营养餐,必要时用药物来改善便秘情况。

健康管理师:服药依从性差。患者长期服用溴吡斯的明,该药需要定点服用,患者偶尔存在延迟服药的现象,可以制作服药卡放在患者床头,提醒患者服药时间,减少因漏服药引起的疾病变化,同时该药有胃痉挛、恶心呕吐、肌肉抽搐、痉挛等不良反应,患者服药期间应密切关注患者用药反应。

护士长:大家讨论得很好,还有什么补充的吗?

责任护士1:知识的缺乏,该病是一种自身免疫病,病程长,会反复发作,该患者多次复发住院治疗,部分原因是患者对该疾病的认识不够,应该提高患者对该病的认识,严格遵医嘱定时服药,定期复查,避免受凉,避免感冒,减少疾病的复发。

护士长:大家补充得很完整,通过对该患者的查房,大家会发现,该患者每次住院,存在的护理问题也是不同的,而且随着病程进展,护理问题也是在变化的,所以我们临床护士不但要有娴熟的技术,还要有一双善于发现问题的眼睛,才能为患者提供更优质的照护,那么,带教老师在平时的工作中是如何指导咱们的低年资护士呢?

带教老师:对低年资的护士,专科知识的提升是很重要的,肌力判断是一项重要的体格检查,肌力的改变和疾病的转归是有很大关系的,也是临床医务人员判断病情的重要依据,那谁来阐述一下肌力的分级?

健康管理师:肌力是指肌肉收缩所产生的力量,是人体维持姿势和完成动作及一切生理活动所必须的。肌肉、骨骼、神经系统出现病变,都会导致肌力的改变。

0级肌肉完全麻痹,触诊肌肉完全无收缩力。

1级肌肉有主动收缩力,但不能带动关节活动。

2级可以带动关节水平活动,但不能对抗地心引力。

3级能对抗地心引力做主动关节活动,但不能对抗阻力。

4级能对抗较大的阻力,但比正常者弱。

5级正常肌力。

带教老师:该患者入院时,存在吞咽障碍,我们平时是怎么给患进行查吞咽障碍筛查与评估的呢?

责任护士1:吞咽障碍是由多种原因引起的、发生于不同部位的吞咽时咽下困难。吞咽障碍可影响摄食及营养吸收,还可导致食物误吸入气管引发吸入性肺炎,严重者可危及生命。应查找引起吞咽困难的原发疾病,针对病因治疗。康复训练是改善神经性吞咽障碍的必要措施。如果患者出现吞咽障碍,我们会通过ETA-10、反复唾液实验、改良式洼田饮水试验、才藤分级、容积-黏度吞咽测试这些量表筛查患者吞咽障碍的严重程度,根据筛查结果给予正确的饮食指导。

带教老师:新斯的明试验是诊断重症肌无力的重要手段之一,主查护士能来讲解一下新斯的明试验吗?

主查护士:新斯的明试验,成人肌肉注射1.5 mg新斯的明,10~20 min后症状明显减轻者为阳性,为防止新斯的明的不良反应,一般同时注射阿托品0.5 mg。

带教老师:主查护士说的很好,针对重症肌无力患者除了新斯的明试验来辅助检查以外,我们还会通过让患者做疲劳试验来诊断病情。谁能阐述下疲劳试验的具体做法?

责任护士2:疲劳试验具体做法有以下几种。如嘱患者用力眨眼30次后,眼裂明显变小;两臂持续平举后,出现上臂下垂,休息后恢复则为阳性;起蹲10~20次后,则不能再继续进行。

带教老师:责任护士2说的很好。糖皮质激素是治疗重症肌无力的一线药物,主查护士能来解释一下服用该药有哪些注意事项吗?

主查护士:糖皮质激素作为治疗重症肌无力的一线药物,可使70%~80%的患者症状得到明显改善。部分患者在应用大剂量激素冲击治疗的短期内可能出现病情加重,甚至出现肌无力危象。因此,凡应用大剂量激素冲击治疗者必须住院,且做好抢救准备。口服泼尼松须在早晨顿服。大剂量和长期应用激素可诱发糖尿病、股骨头坏死、胃溃疡出血、严重的继发感染、库欣综合征等。因此,使用激素时应将上述情况告知患者家属,以征求理解并同意后方能进行激素治疗。及时补充钙剂和双磷酸盐类药物可预防或减轻骨质疏松,使用抑酸类药物可预防胃肠道并发症。

　　责任护士1:老师,使用大剂量激素冲击治疗的患者可能发生肌无力危象,当患者发生肌无力危象时,该如何处理呢?

　　带教老师:肌无力危象是重症肌无力最危急的状态,病死率为15.4%～50.0%。患者一旦发生呼吸肌瘫痪,应立即进行气管插管或气管切开,并应用人工呼吸器辅助呼吸,如患者发生肌无力危象应加大新斯的明用量,同时要采取相应的处理。如保持呼吸道通畅,加强排痰,防止发生窒息;积极控制感染,选用有效、足量和对神经肌肉接头无阻滞作用的抗生素以控制肺部感染;使用肾上腺皮质激素治疗。

七、知识链接

重症肌无力

　　1.定义　MG是由自身抗体介导的获得性神经肌肉接头传递障碍的自身免疫病。

　　2.流行病学　患病率:MG全球患病率为(150～250)/百万。发病率:MG全球预估年发病率为(4～10)/百万,我国MG发病率约0.68/10万,女性发病率略高。住院死亡率:14.69‰,主要死亡原因包括呼吸衰竭、肺部感染等。

　　3.病因　外部因素:环境因素,如环境污染、过度劳累、病毒感染、药物诱发等。内部因素:遗传因素,如组织相容性抗原复合物基因、非相容性抗原复合物基因。

　　4.发病机制　体内的抗乙酰胆碱受体抗体(AchR-Ab)在细胞免疫及补体作用下,导致突触后膜上AchR遭到破坏,导致神经肌肉接头传递障碍。

　　5.MGFA分型及临床表现　见表2-2。

表2-2　MGFA分型及临床表现

分型	临床表现
Ⅰ型	眼肌无力,可伴闭眼无力,其他肌群肌力正常
Ⅱ型	除眼肌外的其他肌群轻度无力,可伴眼肌无力
Ⅱa型	主要累及四肢肌和/或躯干肌,可有较轻的咽喉肌受累
Ⅱb型	主要累及咽喉肌和/或呼吸肌,可有轻度或相同的四肢肌和/或躯干肌受累
Ⅲ型	除眼肌外的其他肌群中度无力,可伴有任何程度的眼肌无力
Ⅲa型	主要累及四肢肌和/或躯干肌,可有较轻的咽喉肌受累
Ⅲb型	主要累及咽喉肌和/或呼吸肌,可有轻度或相同的四肢肌和/或躯干肌受累
Ⅳ型	除眼肌外的其他肌群重度无力,可伴有任何程度的眼肌无力

续表 2-2

分型	临床表现
Ⅳa 型	主要累及四肢肌和/或躯干肌受累,可有较轻的咽喉肌受累
Ⅳb 型	主要累及咽喉肌和/或呼吸肌,可有轻度或相同的四肢肌和/或躯干肌受累
Ⅴ 型	气管插管,伴或不伴机械通气(除外术后常规使用);仅鼻饲而不进行气管插管的病例为Ⅳb 型

6. 辅助检查 见表 2-3。

表 2-3 辅助检查

疲劳试验	嘱患者用力眨眼 30 次后,眼裂明显变小
新斯的明试验	肌内注射新斯的明 10~20 min 后,症状明显减轻者为阳性
神经肌肉电生理检查	是诊断重症肌无力最客观、最关键的检查指标,重复神经电刺激为常用的具有确诊价值的检查方法
重症肌无力相关抗体的测定	对诊断具有重要的参考价值
胸腺影像学检查	约 80% 的 MG 患者伴有胸腺异常,包括胸腺增生及胸腺瘤。CT 为常规检测胸腺方法,胸腺瘤检出率可达 94%
合并其他自身免疫病检测	MG 患者须常规筛查甲状腺功能及甲状腺自身抗体、甲状腺超声检查观察有无弥漫性甲状腺肿大,以及其他自身免疫性疾病相关抗体检测

7. 难治性重症肌无力 应用足剂量、足疗程糖皮质激素和至少 2 种免疫抑制剂后病情仍无改善或呈恶化,症状持续或伴药物不良反应导致功能受限称为难治性肌无力。难治性肌无力不是临床分型,而是干预后状态。美国重症肌无力基金会(MGFA)制订的《重症肌无力管理国际共识(2016)》指出,凡是符合以下几条:对足够剂量的常规免疫抑制治疗无效;常规治疗有较多的不良反应;过度需求有潜在毒性的药物;有常规治疗以外的并发症;反复使用短期疗法包括丙种球蛋白和/或血浆置换等;频繁发生的肌无力危象均属于难治性重症肌无力。

8. 治疗原则 ①对症治疗:胆碱酯酶抑制剂:溴吡斯的明。②对因治疗:内科治疗多采用免疫抑制剂、免疫球蛋白、血浆置换等。免疫抑制药物包括糖皮质激素和其他口服非激素类免疫抑制剂,如硫唑嘌呤、他克莫司、吗替麦考酚酯、环孢素、甲氨蝶呤及环磷酰胺。③外科治疗:90% 以上有胸腺异常,胸腺切除有效。④特异性治疗:靶向生物制剂。如采用利妥昔单抗进行靶向 B 细胞治疗,补体抑制剂,自体造血干细胞移植等。其中溴吡斯的明须根据患者对本药的敏感程度进行剂量的个体化应用,达到目标时可逐渐减量或停药。须严密监测恶心、流涎、腹痛、腹泻、心动过缓及出汗增多等不良反应。糖皮质激素使用中40%~50%的患者在服药2~3周内症状一过性加重并有可能诱发肌无力危象。严密监测患者有无体重增加、向心性肥胖、血压血糖升高、白内障、青光眼、内分泌功能紊乱、精神障碍、骨质疏松、股骨头坏死、消化道症状等。免疫球蛋白应一次输注完毕并单独输注,严密观察有无头痛、流感样症状和肾功能损害等不良反应,伴有肾功能损害的患者禁用。

9. 护理 ①基础护理:安置患者在安静的病房,利于患者充分休息,避免过劳。②心理护理:患者应保持良好的心态,乐观向上的生活态度,稳定的情绪,避免大喜大悲。③饮食护理:给予高蛋白、高维生素、高热量、富含钾和钙的饮食,避免干硬和粗糙食物。进餐时尽量选取坐位,指导患者在服药后15~30 min产生药效时进餐。④用药护理:准确和按时用药是护理的关键。必须严密观察患者的服药情况,防止漏服或不按时用药,并逐步建立患者遵医嘱服药的行为。避免因服药不当而诱发肌无力危象发生。

10. 重症肌无力危象护理及分类 具体护理措施如下。分类见表2-4。

(1)早期识别:常表现为二氧化碳潴留,患者出现烦躁、呼吸浅促、出汗、血压升高等非特异性症状,急查动脉血气分析。

(2)呼吸支持:紧急情况下可予面罩气囊辅助通气,立即行气管插管/气管切开和人工呼吸机辅助呼吸,一旦考虑危象,立即评估插管时机。

(3)抢救准备:加强呼吸道管理,有效排痰、吸痰,床旁备好气管插管包或气管切开包,随时进行抢救处理。

表2-4 重症肌无力危象分类

种类	临床表现
肌无力危象	新斯的明不足危象,常因感染、创伤、减量引起。呼吸肌麻痹、咳痰吞咽无力而危及生命
胆碱能危象	新斯的明过量危象 (1)毒蕈碱样中毒 恶心、呕吐、腹泻、腹痛、瞳孔小、多汗、流涎、气管分泌物多、心率慢 (2)烟碱样中毒症状 肌肉震颤、痉挛、紧缩感 (3)中枢神经症状 焦虑、失眠、精神错乱抽搐等
反拗危象	难以区别危象性质而又不能因停药或加大药物剂量改善症状者,多在长期较大剂量治疗后发生

八、小结

重症肌无力(MG)是由自身抗体介导的获得性神经肌肉接头传递障碍的自身免疫病。而难治性重症肌无力是指应用足剂量、足疗程糖皮质激素和至少2种免疫抑制剂后病情仍无改善或恶化,症状持续或伴药物不良反应导致功能受限。住院死亡率为14.69‰,主要死亡原因包括呼吸衰竭、肺部感染等。

针对重症肌无力危象要做到早期识别:常表现为二氧化碳潴留,患者出现烦躁、呼吸浅促、出汗、血压升高等非特异性症状,急查动脉血气。患者一旦发生呼吸肌瘫痪,应立即进行气管插管或切开,应用人工呼吸器辅助呼吸,如患者发生肌无力危象应加大新斯的明用量;同时要采取相应的处理,如保持呼吸道通畅,加强排痰,防止发生窒息;积极控制感染,选用有效、足量和对神经肌肉接头无阻滞作用的抗生素;使用肾上腺皮质激素治疗。

本次护理教学查房针对该难治性重症肌无力病例制订了详细的护理计划及措施,将指南的基本原则与患者个体化情况融合,个体化护理方案突出该类患者护理教学查房的重点、疑难点,拓展了相关新业务、新技术,并指出未来研究方向,以便为相关学者提供学习和参考依据。

九、查房远程展示

(一)展示流程

1. 海报宣传　举办时间地点及观看方式(提前1周)(图2-33)。

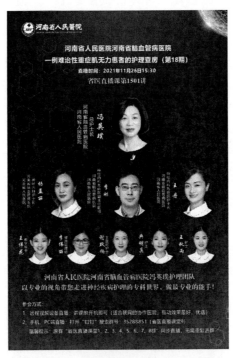

图2-33　1例难治性重症肌无力患者的
护理教学查房海报宣传

2.拟定远程网络护理教学查房日程 ①专职教学秘书主持；②总护士长介绍主题、亚专科、联络问候远程及在线的护理同仁；③病区护士长组织查房开始；④查房结束，远程及钉钉线上互动；⑤科护士长总结，远程护理教学查房结束。

3.其他 ①远程网络护理教学查房组织实施（图2-34）。②总结反馈，调整完善至下次护理教学查房。

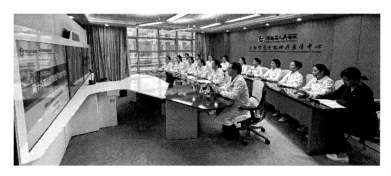

图2-34 远程网络查房平台

（二）展示视频

见二维码2-13内容。

二维码2-13
1例重症肌无力患者
的护理教学查房视频

参考文献

[1]冯莹.循证护理在重症肌无力危象患者护理中的运用分析[J].中国医药指南,2017,15(26):245-246.

[2]乔娟,王佳.重症肌无力危象44例循证护理分析[J].蚌埠医学院学报,2015,40(3):395-398.

[3]王拥军,王少石,赵性泉,等.中国卒中吞咽障碍与营养管理手册[J].中国卒中杂志,2019,14(11):1153-1169.

[4]徐小莉,蒋珊珊.膨肺吸痰联合胸肺物理治疗在重症颅脑损伤机械通气患者中的应用分析[J].中外医疗,2021,40(1):51-53.

[5]宿英英,潘速跃,彭斌,等.神经系统疾病肠内营养支持中国专家共识(第二版)[J].中华临床营养杂志,2019,27(4):193-203.

[6]徐素琴,向邱.重症早期肺康复在ICU获得性肌无力预防中的应用[J].全科护理,

2021,19(11):1515-1517.

[7]谷凯恺,王云平,李来有,等.胸腺瘤伴重症肌无力术后多汗的护理对策[J].护理实践与研究,2010,7(3):34-36.

[8]常婷.中国重症肌无力诊断和治疗指南(2020版)[J].中国神经免疫学和神经病学杂志,2021,28(1):1-12

[9]熊芸.1例重症肌无力并发脑梗死患者的综合护理[J].当代护士(下旬刊),2021,28(8):133-134.

[10]常婷.中国重症肌无力诊断和治疗指南(2020版)[J].中国神经免疫学和神经病学杂志,2021,28(1):1-12

[11]曲扬,舒永伟,张惊宇.重症肌无力的发病机制及治疗研究进展[J].新乡医学院学报,2018,35(7):637-640.

第三章 神经外科护理教学查房

第一节 1例颅脑损伤合并脑脊液鼻漏患者

一、疾病概述

颅脑损伤是常见的外科急症,可分为头皮损伤、颅骨损伤和脑损伤,三者可单独或合并存在。颅脑损伤发生率在全身各部位的损伤中居第 2 位,仅次于四肢损伤,其死亡率和致残率高居身体各部位损伤之首。多因外界暴力作用于头部而引起,平时常因坠落、交通事故、跌倒、锐器或钝器打击头部致伤。外伤性脑脊液漏占所有头外伤者的2% ~ 3%,大多数发生在伤后数日内,在 1 周内漏液可自行停止,其余多在 6 个月内停止。

二、查房目标

1. 知识目标 熟悉颅脑损伤、脑脊液鼻漏的定义,掌握颅骨骨折的临床特点。
2. 技能目标 掌握颅骨骨折患者术后床旁护理评估的内容、方法及护理措施。
3. 情感目标 查房过程中体现人文关怀和以患者为中心的服务理念。

三、查房成员

新入职护士。

四、病例汇报

(一)病例信息

1. 患者一般情况 患者 11 床,郭某,男性,汉族,30 岁,已婚,文化程度为高中毕业,个体,无宗教信仰。

2. 主要诊断　颅骨、颌面部、眼眶及颅底骨折;脑脊液鼻漏;右侧视神经损伤。

3. 主要病情　患者于 7 h 前骑电动车摔伤,意识呈嗜睡状态,面部多处创伤,无肢体畸形、抽搐,未进食水,未排大便,小便排便正常,代主诉:"摔伤后意识不清伴头面部出血 7 h",急诊收入我科。头颅 CT 提示:①右侧颞骨、蝶骨、颧骨、眼眶周壁、左侧眼眶内侧壁、双侧鼻骨、上颌骨、翼突、蝶窦、筛骨、垂直板多发骨折,周围软组织损伤,双侧副鼻窦积液;②右侧颞部颅板下硬膜外血肿;③颅内积气。于入院后第 5 天全身麻醉下行"右侧视神经管减压术+脑脊液漏修补术"。

4. 现病史　患者于 7 h 前骑电动车摔伤,意识呈嗜睡状态,面部多处创伤,无肢体畸形、抽搐,未进食水,未排大便,小便排便正常,急诊以"头颅外伤"于 2020 年 06 月 19 日 10:30 收入院。

5. 既往史　吸烟史 8 年;无过敏史。

6. 治疗计划　治疗上给予抗菌、降颅内压、神经营养、镇痛、止血类药物应用、呼吸支持、营养支持。积极完善各项术前检查,备血、备皮、皮试,行择期手术治疗。

7. 辅助检查　头颅 CT 提示:①右侧颞骨、蝶骨、颧骨、眼眶周壁、左侧眼眶内侧壁、双侧鼻骨、上颌骨、翼突、蝶窦、筛骨、垂直板多发骨折,周围软组织损伤,双侧副鼻窦积液。②右侧颞部颅板下硬膜外血肿。③颅内积气。心电图结果示:窦性心律、部分导联 T 波异常。

8. 专科检查　患者格拉斯哥昏迷评分 13 分,左侧瞳孔直径约 3 mm,对光反射灵敏,间接对光反射灵敏;右侧瞳孔直径约 5 mm,直接对光反射消失,间接对光反射灵敏。患者自诉左眼视物清楚,右眼视物模糊;视野检查不配合,颜面部及躯干多处擦伤,口唇肿胀双眼睑肿胀、淤青,眼眶周呈"熊猫眼征",右眼球结膜下出血,鼻腔有淡红色液体流出。疼痛数字评分 3 分,四肢可见自主活动。自理能力评估 30 分(重度依赖)。跌倒风险评估 4 分(高危风险)。压疮风险评估 16 分(轻度风险)。DVT 风险评估 5 分(极高风险)。

9. 药物应用　遵医嘱给予降颅内压、抗菌、改善循环、醒脑、神经营养、抑酸、预防癫痫、激素、止血、镇痛类药物应用,20% 甘露醇 125 mL q8h 静脉滴注,0.9% 氯化钠注射液 100 mL+头孢呋辛钠 1.5 g q8h 静脉滴注,5% 葡萄糖注射液 250 mL+银杏内酯注射液 10 mL qd 静脉滴注,0.9% 氯化钠注射液 100 mL+依达拉奉注射液 30 mg qd 静脉滴注,0.9% 氯化钠注射液 250 mL+醒脑静注射液 20 mL qd 静脉滴注,5% 葡萄糖注射液 250 mL+奥拉西坦注射液 4 g qd 静脉滴注,0.9% 氯化钠注射液 100 mL+奥美拉唑 40 mg bid 静脉滴注,0.9% 氯化钠注射液 50 mL+丙戊酸钠 1.2 g 微量泵入 2 mL/h,尼莫地平注射液 10 mg 微量泵入 2 mL/h,地塞米松注射液 10 mL bid 静脉注射,0.9% 氯化钠注射液 2 mL+注射用尖吻蝮蛇血凝酶 2 IU bid 静脉注射。

10. 查房时患者现况　现术后第 1 天,生命体征:体温 36.5 ℃、脉搏 78 次/min、血压

122/75 mmHg、呼吸 19 次/min。头部敷料清洁、固定良好,留置中心静脉导管(CVC)、尿管均通畅,给予妥善固定。患者无肺部感染症状。四肢可见自主活动。格拉斯哥昏迷评分 15 分,左侧瞳孔约 3 mm,对光反射灵敏,间接对光反射灵敏;右侧瞳孔约 5 mm,直接对光反射消失,间接对光反射灵敏。患者自诉左眼视物清楚,右眼视物模糊。粗测左眼视野正常,无缺损,右眼视野缺损。颜面部及躯干多处擦伤,口唇肿胀双眼睑肿胀、淤青,眼眶周呈"熊猫眼征",右眼球结膜下出血,鼻腔仍有淡红色液体流出。疼痛数字评分 3 分,四肢可见自主活动。自理能力评估 15 分(重度依赖)。术后相关风险风险评估:跌倒风险评估 4 分(高危风险),压疮风险评估 16 分(轻度风险)。DVT 风险评估 5 分(极高危风险)。患者实验室检验结果为白细胞 8.25×10^9/L,血红蛋白 110 g/L,C 反应蛋白 21.54 mg/L。

(二)护理目标

(1)住院期间患者不发生颅内感染。

(2)住院期间患者不发生泌尿系统感染。

(3)住院期间患者不出现脑疝征象。

(4)住院期间患者不发生肺部感染。

(5)住院期间患者不发生下肢静脉血栓。

(6)住院期间患者不发生压疮。

(7)住院期间患者主诉疼痛减轻或消失。

(三)护理诊断

1. 疼痛　与患者颅内压增高及颅骨多发骨折有关。

2. 舒适的改变　与患者体位改变及导管留置(如尿管、颈内静脉置管)等有关。

3. 知识缺乏　与患者不了解颅脑损伤相关知识及护理有关。

4. 有感染的风险:颅内感染　与颅脑外伤所致的脑脊液鼻漏有关。

5. 有感染的风险:肺部感染　与长期卧床及机体抵抗力下降有关。

6. 有感染的风险:泌尿系统感染　与长期卧床及机体抵抗力下降有关。

7. 潜在并发症　脑水肿、脑疝。

8. 有下肢静脉血栓的风险　与长期卧床导致的血流缓慢有关。

(四)护理措施

1. 针对疼痛的护理措施　①卧床休息,避免用力咳嗽、打喷嚏。②遵医嘱准时使用脱水剂,中枢性镇痛药。③给予心理疏导,家属给予关怀及鼓励。④适当抬高床头 30°,保持患者头部舒适。⑤准确评估患者疼痛部位、性质、程度及持续时间,根据评估效果给予患者药物或非药物治疗。

2. 针对舒适的改变的护理措施　①询问患者有无不适,鼓励患者进行适当描述。②了解患者引起不适的原因,如无法自主翻身、心电监护导连线摩擦皮肤、出汗、口腔干涩、咽喉肿痛等术后常见问题。③协助患者排查引起不适的原因,最大限度保证患者舒适,如给予水枕应用,减轻头部及颈部不适;协助患者定时更换卧位,应用气垫床;妥善固定尿管,颈内静脉置管及导连线,避免牵拉、打折,或者缠绕患者身体。④病房环境管理:保持适宜温湿度,确保通风良好,有利于改善氧分压;护理人员进出病房尽量动作轻柔,语言温和,为患者营造舒适的治疗环境。⑤持续高热的护理:帮助出现高热症状的患者减少衣物,并在腋下、腹股沟等部位放置冰袋降温;对于部分体质较弱的患者,帮助其酒精擦浴降温。⑥预防压疮护理:帮助患者在头枕部、足跟部、肘关节等部位垫上柔软的海绵垫,减少与床垫的摩擦,定时翻身、必要时使用气垫床,有效预防压疮。⑦心理护理:向患者及家属讲解手术治疗情况,缓解其焦虑心理;了解患者致伤原因及心理应激程度,进行针对性的心理疏导。

3. 针对知识缺乏的护理措施　①制订合理的宣教计划,选择合适的时间开始宣教,指导患者及家属学习疾病有关知识。②讲述的内容要由浅入深,一次教授一个概念或一个观点,避免内容太多导致家属疲劳。③提供适合患者的学习材料。④在患者理解的基础上指导,必要时重复有关重要信息直至其理解和掌握。

4. 针对颅内感染的护理措施　①卧床休息,床头抬高15°~20°。②保持病室空气新鲜,每日通风3次,每次30 min。保持伤口局部干燥,敷料渗血渗液及时更换。治疗护理患者时严格执行无菌技术操作,注意手术卫生,预防外源性感染。③遵医嘱进食高热量、高蛋白、高维生素易消化饮食,提高机体抵抗力。④观察体温变化每日4~6次。⑤遵医嘱使用抗生素。⑥健康知识宣教,向患者和家属解释预防感染的重要性,教会预防感染的基本方法,改变其不良生活方式和习惯,重塑健康意识和健康行为。

5. 针对肺部感染的护理措施　①保持室内空气新鲜:每日开窗通风3次,消毒病室3次,每次30 min。②保持室温18~22 ℃,湿度50%~60%。③定时协助患者翻身拍背排痰,必要时给予吸痰。④遵医嘱给予雾化吸入,预防痰液干燥。⑤口腔护理每日2次。⑥若呼吸道分泌物多、深而黏稠不易被清除,建议医生及早行气管切开。⑦呕吐时协助患者侧卧位,及时清理呕吐物,防止误吸。

6. 针对泌尿系统感染的护理措施　①观察尿液的颜色、性状、量。②观察尿道口有无红肿热痛及分泌物。长期留置导尿者,定期更换尿管及尿袋,尿道口每日消毒2次。③嘱患者多饮温水,以达到尿路自洁作用。④治疗护理患者时严格执行无菌技术操作,注意手术卫生,预防外源性感染。⑤患者能自行排尿时尽早拔除尿管。

7. 针对潜在并发症脑水肿、脑疝的护理措施　①严密观察患者意识、生命体征、瞳孔、肢体活动,及时发现颅内压增高及脑疝的早期迹象。②根据颅内压增高的三主征,观察患者有无头痛、呕吐、视物模糊,遵医嘱使用甘露醇等脱水降颅内压的药物,并观察用药后的疗效。③避免颅内压增高的各种诱因,如应绝对卧床休息,采取头抬高30°卧位;对于脑脊液鼻漏行鼻内镜修补的患者,术后应严格卧床5～7 d,缺损大的患者可延长卧床时间到10～14 d,翻身时头部避免大幅度转动,避免用力拍背咳痰。一般头高位持续到脑脊液漏停止后3～5 d,以免复发;避免情绪激动导致颅内压增高;保持病室空气新鲜,每日定时通风,限制探视,减少外源性感染;注意保暖,戒烟,避免受凉、打喷嚏、屏气、咳嗽、抠鼻、擤鼻等动作导致高压气流的冲击而加重漏口损伤。保持呼吸道通畅;保持大便通畅,3 d未排便者遵医嘱可给予开塞露或缓泻剂。禁忌高压灌肠以免诱发颅内压增高。④遵医嘱定时定量使用脱水剂和利尿剂。

8.针对有下肢静脉血栓的风险的护理措施 ①在病情允许的情况下鼓励患者多饮水,避免血液浓缩,建议患者改善生活方式,如戒烟、戒酒、控制血脂等。②正确指导和协助患者床上运动,如踝泵运动、股四头肌功能锻炼等。③不宜在下肢行静脉穿刺。④避免在膝下垫硬枕和过度屈髋,病情允许时可抬高患肢,促进静脉回流。⑤定时评估患者双下肢情况,发现肿胀、疼痛、皮肤温度和色泽变化及感觉异常时,及时通知医生并处理。

(五)护理评价

(1)患者术后第5天疼痛症状消失。

(2)住院期间患者夜间可间断入睡,体位舒适,相关管道留置未引起患者不适。

(3)患者术后第5天能正确描述疾病的相关知识及护理方法。

(4)患者入院至术后第3天脑脊液化验结果正常,未发生颅内感染。

(5)患者住院期间未发生肺部感染、泌尿系统感染。

(6)患者住院期间未发生脑疝症状。

(7)患者入院至术后第3天四肢可主动或被动运动,双下肢彩超结果示:未发生下肢静脉血栓。

五、床旁查体

(一)查房前介绍

护士长:××床,郭某,是今天的查房对象,接下来由主查护士进行床旁查体。

主查护士:好的,护士长,接下来由我来进行床旁查体,各项物品已准备齐全,请各位老师随我移步至病房。

(二)床旁查体

1.时长要求 在病房以床旁教学的方式进行,时长25 min左右。

2.进入病房顺序 查房者(推治疗车)—带教老师—护士长—护士—其他人员。

3.站位要求 进门前七步洗手。按照进门顺序依次进入,按照规定站位站立。

4.主查护士进行沟通并取得认可 查房者/主持人向患者及其家属问候,征得同意和配合。

5.主查护士开始床旁查体

(1)首先,主查护士核对患者信息腕带和床头卡,11床,郭某,男,30岁,诊断:头颅外伤。查看心电监护,心电监护上显示生命体征均正常。观察手术切口敷料,固定良好,无渗血渗液,右颈内静脉置管固定良好,液体输入顺利。鼻腔里有液体流出,头痛评分3分,遵医嘱抬高床头至30°。检查患者的瞳孔及视力视野情况,患者双眼呈"熊猫眼征",面部有擦伤,已结痂,左侧瞳孔3 mm,直接对光反射灵敏,间接对光反射灵敏,右侧瞳孔5 mm,直接对光反射消失,间接对光反射灵敏。检查患者视野情况:检查者距患者1 m距离,手指从上下左右4个方向、自外向内缓慢移动,粗测患者右眼视物模糊症状较术前改善,视野右颞侧偏盲(图3-1)。

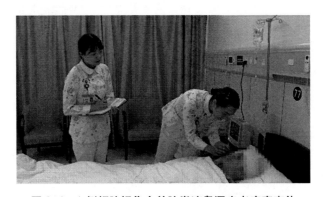

图3-1 1例颅脑损伤合并脑脊液鼻漏患者床旁查体

(2)其次,用血糖仪测试患者鼻腔流出的液体是不是脑脊液,血糖试纸示2.4 mmol/L,确实是脑脊液,给予相关知识宣教:不要堵着鼻孔,让鼻腔内的液体自然流出来即可,不要挖鼻孔或擤鼻涕,不用力咳嗽,保持大便通畅,避免用力排便、打喷嚏等能造成颅内压增高的动作,鼻腔外面残留的脑脊液可以无菌纱布擦拭干净,但是鼻腔里面的脑脊液不能擦,更不能冲洗或者滴药,以防止逆行感染,只要做好预防感染和避免颅内压增高,鼻漏就会慢慢愈合。

(3)最后,观察尿液颜色、性状及量,患者尿液呈淡黄色,无沉淀、絮状物,嘱患者多饮水。同时给予卧床患者预防四大并发症的相关知识宣教,并指导患者学习踝泵运动,首先勾起脚尖,往上勾,保持10 s左右,然后脚尖下压,保持10 s左右,然后以踝关节为中心,360°旋转踝关节,保持动作幅度最大,每天每个动作做3~4次,每次20~30组,可以双脚同时做。

6. 查体结束,为患者整理衣被,致谢,按照出病房顺序离开病房。出病房顺序:其他人员—带教老师—护士长—护士—护生—查房者(推治疗车)。

7. 教学查房过程中行为规范

(1)体现护士人文关怀:维护患者的合法权益,保护患者的隐私权,不要在病房分析病情,注意医疗保护制度。

(2)遵守消毒隔离原则:体格检查前后要洗手,必要时进行手部消毒。

(3)文明礼貌:做到仪表整洁、举止端庄、语言亲切、礼貌待人。

六、讨论

带教老师评价:通过刚才的查房,我们可以看到,主查护士已经理解了颅脑损伤、脑脊液鼻漏的定义,掌握了颅骨骨折的临床特点,并能运用所学知识对颅骨骨折患者术后进行床旁护理评估,评估的内容、方法及护理措施详细,在查体过程中尽显人文关怀(图3-2)。

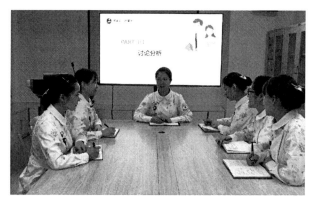

图3-2 1例颅脑损伤合并脑脊液鼻漏患者护理教学查房讨论分析

带教老师提问:相信主查护士在查房前也做了充足的准备,那么通过刚才的查房,大家还有什么要补充的吗?

护士1:我想说一点,刚才在查房时,主查护士对患者的视野判断不够全面。视野检查时,应至少从6个方位来查,老师,我们来演示一下吧(2人进行演示)。

指导老师:2位老师演示得很全面,谁能告诉大家为什么患者会发生视神经损伤?

护士2:外伤后颅内血肿、水肿或视神经管骨折片均会压迫视神经,导致视神经急性缺血、缺氧,从而产生视力障碍,严重者可导致视力永久丧失。

指导老师:很好,那么患者为什么会发生脑脊液鼻漏呢?

护士3:脑脊液鼻漏好发于颅前窝骨折,因为颅底骨质较薄,硬脑膜贴附紧密,颅骨骨折的同时撕破了硬脑膜和蛛网膜,颅前窝有筛板、筛窦、额窦及蝶窦与鼻腔相通,以致脑脊液由骨折缝裂口经鼻腔流出。

指导老师:因为这些特殊的解剖位置导致患者发生脑脊液鼻漏,我们必须做好相应的护理措施,以免引发颅内感染。那么脑脊液鼻漏有哪些主要的护理措施呢?

护士1:保持大便通畅,避免用力排便,指导患者床上排便,必要时可使用开塞露小剂量灌肠;告知患者避免填塞鼻孔、挖鼻、擤鼻等动作,以免引起脑脊液漏;患者须卧床休息,避免过早下床活动,避免弯腰低头等动作;保持病房环境清洁,减少人员进出,避免患者感冒出现鼻塞流涕。

指导老师:好,除了这些问题,各位老师还有要补充的吗?

护士2:我想补充一下,颅脑损伤除了容易造成视神经损伤外,还容易造成动眼神经损伤,动眼神经损伤和视神经损伤是有区别的,动眼神经是支配眼部肌肉的神经,就是控制眼球动作的神经,视神经是感觉神经,看到的东西通过视网膜转化为电信号,通过视神经传导到大脑产生图像,如果动眼神经损伤,会出现眼球固定,不会影响视力。但如果视神经损伤,可能会影响视力,但眼球的动作是正常的。

指导老师:总结一下,颅脑损伤合并脑脊液鼻漏患者的治疗措施如下。①降低颅内压的措施,卧床休息,避免紧张(软化粪便);避免打喷嚏;应用乙酰唑胺(250 mg,口服,每天4次)减少脑脊液分泌;适当限制液体摄入。②对于持续性脑脊液漏患者的措施,腰椎穿刺、持续腰椎穿刺引流;外伤性脑脊液漏持续超过2周,保守治疗无效可进行外科手术修补漏口。以上是今天的查房内容。

七、知识链接

(一)颅脑损伤的分类

颅脑损伤分为头皮损伤、颅骨损伤和脑损伤,其中头皮损伤包括:头皮血肿、头皮裂伤、头皮撕脱伤;颅骨损伤包括:颅盖骨折、颅底骨折;脑损伤分为原发性和继发性,原发性有脑震荡、脑挫裂伤,继发性有硬脑膜外血肿、硬膜下血肿、脑内血肿。

(二)颅骨骨折的定义及分类

颅骨骨折(fracture of skull)是指头部骨骼中的一块或多块发生部分或完全断裂的疾病,多由于钝性冲击引起。其中颅底骨折患者中并发脑脊液漏者可高达50%。颅骨骨折分为颅盖骨折、颅底骨折两大类。颅盖骨折可细分为线性骨折和凹陷性骨折,线性骨折会引起硬膜外血肿、颅内积气,凹陷性骨折好发于额、顶部,多为全层凹陷,局部可扪及局限性下陷区,部分患者仅有内板凹陷。因强烈间接暴力作用于颅底,引起颅底骨折,常为线性骨折,易引起脑脊液漏,常因脑脊液漏而确诊,可分为颅前窝、颅中窝、颅后窝骨折。

颅前窝骨折临床表现为脑脊液鼻漏(多呈血性)、球结膜、眶周"熊猫眼征"、可能累及嗅神经、视神经;颅中窝骨折临床表现为脑脊液鼻漏、耳漏、乳突区(BattLe 征)瘀斑、可能累及面神经、听神经;颅后窝骨折临床表现为乳突部及咽后壁瘀斑,无脑脊液漏,少见累及脑神经。今天我们查房的患者典型临床表现是"熊猫眼征"。

我们会发现受伤后眼圈越来越黑,这是皮下淤血被吸收、消散的过程。淤青一共分为 5 个阶段,每个阶段的颜色和症状都不同。损伤几分钟后表现为红色、此后几小时逐渐变为黑青色、3 d 后呈现为紫色、随着时间推移,进入吸收期,损伤皮肤为黄绿色、最后消退阶段损伤皮肤表现为黄色。

(三)脑脊液与鼻腔分泌物的鉴别

根据临床表现及漏出液的葡萄糖定量分析进行判断,脑脊液中糖的正常含量为 2.8 ~ 4.5 mmoL/L,约为血糖值的 1/2 ~ 2/3。如流出的脑脊液少而血液较多时,常和单纯出血难以鉴别,这时可将流出的液体滴在吸水纸上或纱布上,如果很快看到血迹周围有一圈被水湿润的环形红晕,即可确定混有脑脊液。

(四)颅骨骨折的治疗措施

①外伤性脑脊液鼻漏的内镜手术治疗;②视神经管减压术;③去骨瓣减压术。

(五)格拉斯哥昏迷评分

1974 年 Teasdale 和 Jennett 在格拉斯哥首次提出格拉斯哥昏迷评分(Glasgow coma score,GCS)。他应用于各种原因引起的昏迷患者,客观地表达患者的意识状态。正常为 15 分,8 分以下为昏迷,3 分以下提示脑死亡或预后不良。通过睁眼、言语、运动三方面评估,其中睁眼反应评估脑干激活系统的活跃程度;言语反应评估大脑网状结构功能和高级综合能力;运动反应评估大脑皮质的功能状态。

1. GCS 评分的目的　判断患者的意识状态、了解患者中枢神经受损程度。①睁眼反应:自动睁眼 4 分,呼唤睁眼 3 分,刺痛睁眼 2 分,不能睁眼 1 分;如果患者睁不开眼如何评分呢? 眼睑水肿或面部骨折患者睁眼反应无法评估,用 C 代替评分。如 ECV5M6,总分表示为 11C。C 是闭眼(closed)的缩写;②语言回答:回答切题 5 分,答非所问 4 分,用词错乱 3 分,只能发音 2 分,不能发音 1 分;言语障碍患者言语反应无法测评,用 D 代替评分。如 E4VDM6,总分表示为 10D。D 是言语障碍(dysphasia)的缩写。气管切开或气管插管患者言语反应无法评估,用 T 代替评分。如 E4VTM6,总分表示为 10T。T 是气管切开(tracheotomy)或气管插管(tracheal intubation)的缩写;③运动反应:按指令运动 6 分,对疼痛能定位 5 分,对疼痛能躲避 4 分,刺激肢体呈屈曲 3 分,刺激肢体呈过伸 2 分,对刺激物反应 1 分。如果两次刺激患者的反应不同,或者两侧肢体反应不同,应按其最好反应评分。

2. GCS 评分记录方式　最高分为 15 分,表示意识清楚;13 ~ 15 分为轻度;9 ~ 13 分为中度;8 分以下为昏迷;最低 3 分,分数越低则意识障碍越重。分项记录:E____ V____ M____记录总分:如 E3V3M3 = GCS9。

3. GCS 评分注意事项　疼痛刺激要由轻到重,避免不必要的痛苦;可以重复刺激,但不可以一次刺激持续时间太长;注意每次刺激选择在健康肢体,避免在偏瘫肢体进行,上肢的反应比下肢反应可靠;意识清楚、特殊意识障碍患者不用评估 GCS 评分;评分没有包括瞳孔大小及对光反射、眼球运动、脑干反射和生命体征等重要资料,在应用的时候不要忽略了更重要的瞳孔、生命体征及脑干反射的检查和记录。

八、小结

在颅脑损伤的治疗及护理工作中,除关注疾病所引起的相关症状外,还要全面评估患者的健康史、身体状况、病情知晓及心理状况,掌握病情观察要点;协助患者完善检查,积极术前准备;制订个性化护理计划,落实护理计划,预防术后并发症,确保患者安全;指导患者掌握颅脑损伤康复知识;有颅脑损伤后癫痫发作史的患者必须教会患者及家属自救和急救知识;告知患者定期复查。希望大家将更多的健康宣教知识融入教学查房过程中,通过查房提高专科知识及临床解决问题的能力。在工作中通过查阅相关文献,掌握最新的知识并用于临床教学,促进教学与科研协同发展,彰显出专科护士的护理内涵。

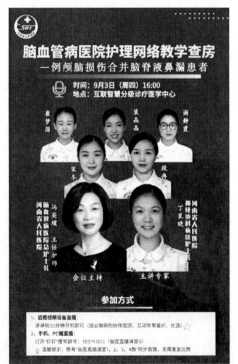

九、查房远程展示

(一)展示流程

1. 海报宣传　举办时间地点及观看方式(提前 1 周)(图 3-3)。

2. 拟定远程网络护理教学查房日程　①专职教学秘书主持;②总护士长介绍主题、亚专科、联络问候远程及在线的护理同仁;③病区护士长组织查房开始;④查房结束,远程及钉钉线上互动;⑤科护士长总结,远程护理教学查房结束。

3. 其他　①远程网络护理教学查房组织实施(图 3-4、图 3-5);②总结反馈,调整完善至下

图 3-3　1 例颅脑损伤合并脑脊液鼻漏患者护理教学查房海报宣传

次护理教学查房。

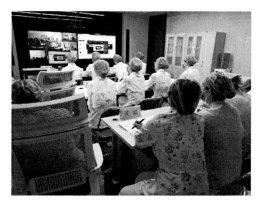 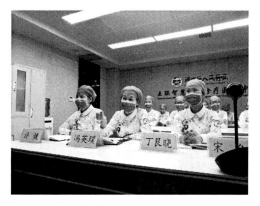

图3-4　1例颅脑损伤合并脑脊液鼻漏患者　　　图3-5　1例颅脑损伤合并脑脊液鼻漏患者
　　　　　　远程网络护理教学查房现场一　　　　　　　　　　远程网络护理教学查房现场二

（二）展示视频

见二维码3-1内容。

二维码3-1
1例颅脑损伤合并脑脊液
鼻漏患者护理教学查房视频

参考文献

[1]北京护理学会肿瘤专业委员会,北京市疼痛治疗质量控制和改进中心.北京市疼痛治疗质量控制和改进中心.北京市癌症疼痛护理专家共识(2018版)[J].中国疼痛医学杂志,2018,24(9):641-648.

[2]汪智慧.82例重症颅脑损伤患者手术前后的护理效果观察[J].中国卫生标准管理,2016,7(14):243-245.

[3]李乐之,路潜.外科护理学[M].6版.北京:人民卫生出版社,2017.

[4]赵先晓,陈向习,何秋琼等神经外科患者术后颅内感染的相关危险因素分析及其护理对策[J].中国临床新医学,2016,9(2):164-166.

[5]"卧床患者常见并发症规范化护理干预模式的构建"项目组,中华护理学会行政管理专业委员会.卧床患者常见并发症护理专家共识[J].中国护理管理,2018,18(6):740-747.

[6]中华神经外科分会神经创伤专业组,中华创伤学会分会神经创伤专业组.颅脑创伤后脑积水诊治中国专家共识[J].中华神经外科杂志,2014,30(8):840-843.

[7]中华医学会血栓栓塞性疾病防治委员会.医院内静脉血栓栓塞症预防与管理建议[J].中华医学杂志,2012,92(40):2816-2819.

[8]赵继宗.神经外科学[M].北京:人民卫生出版社,2019.

第二节 1例垂体腺瘤术后患者

一、疾病概述

垂体腺瘤是常见颅内肿瘤,占颅内肿瘤总数的10%。临床常见的是催乳素腺瘤(prolactinoma,PRL)、生长激素腺瘤(somatotropinoma)、促肾上腺皮质激素腺瘤(adreno-corticotropic hormone,ACTH)及无功能垂体腺瘤。垂体腺瘤绝大多数为良性,恶性垂体腺癌不及1%。肿瘤个体差异很大,体积小至肉眼不能分辨,大的直径可达5 cm以上;一部分腺瘤无激素分泌活性,另一些则激素分泌很活跃。增大的腺瘤可有出血、坏死及囊性变,同时对周围组织结构有压迫、侵蚀或严重破坏。垂体腺瘤通常生长缓慢,但如果长期不予治疗,可出现严重头痛、失明、心力衰竭,并发心脑血管意外、糖尿病、感染等症状,严重者可导致丧失劳动力,甚至死亡。

二、查房目标

1.知识目标 了解垂体的位置及解剖特点,熟悉了解垂体腺瘤的流行病学,掌握垂体腺瘤术前、术后主要的护理诊断、护理措施和健康教育。

2.技能目标 掌握垂体腺瘤患者术后观察要点,掌握腰池引流管的护理常规。

3.情感目标 查房过程体现人文关怀和以患者为中心的护理服务理念。

三、查房成员

护士长、带教老师、低年资护士。

四、病例汇报

(一)病例信息

1.患者一般情况 患者21床,魏某,男,49岁,文化程度为小学毕业,自由职业,无宗教信仰。

2.主要诊断　生长激素型垂体腺瘤。

3.主要病情　近 3 个月来,患者间断头痛,言语流利,眉弓突出,颧骨增大,鼻翼变厚,口唇肥厚,四肢肢端肥大。左眼视力下降伴视野缺损,粗测左侧视力为 0.1,左颞侧视野缺损,右侧视力视野均正常。

4.现病史　患者间断头痛,NRS 评分为 4 分,无头晕、恶心、肢体活动障碍等症状,大小便正常,体重未减轻。2022 年 7 月 1 日 09:30 以"头痛加重 1 周,左眼视力下降伴视野缺损 1 月余"为主诉平诊入院。

5.既往史　患者既往体健。

6.治疗原则　入院后给予高蛋白、高维生素、高热量饮食,积极完善入院检查。患者术前检查完善,于 7 月 4 日内镜下行"经鼻蝶入路垂体腺瘤切除术",术后头颅 64 排 CT 示鞍区占位切除术后改变;术后生长激素水平 0.82 ng/mL,生长激素激发试验中空腹生长激素水平 0.69 ng/mL。严密观察患者瞳孔、意识、尿量、生命体征变化等,做好患者围手术期护理。

7.辅助检查　头颅 16 排 CT:①鞍区占位性病变;头部磁共振 3.0T 血管成像:②垂体腺瘤。

8.专科检查　GCS 评分为 15 分,神志清,双侧瞳孔直径约 3.0 mm,对光反射均灵敏,左侧视力较术前好转,四肢活动正常。

9.药物应用　抗感染药物:0.9%氯化钠注射液 100 mL+头孢呋辛钠 1.5 g 静脉滴注 q8h。化痰药物:沐舒坦 4 mL 静脉注射 q8h,布地奈德 1 mg 雾化吸入 q8h,氨溴索 30 mg 雾化吸入 q8h。止血类药物:生理盐水 5 mL+白眉蛇毒 2 U 静脉注射 bid。营养类药物:氨基酸注射液 250 mL 静脉滴注 qd。

10.查房时患者现况　现术后第 1 天,生命体征:体温 37.4 ℃、脉搏 84 次/min,血压 132/79 mmHg,呼吸 21 次/min;患者现神志清,精神尚可,双侧鼻腔均有纱条填塞,有少量渗血、渗液,持续经口吸氧 2 L/min。腰背部敷料清洁干燥,腰池引流管遵医嘱平腋中线平面 10～15 cm 妥善固定,引流通畅,无色透明引流液约 50 mL。留置尿管通畅,引流尿液清晰,呈淡黄色,给予妥善固定;四肢活动正常,皮肤完好。患者现 GCS 评分 15 分(E4V5M6),NRS 评分 1 分,DVT 评分 3 分(高风险),Braden 评分 17 分(轻度危险)。患者实验室检验结果为:生长激素水平 0.82ng/mL、生长激素激发试验 0.69ng/mL、Na⁺ 131 mmoL/L。24 h 尿量 3100 mL。

(二)护理目标

(1)患者未出现颅内出血或护士能及时发现患者颅内出血先兆。

(2)患者头痛症状减轻及住院期间适应张口呼吸。

(3)患者尿崩症及时治疗或住院期间电解质结果正常。

（4）患者置管后未再出现脑脊液鼻漏。

（5）患者术后体内激素水平正常。

（6）患者术后体温<38.0 ℃，无感染发生。

（7）患者卧床期间生活需求得到满足，主动配合治疗。

（8）患者住院期间了解疾病相关知识，积极配合治疗。

（三）护理诊断

1. 潜在并发症　颅内出血。

2. 舒适的改变　与头痛、张口呼吸有关。

3. 有体液不足的危险　与尿崩症有关。

4. 潜在并发症：感染。

5. 潜在并发症：垂体功能低下。

6. 自理缺陷　与手术创伤有关。

7. 焦虑　与缺乏疾病知识有关。

（四）护理措施

1. 针对潜在并发症颅内出血的护理措施　①严密观察患者的病情变化，包括瞳孔，意识，视力、视野，生命体征变化。②观察患者鼻部敷料有无渗血、渗液。重视患者主诉，及时汇报，遵嘱治疗。

2. 针对患者舒适度改变的护理措施　①密切观察脑脊液鼻漏量、性质、颜色，并及时报告医生。②病情允许时，抬高床头30°，使脑组织下移向颅底封闭漏口。③不可冲洗鼻腔防止逆行感染。④指导患者保暖，避免咳嗽、打喷嚏、用力排便等增加颅内压的动作。

3. 针对患者有体液不足危险的护理措施　①严格记录患者每小时尿量及24 h尿量。②遵医嘱定点抽取血标本，监测电解质变化。③指导患者合理饮食，严格执行补液医嘱，防止渗透性利尿，加重尿崩症状。④加强营养，定期对患者进行营养筛查和营养风险评估，必要时营养科会诊，提供针对性的营养支持及营养治疗方案。

4. 针对潜在并发症感染的护理措施　①术后3 d内常规每日监测体温4次。②遵医嘱定时使用抗生素类药物。③保持患者鼻部敷料及腰背部敷料清洁干燥。④密切观察腰池引流管引流情况，观察引流液的性质、颜色，防止引流管反流、折叠和受压。在搬动患者时先夹闭腰池引流管，若引流管不慎脱出，切忌将引流管插回。⑤加强翻身叩背，促进患者咳嗽排痰，预防肺部感染。嘱患者多饮水，尽早拔除尿管。⑥病室定时开窗通风，每次30 min，同时减少陪护人员。医护人员在接触患者前后加强手卫生。在倾倒引流液时，严格遵守无菌操作原则。

5. 针对潜在并发症垂体功能低下的护理措施　①严密观察患者有无乏力、食欲缺乏等激素水平低下的临床表现。②遵医嘱给予激素治疗,并观察用药后反应。③术后遵医嘱及时复查体内激素水平变化。

6.针对患者自理缺陷的护理措施 ①加强基础护理,保持床单位整洁舒适,定时翻身以防止压疮的发生。②加强巡视病房,关心体贴患者,指导患者绝对卧床休息。③评估患者口腔卫生,每日行口腔护理,保持口腔清洁、无异味。④指导患者床上使用坐便器,协助患者排便。⑤协助患者更衣,保护患者隐私。

7.针对患者焦虑的护理措施 ①关心体贴患者,通过沟通了解患者对疾病的认识程度。②护士使用浅显易懂的语句对患者进行健康教育,利用多媒体等多种形式向患者讲解疾病相关知识。③请同病种且预后良好的患者进行正面引导,帮助患者树立战胜疾病的信心。

(五)护理评价

(1)患者术后病情稳定,左侧视力视野较术前好转。

(2)患者术后头痛症状减轻,适应张口呼吸。

(3)患者术后尿崩症及时治疗,电解质结果逐渐恢复正常水平。

(4)患者术后脑脊液化验结果正常,未发生颅内感染。

(5)患者术后激素水平正常。

(6)患者住院期间生活需要能满足,未发生压疮。

(7)患者术后情绪平稳、积极配合治疗。

五、床旁查体

(一)查房前介绍

护士长:21床,李某是今天的查房对象,接下来由主查护士进行床旁查体。

主查护士:好的,护士长,接下来由我来进行床旁查体,各项物品准备已齐全,已征得患者及家属同意,请各位老师随我移步至病房。

(二)床旁查体

1.时长要求 在病房以床旁教学的方式进行,时长25 min左右。

2.进入病房顺序 查房者(推治疗车)—带教老师—护士长—护士—护生—其他人员。

3.站位要求 进门前七步洗手。按照进门顺序依次进入,按照规定站位站立。

4.主查护士进行沟通并取得认可 查房者/主持人向患者及其家属问候,征得其同意和配合。

5. 主查护士开始床旁查体

（1）首先，进门前七步洗手。按照进门顺序依次进入，按照规定站位站立。（核对患者信息腕带和床头卡）21 床，魏某，男，49 岁，诊断：生长激素型垂体腺瘤。询问患者睡眠；查看患者有无鼻腔流液感；教会患者张口呼吸。测量患者体温、脉搏、呼吸、血压，对患者进行饮食指导，多吃新鲜蔬菜，如芹菜、生菜、菠菜，摄入优质蛋白，如瘦肉、肌肉、鱼肉、豆制品、鸡蛋、牛奶等。每日饮水量达 2000 mL。关注患者大便情况，预防便秘，教会患者促进肠蠕动的方法，如顺时针腹部按摩（图 3-6、图 3-7）。

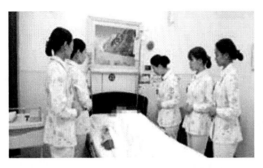
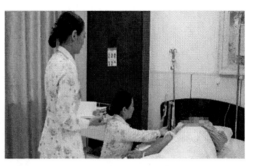

图 3-6　1 例垂体腺瘤术后患者床旁查体一　　　图 3-7　1 例垂体腺瘤术后患者床旁查体二

（2）其次，观察患者瞳孔，双侧瞳孔等大等圆，直径为 3 mm，对光反应灵敏。测量患者视力及视野，左侧的视力、视野在慢慢恢复。查看患者的右侧静脉置管，观察导管外露长度、敷贴，查看液体滴速、输液单，进行药物知识宣教，讲解药物作用及不良反应。4 人协助患者翻身，观察腰池引流液的量、性状、颜色，背后的敷料是否干燥清洁。留置腰池引流管期间，嘱患者左右翻身，但请不要抬高床头；引流管的高度不要随意调节。查看留置尿袋内的尿液颜色、性状、量，避免牵拉引流管，同时避免引流管扭曲、打折（图 3-8）。

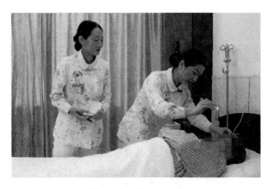

图 3-8　健康宣教

（3）最后，指导患者双下肢间断做踝泵运动，预防下肢静脉血栓，向患者示范脚尖最大限度向上勾，保持 10 s，脚尖最大限度向下压，保持 10 s，以脚踝为中心，脚尖 360°缓慢旋转 10 min。让患者自己再做一次,确保宣教效果。告知患者每个动作每天做 3~4 次,每次 20~30 min。患者生命体征平稳。按照教学查房规范离开病房。

6.离开病房　查体结束,为患者整理衣被,致谢,按照出病房顺序离开病房。出病房顺序:其他人员—带教老师—护士长—护士—查房者(推治疗车)。

7.教学查房过程中行为规范

(1)体现护士人文关怀:维护患者的合法权益,保护患者的隐私权,不要在病房分析病情,注意医疗保护制度。

(2)遵守消毒隔离原则:体格检查前后要洗手,必要时进行手部消毒。

(3)文明礼貌:做到仪表整洁、举止端庄、语言亲切、礼貌待人。

六、讨论

带教老师:看来大家在课下也认真的复习了我布置的作业,主查护士,通过刚才的查房,你有什么要补充的吗?

主查护士:通过刚才的查房,还是觉得自己稍微有些紧张,整个查房过程不太流畅,有一些内容讲得不够详细,有遗漏的地方。

带教老师:已经很棒了,那你们两个有什么要补充的吗?

护士 1:我想说一点,刚才主查护士在查房时,表现得很好,与患者非常亲近,我发现一个小问题,我们嘱咐患者要多饮水,预防下肢静脉血栓,我们是不是应该根据患者常用水杯,交代一日的饮水量为几杯,这样会更详细准确。

带教老师:嗯,对。

护士 1:那多饮水,会影响我们观察尿量吗?

带教老师:术后患者留置尿管期间,每日饮水量在 2000 mL 以上。而我们交代患者记录尿量,是指每小时不得超过 300 mL,当患者尿量连续两个小时超过 300 mL,应通知医生并遵医嘱用药、观察用药后效果,以及时控制尿崩症。你们知道患者为什么会出现尿崩症吗?

护士 2:垂体后叶储存并释放抗利尿激素,而术中操作累及下丘脑或视上核到神经垂体的纤维束,会引起抗利尿激素释放减少,继而引起尿量增多,甚至尿崩症。

带教老师:回答得很好,当患者出现尿量增加,我们应同时遵医嘱定期监测患者电解质变化,如果出现低钠血症,患者会出现精神萎靡、神情淡漠,甚至意识障碍。我们应及时进行输液补充。

主查护士:老师,我觉得对于低钠血症患者,除了输液补充,还可以口服补钠。平时给予患者进食一些高盐食物,如咸鸡蛋、咸菜、菜汤。另外,可以服用盐胶囊,一个空胶囊装满盐是 1 g,3 次/d,一次 2 粒。按照一天正常 6 g 盐进行补充。

带教老师:对,同时我们要限制含糖液体及食物,防止渗透性利尿,避免加重尿崩症状。在我们病区常用的控制尿量的药物有醋酸去氨加压素片口服,垂体腺瘤后叶素肌内注射。在给患者测量尿量的时候,视线应与刻度线在同一平面上,这样记录得更准确。当治疗低钠血症的时候,我们也要检测电解质变化,防止高钠血症的发生。高钠血症发生时应该如何处理呢?

护士1:我们要严密观察患者意识。高钠血症患者禁止输入含钠的液体,同时多饮用白开水,利于钠离子排出。

带教老师:你回答得很好。

护士2:老师,我想问一下,查房过程中,为什么要告知患者视力视野有变化时候通知护士呢?

带教老师:你问得很好,我们知道垂体的解剖位置,上方是视交叉、鞍膈、第三脑室,下方是蝶窦。术后24~48 h是出血的高峰期,出血后,血肿压迫视交叉,导致视力下降,而且视力视野的变化往往早于意识的变化。

护士1:老师,患者的术后卧位有什么要求呢?

带教老师:患者术后6 h,若没有明显的脑脊液鼻漏,可抬高床头30°,使脑组织下移向颅底封闭漏口。但如果患者出现持续脑脊液鼻漏,术后则需要采取平卧位,以免加重症状。我们再来讨论一下,经过治疗和护理,患者之前的护理诊断,有哪些已经得到了改善,还有哪些现存的护理问题呢?

主查护士:刚才查房中我发现患者情绪不高,存在焦虑的情况,我们要加强与患者及家属的沟通,要同情和理解患者,针对患者术后不适、自我形象紊乱的问题,应尊重患者,认真观察患者的病情变化和心理活动。加强对陪护的宣教及巡视,帮助患者树立战胜疾病的信心。

带教老师:主查护士说得很好,哪一些护理问题是我们需要改善的呢?

护士1:我觉得该患者目前疼痛症状有所改善,还存在感染的风险。我认为除了遵医嘱常规使用抗生素药物,同时应该减少陪护人数,病室定时开窗通风,加强手卫生,为患者行口腔护理,保持口腔清洁。尽早拔除尿管。

带教老师:回答得很棒,哪位同学来说一下患者为何要置入腰池引流管,置入腰池引流管的指征有哪些呢?置管期间有哪些注意事项呢?

主查护士:置入腰池引流管一般有两大指征,一是患者术后出现颅内感染,持续发热,腰椎穿刺后,脑脊液中白细胞较高,脑脊液颜色呈黄色;二是患者出现脑脊液鼻漏,需要置入腰池引流管,促进漏口闭合;该患者属于第2种。置管期间,患者须绝对卧床休息,可采取平卧位,也可左右翻身,但禁止抬高床头;腰池引流管开口处高于腋中线10~15 cm,每天观察是否有波动,同时观察引流液的量、性状、颜色,一般24 h引流液是200~300 mL,引流液过多、过少或颜色有变化时要及时通知医师。患者外出检查时须夹闭引流管。

　　带教老师:主查护士说得很全面。在患者术后,我们要遵医嘱监测患者激素水平变化,以防患者出现垂体功能低下,若患者激素水平偏低,会有哪些临床表现? 我们应如何护理呢?

　　护士1:患者会出现头痛,食欲减退,精神萎靡及顽固性低钠血症等症状。我们要遵医嘱给予患者补充激素,同时做好宣教,避免突然停药及私自更改剂量,并定时给予患者静脉采血,监测激素水平变化。

　　带教老师点评:以上是今天的查房内容,我希望通过今天的学习,大家能够掌握垂体腺瘤围术期护理要点,能够承担起一名医务人员的使命,用我们的专业知识帮助更多的人获得健康(图3-9)。

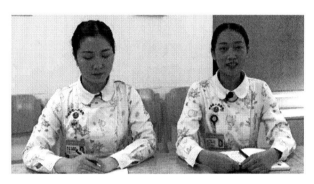

图3-9　1例垂体腺瘤术后患者的护理教学查房讨论

七、知识链接

(一)脑脊液鼻漏的诊断标准及治疗

　　脑脊液鼻漏是经鼻蝶入路术后常见的并发症之一,是指脑脊液经破裂或缺损的蛛网膜、硬脑膜和颅底骨板流入鼻腔或鼻窦,再经前鼻孔或鼻咽部流出,若不及时治疗,可导致脑膜炎反复发作。一般情况下,脑脊液鼻漏根据临床表现和实验室检查即可明确诊断;而当脑脊液呈间断性、泪滴样流出时,则须综合临床表现、实验室和影像学检查结果分析后作出诊断。鼻腔流出液蛋白定量为150~450 mg/L、葡萄糖2.5~4.5 mmoL/L、氯化物120~135 mmoL/L为诊断脑脊液鼻漏的实验室标准。在实验室条件许可的医疗中心可通过检测脑脊液 β2 转铁蛋白水平以明确诊断,其诊断灵敏度和特异度均高于上述指标。CT 薄层扫描以及冠状位和矢状位重建脑窗像可以显示颅内积气、软组织肿物和脑积水,骨窗像可以显示颅底骨折和骨质缺损,其灵敏度和准确度均达87%,MRI 增强扫描有助于脑脊液鼻漏与鼻窦炎的鉴别。MR 水成像适用于显示较小漏口和漏口周围的黏膜水肿,准确度高达89%。《神经外科脑脊液引流中国专家共识》(2018 版)指出当患者明确诊断为脑脊液鼻漏时,我们可以应用腰大池置管的方法向椎管蛛网膜下腔置入引流管。腰池引流管的目的包括将血液或污染的脑脊液外引流到颅外,同时也用于监测和控制颅内压。通过调节颅内压力,减少脑脊液外漏,促进漏口愈合。操作时协助患者取去枕侧卧位,使患者头部与身体呈一直线,躯干背部与检查床面垂直,头部尽量向胸前俯屈,双下肢尽量向胸腹部屈曲,以最大程度增大椎体间隙。选取 $L_{2\sim3}$ 或 $L_{3\sim4}$ 椎间隙进行穿刺,以脑脊液呈流通状态(且无神经根刺激症状)判断穿刺成功。若患者置管 1 周后症状仍不缓解,则考虑内镜下行脑脊液修补术。修补材料包括游离黏膜瓣、带蒂黏膜瓣、肌肉组织、脂肪组织、阔筋膜和人工硬膜。术中充分显露漏口,硬脑膜缺损或硬脑膜边缘至少显露 5 mm 的新鲜骨面,制备移植床,然后根据漏口大小、部位和脑脊液流量,选择不同修补材料和修补方法。术后 1~2 周密切观察有无鼻腔流出液。

(二)脑垂体的结构及功能

脑垂体根据结构分类:分为腺垂体、神经垂体两部分。垂体前叶,指腺垂体,具有内分泌的作用,负责指挥全身多个器官的正常运转,腺垂体产生多种激素并将其释放入血,通过血液循环到达下游靶点:甲状腺、肾上腺、卵巢、睾丸、全身软组织及骨骼等。垂体后叶,指神经垂体,本身无分泌功能,只是负责储存和释放下丘脑分泌给其的催产素、血管加压素;催产素可促进子宫收缩,有助于分娩;血管加压素又称抗利尿激素,具有减少肾排尿量,升高血压的作用。

(三)垂体腺瘤的分型及治疗、护理要点

1.垂体腺瘤的分型 垂体可分泌不同的激素,不同的激素对人体的作用也不相同:促甲状腺激素(TSH),控制甲状腺,促进甲状腺激素合成和释放;促肾上腺皮质激素(ACTH),控制肾上腺皮质,促进肾上腺皮质激素合成和释放;黄体生成素(LH),促进男子睾丸制造睾丸酮,女子卵巢分泌雌激素、孕激素,帮助排卵;卵泡刺激素(FSH),促进男子睾丸产生精子,女子卵巢产生卵子;生长激素(GH),促进生长发育,促进蛋白质合成及骨骼生长;催乳素(prolactin),促进乳房发育成熟和乳汁分泌;促黑素细胞激素(MSH),控制黑色素细胞,促进黑色素合成。此患者诊断为生长激素型垂体腺瘤,临床表现为体内生长激素分泌过多,在儿童表现为巨人症,在成人表现为肢端肥大面容,即眉弓突出、颧骨增大,鼻甲增大,口唇肥厚,四肢肢端肥大。患者入院自诉会有手脚末端有发胀、发紧的感觉,特别是患者在握紧拳头的时候,这种症状一般术后会缓解。催乳素腺瘤:女性多见,主要为闭经、泌乳、不孕;男性少见,表现为阳痿、泌乳、性功能减退。促肾上腺皮质激素腺瘤:表现为库欣综合征,向心性肥胖,满月脸,水牛背;蛋白质代谢紊乱,出现紫纹及面部多血症,病理性压缩性骨折;糖代谢紊乱。甲状腺刺激激素腺瘤:表现为甲状腺功能亢进或继发性甲状腺功能减退。促性腺激素腺瘤:表现为性欲下降,晚期为男性阳痿、睾

丸缩小及不育；女性为月经紊乱或闭经。混合型细胞腺瘤：表现为上述2种或2种以上的分泌激素腺瘤的综合表现。无内分泌功能细胞腺瘤：以中年男性及绝经后女性多见，表现为头痛、视力下降、视野缺损（多为双侧颞部偏盲）和垂体功能低下。

2.垂体腺瘤的治疗 ①药物治疗，包括溴隐亭、奥曲肽或采用各种激素替代治疗。②手术治疗：内镜下经鼻垂体腺瘤切除术，肿瘤残留率明显下降，其中生长激素内分泌学缓解率由传统治疗的60%提高至90%以上；部分患者可在术前使用生长抑素类似物治疗，提高手术切除疗效。③放射治疗：适用于手术不彻底或可能复发的垂体腺瘤。有研究结果显示，立体定向放射治疗及立体定向放射外科治疗（如伽玛刀）较传统放疗缓解病情更快。

3.生长激素型垂体腺瘤术后患者的健康教育 我们不仅要严密观察患者的并发症护理，也要同健康管理师一起做好健康教育。术后1 d及出院前监测生长激素水平变化。出院时告知患者长期随访对其病情控制及提高生存质量的重要性。经内镜手术者，术后2～4周行鼻内镜复查鼻腔情况，减少鼻腔并发症发生。术后6～12周进行垂体激素检测，以评估垂体功能和激素替代治疗的需要。术后3个月复查口服葡萄糖耐量试验（OGTT）、生长激素（GH）水平、胰岛素样生长因子1（IGF-1）水平，并复查垂体增强MRI。根据术后3个月随访结果，在术后6个月选择复查OGIT、GH、IGF-1和垂体MRI等。控制良好的患者，术后每年复查1次OGTT、GH及IGF-1，术后每年根据患者病情控制的程度复查鞍区MRI。

八、小结

中国垂体腺瘤切除手术经历了早期开颅、显微镜下经鼻腔手术，再到如今的一体化高清内镜设备辅助下的内镜微创经鼻手术。内镜具有其广视角和近距离观察的优势，可以充分暴露和全切除肿瘤，避免了以往凭经验刮出显微镜术野外肿瘤的局限，具有全切率高、微创、术后恢复快和费用低廉等优点。目前内镜经鼻入路切除垂体腺瘤已经成为垂体腺瘤手术的标准术式，运用于绝大多数垂体腺瘤的切除。垂体的内分泌功能复杂而重要，生长激素腺瘤对患者的生长发育、劳动能力和社会心理影响影响较大，尤其是容貌改变给社交心理造成了巨大压力，因此，在护理这类患者时，不仅应注重神经外科的专科护理，更要注意体现人文护理。

通过刚才的查房，可以看出新入职护士、带教老师为此次查房做了充足的准备，付出了很多的努力，在查房过程中老师同学都表现得特别优秀，尤其是主查护士，在查房和患者交流中亲切、大方、自然，对患者关爱有加。通过查房提高了新入职护士的专科知识、科研能力及临床解决问题能力，也提高了老师的专科知识水平，彰显了专科护士的护理内涵，通过查房，因教促学，以学促教，教学相长，共同提高，今天查房到此结束，谢谢大家。

九、查房远程展示

(一)展示流程

1.海报宣传 举办时间地点及观看方式(提前1周)(图3-10)。

2.拟定远程网络护理教学查房日程 ①专职教学秘书主持;②总护士长介绍主题、亚专科、联络问候远程及在线的护理同仁;③病区护士长组织查房开始;④查房结束,远程及钉钉线上互动;⑤科护士长总结,远程护理教学查房结束。

3.其他 ①远程网络护理教学查房组织实施(图3-11);②总结反馈,调整完善至下次护理教学查房。

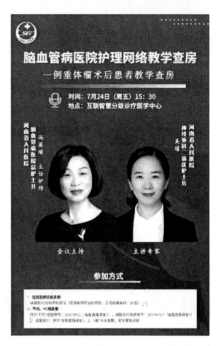

图3-10 1例垂体腺瘤术后患者护理教学查房海报宣传

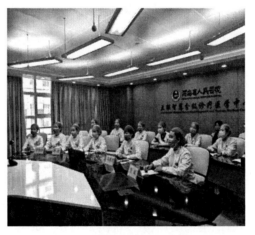

图3-11 1例垂体腺瘤术后患者远程护理查房现场

(二)展示视频

见二维码3-2内容。

二维码3-2
1例垂体腺瘤术后患者
护理查房视频

参考文献

[1]汤厅均,王超.垂体腺瘤经鼻蝶窦手术及相关影像学技术进展[J].立体定向和功能性神经外科杂志,2016,29(6):379-381.

[2]赵继宗.神经外科学[M].北京:人民卫生出版社,2019.

[3]李乐之,路潜.外科护理学[M].6版.北京:人民卫生出版社,2017.

[4]沈明月,殷志雯.多学科融合精准治疗模式下垂体瘤患者的综合护理[J].护理学杂志,2020,35(24):49-51.

[5]中国垂体腺瘤协作组.中国垂体腺瘤外科治疗专家共识[J].中华医学杂志,2015,95(5):324-329.

[6]潘金玉,赖红灿.神经内镜下经鼻蝶入路垂体瘤切除术的围术期护理[J].检验医学与临床,2016,(1):141-142.

[7]中国垂体腺瘤协作组,中华医学会神经外科学分会.中国难治性垂体腺瘤诊治专家共识(2019)[J].中华医学杂志,2019(19):1454-1459.

[8]中华医学会神经外科学分会,中国神经外科重症管理协作组.神经外科脑脊液外引流中国专家共识(2018版)[J].中华医学杂志,2018,98(21):1646-1649.

[9]中国垂体腺瘤协作组,中华医学会神经外科学分会.中国复发性垂体腺瘤诊治专家共识(2019)[J].中华医学杂志,2019,99(19):1449-1453.

[10]中国垂体腺瘤协作组.中国垂体腺瘤外科治疗专家共识[J].中华医学杂志,2015,95(5):324-329.

第三节 1例椎管内肿瘤患者

一、疾病概述

椎管内肿瘤是指生长于脊髓及与脊髓相近的组织,包括神经根、硬脊膜、血管、脊髓及脂肪组织等的原发、继发性肿瘤的总称。

二、查房目标

1.知识目标 了解椎管的解剖;熟悉椎管内肿瘤的临床表现。

2.技能目标 掌握椎管内肿瘤患者的主要护理诊断与相应的护理措施;能够正确评估患者的肌力,给予适宜的健康宣教。

3. 情感目标　查房中体现人文关怀和以患者为中心的服务理念。

三、查房成员

实习护生。

四、病例汇报

(一)病例信息

1. **患者一般情况**　患者 1 床,于某,女,64 岁,文化程度为高中毕业,职业为农民,无宗教信仰。

2. **主要诊断**　椎管内肿瘤。

3. **主要病情**　腰部酸痛伴双髋不适 3 月余。

4. **现病史**　3 月余前无明显诱因出现腰部酸胀疼痛,为腰部向右下肢放射样疼痛,左足感觉麻木,无静息痛,活动后症状加重,休息后可缓解。至县医院就诊,服用中药 1 月余,症状稍好转。

5. **既往史**　高血压病史 15 年,血压最高 160/90 mmHg,平时规律口服"硝苯地平缓释片(1 片/d)",平素血压控制可,血压 130/85 mmHg;冠心病 6 年余,具体血管不详,堵塞约 75%,口服阿司匹林(1 片/d),2 年后因胃部不适停药,倍他乐克(1 片/d)、单硝酸异山梨脂缓释片(1 片/d)、阿托伐他汀钙片(1 片/d)口服至今,未规律复查。确诊丙肝病毒携带者 2 年余。否认糖尿病、脑血管疾病病史,否认结核、疟疾病史,预防接种史随当地进行,否认外伤、献血史,否认食物、药物过敏史。

6. **治疗原则**　控制血压,择期行手术治疗。

7. **辅助检查**　腰椎 MRI 示:①$L_3 \sim S_1$ 水平椎管内硬膜下脂肪瘤;②脊髓低位、栓系;③L_{4-5}椎间盘变性膨出;④$L_5 \sim S_1$ 椎间盘变性突出;⑤腰椎轻度退行性变、L_{3-5}层面椎管狭窄;⑥骶管囊肿;⑦$T_{10\sim11}$层面双黄韧带增厚。

8. **专科检查**　脊柱生理弯曲正常,腰椎棘突及椎旁压痛、叩击痛,伴双下肢放射性疼痛,双下肢感觉正常,左足踇指感觉麻木。双小腿凹陷性水肿。行走时右大腿及小腿酸痛,查体阴性。左侧直腿抬高试验阴性,股神经牵拉试验阴性,4 字试验阴性;右侧直腿抬高试验阴性,股神经牵拉试验阴性,4 字试验阴性。左下肢屈髋肌力 5 级、伸膝肌力 5 级、踝背伸肌力 5 级、踇背伸肌力 5 级、踝跖屈肌力 5 级;右下肢屈髋肌力 5 级、伸膝肌力 5 级、踝背伸肌力 5 级、踇背伸肌力 5 级、踝跖屈肌力 5 级。双下肢肌张力正常。双侧膝腱反射未引出,跟腱反射未引出,双侧巴宾斯基征阴性。双上肢肌力、肌张力正常,双上肢皮肤感觉正常,双侧肱二、三头肌腱反射、桡骨膜反射正常,双侧霍夫曼征阴性。

9. 药物应用　消肿类:0.9%氯化钠注射液 100 mL+甲泼尼龙琥珀酸钠 80 mg bid 静脉滴注。抗菌类:0.9%氯化钠注射液 100 mL+头孢呋辛钠 1.5 g q8h 静脉滴注。神经营养类:5%葡萄糖注射液 250 mL+神经节苷脂 10 mL qd 静脉滴注。抑酸类:0.9%氯化钠注射液 100 mL+奥美拉唑 40 mg bid 静脉滴注。止血类:0.9%氯化钠注射液 2 mL+注射用尖吻蝮蛇血凝酶 2 IU bid 静脉注射;莫沙必利片 10 mg tid 口服,甲钴胺片 10 mg tid 口服,四磨汤 20 mL bid 口服。

10. 查房时患者现况　现术后第 3 天,生命体征:体温 36.3 ℃,脉搏 76 次/min,血压 136/78 mmHg,呼吸 18 次/min;神志清,腰背部敷料清洁干燥,保留皮瓣下引流管通畅,固定良好,血性引流液少量,保留尿管通畅,引流尿液清晰呈淡黄色,低于床边固定。双上肢活动正常,双下肢肌力 4 级。持续心电监护示:窦性心律,律齐,吸氧 2 L/min。止痛泵持续泵入,疼痛 NRS 评分 3 分;自理能力评分 50 分(中度依赖);跌倒/坠床风险评估 0 分(低风险);压疮风险评估 16 分(低风险);VTE 风险评估 7 分(高风险)。

(二)护理目标

(1)出院前患者疼痛得到缓解,NRS 评分≤2 分。

(2)出院前患者不出现脊髓出血或水肿。

(3)出院前患者不出现脑脊液漏。

(4)术后 3 d 内患者肢体得到有效锻炼。

(5)术后 3 d 内患者不发生便秘。

(6)出院前患者不发生泌尿系统感染。

(7)出院前患者不发生下肢静脉血栓。

(三)护理诊断

1. 疼痛　与肿瘤压迫神经、术后伤口疼痛有关。

2. 潜在并发症　脊髓出血、脊髓水肿。

3. 潜在并发症　脑脊液漏。

4. 躯体移动障碍　与患者卧床、伤口疼痛有关。

5. 便秘　与患者卧床肠蠕动减慢有关。

6. 潜在并发症　泌尿系统感染。

7. 有下肢静脉血栓的风险　与长期卧床等导致的血流缓慢有关。

(四)护理措施

1. 针对疼痛的护理措施　①观察患者疼痛的时间、部位、性质和规律;②鼓励患者表达疼痛的感受;③尽可能满足患者对舒适的需要,如变换体位;④指导患者正确使用非药物镇痛方法,如分散注意力;⑤术后1~2 d,使用镇痛泵进行镇痛;⑥遵医嘱给予镇静、镇痛药物。

2. 针对潜在并发症脊髓出血/水肿的护理措施 ①严密观察患者四肢活动情况,如发现肌力下降,感觉平面上升及时通知医生;②遵医嘱及时准确运用消肿药物;③轴位翻身,避免脊椎错位加重脊髓损伤。

3. 针对潜在并发症脑脊液漏的护理措施 保持伤口敷料清洁干燥,如发现敷科渗血多时应通知医师及时换药,有脑脊液漏应通知医生重新缝合切口。

4. 针对躯体移动障碍的护理措施 ①告知患者早期活动的重要性,取得配合,指导患者做主动功能锻炼;②卧床期间坚持每日4次活动四肢关节,以防关节僵硬;③直腿抬高锻炼,术后1 d开始进行股四头肌收缩和直腿抬高锻炼,每分钟2次,抬放时间相等,每次15~20 min,每日2~3次;④行走训练,术后1周借助腰围下床活动;⑤循序渐进开展活动,患者若因疼痛无法进行,及时终止该活动并有效镇痛。

5. 针对便秘的护理措施 ①鼓励患者做顺时针的腹部按摩;②指导或协助患者使用简易通便法,如开塞露、缓泻剂;③指导患者进行多纤维饮食;④给予心理疏导,保持乐观情绪。

6. 针对潜在并发症泌尿系统感染的护理措施 ①留置尿管期间每日2次进行尿管护理;②告知患者多饮水,每日饮水量≥2000 mL;③病情允许,尽早拔除尿管。

7. 针对有下肢静脉血栓的风险的护理措施 ①术后早期卧床进行踝泵运动,遵医嘱间断穿梯度压力弹力袜和气压治疗,促进下肢血液循环。②在病情允许的情况下,应鼓励其尽早进行肢体的主动或被动活动。③保护血管,避免在下肢和瘫痪肢体穿刺,观察肢体末梢血液循环,触摸足背动脉、皮肤温度,观察皮肤颜色及有无肿胀,感觉有无异常。④抬高下肢20°~30°,高于心脏水平,宜穿宽松衣物,避免穿过紧的衣服,以免影响静脉血液回流,保持下肢外展15°~30°,每2 h协助更换体位1次,避免下肢过度外展;给予下肢由远端向近端的按摩、下肢及股四头肌等长收缩锻炼,避免在膝下垫枕过高,过度曲髋。⑤药物预防,遵医嘱应用依诺肝素钠、肝素、华法林等药物,预防下肢深静脉血栓的发生。用药过程中,密切观察有无自发性出血、肿胀、疼痛等症状。遵医嘱定期检查凝血酶原时间、凝血时间,如有不适立即告知医生,给予相应处理。

(五)护理评价

(1)术后3 d患者疼痛缓解,NRS评分为1分。

(2)患者术后3 d未发生脊髓出血,水肿得到控制。

(3)患者术后3 d未发生脑脊液漏。

(4)患者术后3 d肢体得到有效锻炼。

(5)患者术后第3天已排大便。

(6)患者未发生泌尿系统感染,尿常规结果正常。

（7）患者未发生下肢静脉血栓,下肢彩超结果正常。

五、床旁查体

（一）查房前介绍

护士长:1床,于某,是今天的查房对象,接下来由主查护士进行床旁查体。

主查护士:好的,护士长,接下来由我来进行床旁查体,各项物品准备已齐全,请各位老师随我移步至病房。

（二）床旁查体

进门前七步洗手。按照进门顺序依次进入,按照规定站位站立(图3-12)。

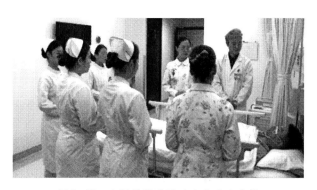

图3-12　1例椎管内肿瘤患者床旁查体

主查护士:(核对患者信息腕带和床头卡)1床,于某,女,64岁,诊断为椎管内肿瘤。(测量患者生命体征)T 36.3 ℃,P 76次/min,BP 136/78 mmHg,R 18次/min。

患者腰部敷料清洁干燥,皮瓣下引流管引流出淡血性引流液,引流通畅,给予高举平抬法二次固定,固定于床旁;使用NRS进行疼痛评估,患者自述疼痛评分为3分。

指导患者抬起右上肢,告知患者比比看谁的力气大,尽量用最大力气。再检查一下左上肢(同样手法活动左上肢)。指导患者抬腿检查下肢的肌力(四肢均要检查肌张力)。患者四肢肌力5级。

指导患者轴线翻身,头颈肩部和腰部腿部在一条直线上,同时同向翻动,翻好后,后背部放软枕,取侧卧位。指导患者做踝泵运动,大腿放松,下肢伸展,缓缓勾起脚尖,尽力使脚尖朝向自己,至最大限度保持10 s,然后放松。以踝关节为中心,脚趾做360°绕环动作,尽力保持动作幅度最大。指导患者活动或坐起时佩戴腰围。指导患者做顺时针的腹部按摩,多吃水果、蔬菜、粗纤维的食物,避免便秘的发生。整理床单位,按照教学查房规范离开病房。

六、讨论

带教老师评价：通过刚才的查房，我们可以看到，主查护士对患者护理查房内容详细，评估方法准确，在查体过程中尽显人文关怀（图3-13）。

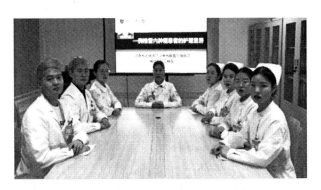

图3-13　1例椎管内肿瘤患者护理教学查房讨论

带教老师提问：那么通过刚才的查房，你还有什么要补充的吗？

主查护士：刚才的查房过程，自己还是有点紧张的，整个查房流程不是很顺畅，有一些内容讲解得不够详细，可能有遗漏的地方。

护士长：已经很棒了，谁还有什么要补充的吗？

责任护士1：我想说一点，刚才主查护士在查房时，表现得很好，与患者非常的亲近，我发现一个小问题，就是患者留置尿管、有便秘，我们嘱咐她要多饮水，我们是不是应该根据患者常用水杯，交代一日的饮水量为几杯，这样会更好。

责任护士2：刚才预防下肢静脉血栓的宣教不全面，还可以指导患者穿弹力袜，下肢抬高20°～30°，饮水量≥2000 mL。

带教老师：同学们观察得很细致，我们再来讨论一下，经过治疗和护理，患者之前的护理诊断，有哪些已经得到了改善，还有哪些现存的护理问题呢？

责任护士3：刚才查房中我发现患者情绪不高，存在焦虑的情况，我们要加强与患者及家属的沟通，要同情和理解患者、尊重患者，认真观察患者的病情变化和心理活动。加强陪护宣教及巡视，帮助患者树立战胜疾病的信心。

带教老师：我们在指导患者营养进食方面的知识的时候，是否忽略了便秘这个问题的存在？我们在补充营养的同时还要预防便秘，应该怎么做呢？

责任护士2：通过查阅文献，文献指出神经外科腰椎肿瘤术后的患者容易发生便秘。有效的干预可以缓解便秘的发生。比如有效的活动、心理干预、讲解便秘的知识等。我们可宣教患者避免吃辛辣、刺激性强的食物，多吃一些富含食物纤维的蔬菜，水果，同时适当增加饮水量，避免粪便干结。

　　带教老师:回答得非常好,相信你在课下也查阅了很多资料。那么如何进行有效的活动? 可以制订床上运动计划增强腹部肌肉和骨盆肌肉力量,对因病情需要不能行大幅度活动的患者,可指导患者进行在床上自行进行肛门会阴锻炼,具体方法为:随意收缩肛门和会阴5 s,再舒张放5 s,反复10次。

　　责任护士1:支具佩戴要坚持到出院后3个月,未宣讲腰围佩戴出院后3个月。

　　带教老师:刚刚提到患者伤口疼痛,同学们知道评估疼痛的几种方法吗?

　　责任护士1:我知道2种,数字评分法(NRS)和脸谱评分法。

　　责任护士2:我知道还有语言分级评分法(verbal rating scale,VRS)和视觉模拟评分法(visual analogue scale,VAS)。

　　带教老师点评:同学们说的非常好,这4种是目前国际上最常用的疼痛评估方法。疼痛已作为第5大生命体征,所以关注患者疼痛是我们工作中很重要的组成部分。以上是我们今天的查房内容。

七、知识链接

(一)神经病理性疼痛

　　神经病理性疼痛(neuropathic pain,NP)是由躯体感觉系统损伤或疾病导致的疼痛,分为周围神经病理性疼痛和中枢神经病理性疼痛,临床上周围神经病理性疼痛较常见。2008年由国际疼痛学会神经病理性疼痛学组修改为"躯体感觉系统损伤或疾病所直接导致的疼痛"。理清了临床工作中长期受旧定义在解剖与功能上概念模糊的困惑,使病因和定位更加明确。

　　神经病理性疼痛诊疗专家共识中给出以下意见:建议使用神经病理性疼痛筛查量表(neuropathic pain screening tool,ID Pain)进行神经病理性疼痛的筛查(表3-1)。

表3-1　ID Pain

自测题	评分	
	是	否
您是否出现针刺般疼痛?	1	0
您是否出现烧灼样疼痛?	1	0
您是否出现麻木感?	1	0
您是否出现触电般疼痛?	1	0
您的疼痛是否会因为衣服或床单的触碰而加剧?	1	0
您的疼痛是否只出现在关节部位?	-1	0
总分:最高分=5　最低分=1		

续表 3-1

结果分析						
总分	-1	0	1	2	3	4	5
分析	基本排除 神经病理性疼痛		不完全排除 神经病理性疼痛		考虑患 神经病理性疼痛		高度考虑患 神经病理性疼痛

ID Pain 是患者对疼痛病程、程度、分布、类型进行自评的神经病理性疼痛诊断量表，完全由患者自评。前 5 个问题回答"是"记+1 分，最后一个问题"疼痛是否局限于关节"回答"是"记-1 分，回答"否"不记分；最高分为 5 分，最低分为-1 分。-1~0 分，基本排除诊断为神经病理性疼痛；1 分，不完全排除诊断为神经病理性疼痛；2~3 分，考虑诊断神经病理性疼痛；4~5 分，高度考虑诊断神经病理性疼痛。ID Pain 作为患者自测量表在初级治疗中应用，可增强患者的神经病理性疼痛防范意识，促进患者与临床医生的交流。ID Pain 量表可以准确筛选出神经病理性疼痛。

(二) 神经源性膀胱

神经源性膀胱(neurogenic bladder，NB)是由于神经控制机制出现紊乱而导致的下尿路功能障碍。具体评定内容见表 3-2。

表 3-2　神经源性膀胱的评定

	推荐意见	证据等级
病史采集	必须进行详细的病史采集，注意泌尿系统、肠道、神经系统及性功能等既往史及现病史。注意有无血尿、尿频、尿急、尿痛及发热等可提示特异性诊断的症状	A
体格检查	详细检查神经系统，尤其会阴部、鞍区感觉及反射，检查肛门直肠的感觉、肛门括约肌的收缩功能及盆底功能	A
辅助检查	尿常规、尿细菌培养、泌尿系统超声、膀胱尿道造影、肾功能检查，上尿路泌尿系统 MR 成像或 CT 三维重建成像，可以显示肾盂输尿管积水扩张程度及迂曲状态，也能显示肾皮质的损害程度	A
尿流动力学检查	排尿日记充盈期膀胱压力，行容量测定时，充盈膀胱速率应与生理状态尿液生成速度相似（推荐为 10 mL/min）。充盈膀胱所用生理盐水应加热至体温。影像尿流动力学检查，是诊断评估神经源性膀胱尿路功能障碍的"金标准"	A

病因：中枢神经系统因素、外周神经系统因素、感染、医源性因素。

神经源性膀胱的处理原则:早期以留置导尿为主。恢复期尽早行尿动力学检查,尽早拔除导尿管,采取膀胱再训练,间歇性导尿。不同时期根据膀胱功能障碍的表现制订处理策略和流程。间歇性导尿是膀胱训练的重要方式、是协助膀胱排空的金标准。

八、小结

椎管内肿瘤是指发生于脊髓本身及椎管内与脊髓邻近的各种组织(如神经根硬脊膜、血管、脂肪组织、先天性残余组织等)的原发性肿瘤或转移性肿瘤的总称。原发性椎管内肿瘤发病率为每年(0.9～2.5)/10万,较原发性脑瘤低3～12倍,约占原发性中枢神经系统肿瘤的10%～20%。椎管内肿瘤可发生在任何年龄,20～50岁多见,儿童占19%。性别总体男多于女性(1.65:1)。本案例介绍了一名椎管内肿瘤患者的入院诊疗及手术经过,通过制订详细的护理计划,落实围手术期的护理措施,该患者治疗效果良好,对医护满意度提高。

课后布置课后习题:给出椎管内肿瘤相关知识点练习题,进行课后测试,课后第2天,让学生选择临床案例,按照此模板再次进行梳理,并由学生主持自己所选案例的护理教学查房,由带教老师进行点评、总结并留存资料。

九、远程查房展示

(一)展示流程

1. 海报宣传　举办时间地点及观看方式(提前1周)(图3-14)。

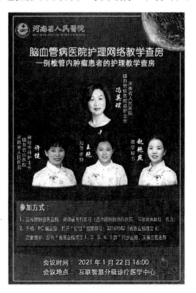

图3-14　1例椎管内肿瘤患者的护
理教学查房海报宣传

2. 拟定远程网络护理教学查房日程　①专职教学秘书主持;②总护士长介绍主题、亚专科、联络问候远程及在线的护理同仁;③病区护士长组织查房开始;④查房结束,远程及钉钉线上互动;⑤科护士长总结,远程护理教学查房结束。

3. 其他　①远程网络护理教学查房组织实施(图3-15、图3-16);②总结反馈,调整完善至下次护理教学查房。

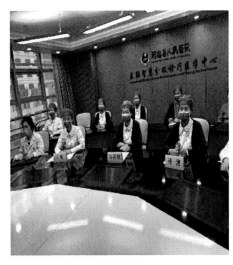

图3-15　1例椎管内肿瘤患者远程护理查房现场一

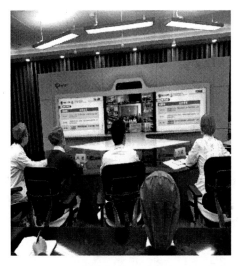

图3-16　1例椎管内肿瘤患者远程护理查房现场二

(二)展示视频

见二维码3-3内容。

二维码3-3
1例椎管内肿瘤患者
教学查房视频

参考文献

[1]赵继宗.神经外科学[M].北京:人民卫生出版社,2019.

[2]李乐之,路潜.外科护理学[M].6版.北京:人民卫生出版社,2017.

[3]陶子荣,唐云红,范艳竹,等.神经外科专科护理[M].北京:化学工业出版社,2021.

[4]冯英璞.神经系统亚专科疾病护理[M].郑州:郑州大学出版社,2021.

[5]神经病理性疼痛诊疗专家组.神经病理性疼痛诊疗专家共识[J].中国疼痛医学杂志,2013,19(12):705-710.

［6］中国便秘联谊会,中国医师协会肛肠分会,中国民族医药学会肛肠分会,等.2017版便秘的分度与临床策略专家共识［J］.中华胃肠外科杂志,2018,21(3):345-346.

［7］MOTTL H,KOUTECKY J. Treatment of spinal cord tumors in children［J］. Med Pediatr Oncol,1997,29(4):293-295.

［8］许健,张驰,王艳,等.椎管肿瘤术后患者切口愈合时间相关影响因素调查分析［J］.中华医学杂志,2019,99(25):1968-1971.

［9］张通,赵军.中国脑卒中早期康复治疗指南［J］.中华神经科杂志,2017,50(6):405-412.

［10］詹青,王丽晶.2016AhA/ASA成人脑卒中康复治疗指南解读［J］.神经病学与神经康复杂志,2017,13(1):1-9.

［11］邱卓英,郭键勋,李伦,等.世界卫生组织康复指南《健康服务体系中的康复》:背景、理论架构与方法、主要内容和实施［J］.中国康复理论与实践践2020,26(1):16-20.

［12］王凤娇,赵海平.基于Citespace分析我国近10年脊髓损伤护理研究现状［J］.循证护理,2020,6(12):1374-1381.

［13］蔡文智,孟玲,李秀云.神经源性膀胱护理实践指南(2017年版)［J］.护理学杂志,2017,32(24):1-7.

［14］刘敏,孙玉勤,延敏博,等.多学科协作模式在卒中后神经源性膀胱患者管理中的应用［J］.中华腔镜泌尿外科杂志(电子版),2021,15(5):431-435.

第四节　1例面肌痉挛患者

一、疾病概述

面肌痉挛(facia lspasm,FS),主要以一侧面部肌肉阵发性的不自主抽搐为特点,多局限于单侧,故又称为半面痉挛(hemifacial spasm,hFS),是一种临床常见的缓慢进展的周围神经疾病。其治疗主要通过药物治疗、肉毒素注射、中医治疗及显微血管减压术等。显微神经血管减压术［mircrosurgical(neuro-)vascuar decompression,MVD］是指在手术显微镜下将位于面神经等脑神经根部走行异常、并对造成脑神经压迫的血管推移离开,解除血管对脑神经根部的压迫,使其不再接触神经并保留各神经功能的一种手术方法,其创伤小、不良反应小、治愈率高、复发率低,是治疗面肌痉挛的方法中唯一针对病因、保留神经功能的治疗方法。

二、查房目标

1. 知识目标 掌握面肌痉挛术后患者的主要护理诊断、护理措施和健康教育。

2. 技能目标 正确掌握面肌痉挛术后患者的观察要点和功能神经外科常见的护理查体。运用护理程序解决患者的临床问题。

3. 情感目标 查房过程中践行人文关怀和以患者为中心的服务理念。

三、查房成员

新入职护士。

四、病例汇报

(一)病例信息

1. 患者一般情况 患者12床,任某,女,54岁,文化程度为小学毕业,农民,无宗教信仰。

2. 主要诊断 左侧面肌痉挛。

3. 主要病情 2020年8月1日以"左侧面肌不自主抽搐2年余"为主诉平诊入院,2年前无明显诱因反复出现左侧面肌不自主抽搐,以眼角明显,呈阵发性,无规律,每日发作次数不定,紧张时加重,休息睡眠时减轻,无闭眼不能,无口角歪斜,无耳鸣及听力下降。患者术前准备完善,于2020年8月5日,在全身麻醉下行"左侧面神经根微血管减压术"。

4. 现病史 2年前无明显诱因反复出现左侧面肌不自主抽搐,以眼角明显,呈阵发性,无规律,每日发作次数不定,紧张时加重,休息睡眠时减轻,无闭眼不能,无口角歪斜,无耳鸣及听力下降。既往体健,神志清,精神、睡眠差,言语流利,饮食正常,大小便正常。

5. 既往史 既往体健。

6. 治疗原则 完善术前检查,排除手术禁忌,行手术治疗。术后给予营养类、补充血容量、激素类、保护胃黏膜、抗生素、止咳化痰、改善血液循环类药物应用。

7. 辅助检查 纯音测听报告:听力正常。磁共振:左侧桥小脑角区未见明显占位及血管畸形。头颅MRI排除继发性面肌痉挛可能,原发性面肌痉挛诊断明确。

8. 专科检查 神志清,精神、睡眠差,言语流利,饮食正常,大小便正常。双侧瞳孔等大等圆,直径为3 mm,对光反射灵敏,听力视力均正常。

9. 药物应用 营养类药物:氨基酸注射液250 mL qd 静脉滴注;补充血容量药物:葡萄糖氯化钠注射液500 mL qd 静脉滴注;激素类药物:0.9% 氯化钠注射液100 mL+地塞

米松注射液 10 mg qd 静脉滴注;保护胃黏膜药物:0.9%氯化钠注射液 100 mL+注射用泮托拉唑钠 40 mg bid 静脉滴注;抗生素药物:0.9%氯化钠注射液 100 mL+头孢呋辛钠 1.5 g q12h静脉滴注;止咳化痰药物:0.9%氯化钠注射液 10 mL+氨溴索注射液 4 mL bid 静脉注射;改善血液循环类药物:尼莫地平注射液 10 mg q12h 持续微量泵泵入;雾化吸入药物:布地奈德悬浮液 2 mg+特布他林 5 mg bid 压缩雾化吸入。

10.查房时患者现况 现术后第 1 天,生命体征:T 36.7 ℃,P 84 次/min,BP 127/79 mmHg,R 21 次/min。双侧瞳孔等大等圆,对光反射灵敏,面部抽搐已缓解。切口敷料清洁,留置尿管通畅,大便未排。饮食:半流食,1 日 3~4 餐。

(二)护理目标

(1)出院前患者未出现颅内出血或出现颅内出血时能被及时发现和处理。

(2)患者低颅压症状缓解,无不适症状。

(3)出院前患者未发生窒息。

(4)患者能够主动应对自我形象的变化,改善或恢复自我形象。

(5)出院前患者未发生并发症。

(三)护理诊断

1.潜在并发症 颅内出血。

2.舒适的改变 与术后低颅压有关。

3.窒息的危险 与恶心、呕吐有关。

4.自我形象紊乱 与面部不自主抽搐有关。

5.潜在并发症 无菌性脑膜炎。

(四)护理措施

1.针对潜在并发症颅内出血的护理措施 ①严密观察病情变化、瞳孔、意识及生命体征。微血管减压术治疗面肌痉挛有 0.1% 的病死率,主要是由于小脑、脑干损伤,包括梗死或出血。颅内出血是微血管减压术后最致命的并发症之一。大部分术后出血发生在手术区域或远隔部位硬膜外及硬膜下,通常发生在术后 24 h 内。密切观察生命体征及意识、瞳孔、肌力、肌张力,加强观察呼吸、血压的变化,警惕颅内高压的发生。出现血压骤然升高同时脉搏减慢,清醒后又出现意识障碍,呼吸深慢甚至骤停,氧饱和度明显下降,瞳孔散大、对光反射减弱或消失,均应考虑小脑或脑干梗死、肿胀及出血的可能,应及时行头颅 CT 扫描,根据 CT 实施扩大骨窗枕下减压或脑室外引流。②观察患者敷料有无渗血。③重视患者主诉,及时汇报,遵医嘱治疗。

2.针对舒适的改变的护理措施 ①患者平卧位,必要时头低足高位。保持患者去枕平卧,避免抬高床头。缓慢变换体位,避免引起眩晕,造成患者呕吐。②不适症状及时告知医生,必要时给予药物治疗,遵医嘱应用中枢性止吐药物降低患者的恶心感和呕吐次数,避免使用甘露醇等脱水药物,以免加重患者低颅压综合征症状,术后优先补充晶体溶液,纠正患者低血容量,尽快恢复脑脊液量。③指导患者缓慢呼吸、全身肌肉放松等心理干预。

3. 针对窒息的危险的护理措施　①遵医嘱常规使用止吐药物。②嘱患者少食用可导致反酸的食物,呕吐时应立即协助头偏向健侧卧位。③鼓励患者少食多餐,必要时遵医嘱静脉补液。④加强陪护宣教及巡视。

4. 针对自我形象紊乱的护理措施　①鼓励患者表达对目前改变的感受,给予正面的引导。②鼓励患者表达对疾病的治疗、进展和预后的真实想法。③保护患者的隐私和自尊。④鼓励患者养成修饰的习惯。⑤帮助患者适应日常生活、社会活动、人际交往、职业活动的改变。

5. 针对潜在并发症无菌性脑膜炎的护理措施　①高热患者动态监测体温。②体温过高及时给予物理降温或药物降温,观察并记录降温效果。③开窗通风,减少探视,加强手卫生。④鼓励患者多饮水,必要时静脉补液,出汗多时及时更衣,注意保暖。

(五)护理评价

(1)术后当天至第3天患者病情稳定,神志清,精神好,可下地活动,查看术后复查头颅 CT 结果示颅内无异常。

(2)患者术后当天至第3天不适症状缓解,轻松舒适。

(3)患者术后当天至第3天饮水无呛咳、饮食正常,无恶心、呕吐不适症状。

(4)患者术后入院至术后第3天能正确认识自我形象的改变。

(5)患者术后当天至术后第3天无发热,体温正常。

五、床旁查体

(一)查房前介绍

护士长:12 床,任某是今天的查房对象,已征得患者同意,接下来由主查护士进行床旁查体。

主查护士:好的,护士长,接下来由我来进行床旁查体,各项物品准备已齐全,请各位老师随我移步至病房。

(二)床旁查体

进门前七步洗手。按照进门顺序依次进入,按照规定站位站立(图 3-17)。

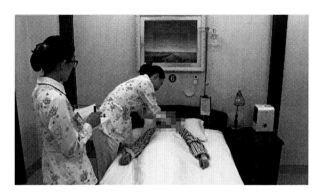

图 3-17　1 例面肌痉挛患者床旁查体

主查护士:开始以下查体内容。

(核对患者信息腕带和床头卡)21 床,任某,女,54 岁,诊断:左侧面肌痉挛。

(测量体温和血压)患者体温 36.7 ℃,血压 127/79 mmHg。(查看患者瞳孔)双侧瞳孔等大等圆,直径 3 mm,对光反射灵敏。

(用音叉测量听力)患者听力正常。(观察患者额纹、眼睑闭合、鼻唇沟、口角、舌)患者额纹正常,眼睑闭合正常,鼻唇沟对称、未变浅,口角无低垂,舌头无偏斜,无周围性面瘫。(触觉双侧面部)患者双侧面部感觉正常。(观察患者双侧腭弓、悬雍垂)患者双侧腭弓对称、悬雍垂居中,无偏斜。(用压舌板检查咽反射)患者咽反射正常。(观察患者饮水)患者无呛咳。经过神经外科体格检查后患者未发生呛咳、吞咽困难,给予饮食指导,流质饮食。

向患者宣教术后的用药:消炎、营养、化痰、激素、保护胃黏膜类药物。交代留置尿管注意事项,翻身的时候要注意尿管不能打折、弯曲,翻身幅度要小一点,防止尿管脱出,多饮温开水,每天 2000 mL,防止泌尿系统的感染。为防止患者发生下肢静脉血栓,指导患者进行踝泵运动。带教老师根据主查护士的体格检查进行补充,评估患者术后面部抽搐的频率并给予心理护理,判断患者出现并发症低颅压反应,给予心理护理。整理床单位,按照教学查房规范离开病房。

六、讨论

带教老师评价:通过刚才的查房,我们可以看到,主查护士对患者瞳孔、听力、面部感觉、吞咽功能的评估方法准确,对患者心理指导、饮食指导、踝泵运动指导等健康宣教也很详细,在与患者沟通中能做到人文关怀,看来在课下认真复习了老师布置的作业。

带教老师提问:那么主查护士通过刚才的查房,还有什么要补充的吗?

主查护士:刚才的查房过程,自己还是有点紧张的,整个查房流程不是很顺畅,有一些内容,讲解的不够详细,宣教没有到位,可能有遗漏的地方。

带教老师：很好，你们能够认识到存在的不足之处，还有其他需要补充的吗？

责任护士1：我想说一点，刚才主查护士在查房时，表现得很好，与患者非常亲近，我发现一个小问题，刚才查房时，患者术侧面部虽没有术前抽动频繁但还是会间断地抽动，能恢复吗？

带教老师：你观察得很仔细，面肌痉挛术后缓解的方式有2种，第1种叫即刻缓解，术后面部抽动症状立即缓解；第2种叫延迟缓解，术后抽动跟术前症状一样，或者说是有轻度地减轻，这部分患者缓解需要一段时间，一般在3个月之内，少部分在半年之内。相关文献报道术后延迟缓解的发生率多在13%～50%，最高可达61.8%，我们神经外科健康管理师后期随访的结果显示，延迟缓解的患者约20%，所有患者均治愈。

责任护士2：老师，查房过程中，为什么要检查听力、面部感觉、饮水呛咳呢？

带教老师：问得很专业，这个问题就说到我们学到的12对脑神经，哪位同学回答一下12对脑神经都有哪些？

责任护士2：一嗅二视三动眼，四滑五叉六外展，七面八听九舌咽，十迷副神舌下全。

带教老师：对的。面肌痉挛手术采用显微镜下微血管减压术，手术部位位于桥小脑角区，其内有面神经、听神经、外展神经、舌下神经以及后组脑神经，后组脑神经包括哪些呢？

责任护士1：后组脑神经包括舌咽神经、迷走神经、副神经。

带教老师：回答得很对，桥小脑角区其内不仅有后组脑神经，还有面神经、听神经、外展神经、舌下神经，这些神经损伤后的临床表现有以下几点。外展神经为运动神经，损伤时出现眼内斜和复视。听神经为感觉神经，损伤时出现眩晕、眼球震颤和听力障碍。舌咽神经为混合性神经，损伤时可致咽后与舌后1/3感觉障碍，咽反射消失，舌后1/3味觉消失。舌下神经为运动神经，损伤时可造成同侧舌肌的瘫痪和萎缩，当伸舌时舌尖偏向患侧。迷走神经为混合性神经，损伤时导致心动过速，内脏活动障碍，声音嘶哑，发音困难，吞咽困难，饮水呛咳及呼吸困难。副神经为运动神经，损伤时患侧胸锁乳突肌及斜方肌瘫痪，临床常见头不能转向健侧，患侧耸肩无力，出现垂肩。面神经为混合性神经，患侧舌前2/3味觉障碍，泪腺，舌下腺及下颌下腺分泌障碍、听觉过敏等。当面神经术中受到牵拉时，可能诱发患侧面瘫，哪位同学能回答一下面瘫的临床表现？

责任护士1：临床表现有患侧额纹消失，不能闭眼，角膜反射消失，鼻唇沟变平，口角歪向健侧，不能鼓腮、吹口哨和吸吮等。

带教老师：回答得很好，对于潜在并发症面瘫，我们应该采取哪些护理措施？

责任护士1：①观察患者能否完成皱眉、闭目、龇牙、鼓腮等动作，记录双侧颜面是否对称。②加强眼部保护，预防暴露性角膜炎。③遵医嘱用药，改善血液循环。④加强口腔护理，保持口腔清洁，随时清除口角分泌物及食物残留，防止口腔感染。⑤勿用冷水洗脸，避免面部直接吹风，预防面神经炎。

　　带教老师:很好。当患者出现眼睑闭合不全时,应该怎样指导患者预防暴露性角膜炎呢?

　　责任护士2:①眼睑闭合不全者用纱布保护患侧眼球,或用蝶型胶布将上、下眼睑黏合在一起,必要时行上下眼睑缝合术。②白天按时用氯霉素眼药液滴眼,晚间睡前予红霉素眼膏涂于上、下眼睑之间,以保护角膜。③指导患者减少用眼和户外活动,外出时戴墨镜保护,坚持使用眼药滴眼及睡前涂眼膏。

　　带教老师点评:大家回答得非常好。在临床工作中常见周围性面瘫,但还有一种面瘫叫中枢性面瘫,这两种面瘫是不一样的。中枢性面瘫主要是由于脑血管病或者颅内占位性病变所导致,特点是眼裂以下的瘫痪。发病部位为面神经核以上至大脑皮层。发病病因为颈内动脉系统闭塞,尤其以大脑中动脉主干及分支闭塞更为多见,也可因血管瘤或高血压性血管病变所致颅内出血以及颅内肿瘤所致,面神经核上行通路任何部位受损都可以引起中枢性面瘫,最常见的受损部位是内囊,患者会表现为鼻唇沟变浅,口角歪斜,伸舌也会出现偏斜的情况,同时会伴发有脑血管病的症状,比如偏瘫、失语、偏身感觉障碍、偏盲等情况。而周围性面瘫是指面神经运动纤维发生病变所造成的面瘫。发病部位为面神经核及以下。发病病因为面神经缺血水肿,颅后窝肿瘤,脑桥内的血管病等,急慢性中耳炎、乳突炎、腮腺炎或肿瘤可侵犯面神经,导致面部表情肌的瘫痪,比如从上到下,额纹会消失,往上看时没有额纹,用力闭眼会露出白色巩膜,眼裂闭合不全,鼻唇沟变浅或者消失,口角会歪斜。但是不会有面部的麻木,不会有伸舌的问题,不会有偏瘫、偏身感觉等脑血管的问题。这就是周围性面瘫和中枢性面瘫不一样的地方。

　　责任护士1:老师,中枢性面瘫为什么额纹不消失呢?

　　带教老师:提问得很好,眼裂以上的肌肉由双侧的皮质核束支配,当一侧受损时,可由对侧支配。而周围性面瘫受伤的是面神经核以下,只有患侧支配。周围性面瘫是面肌痉挛术后的并发症之一,那这个手术还存在哪些并发症呢?

　　主查护士:刚才查房中我发现患者术后头晕恶心,这应该是低颅压的症状,我认为除了遵医嘱常规使用止吐药物,同时应该向患者宣教,少食用可导致反酸的食物,如果患者发生呕吐,应立即协助患者将头偏向健侧,及时清除口腔内分泌物,防止误吸,同时加强与患者及家属的心理疏导,减轻焦虑情绪,鼓励患者少食多餐,必要时遵医嘱静脉补液,针对患者术后不适,应认真观察患者的病情变化和心理活动,加强陪护宣教及巡视,针对不同的原因给予相应的心理干预。

　　带教老师:导致反酸的食物有哪些呢? 应该吃什么食物抑制胃酸分泌呢?

　　责任护士2:导致反酸的食物如肉、辣椒、酒、咖啡、浓茶、油炸食物。

　　责任护士1:但一些产气食物也不宜吃,如柑橘、马铃薯、玉米、洋葱、豆类食物等。

　　主查护士:我认为吃一些容易消化的食物,如面条、米粥,适量吃些碱性食物,如胡萝卜、芹菜、菠菜、葡萄、无花果。

带教老师:大家回答得很详细,其他并发症呢?

责任护士2:潜在并发症还有无菌性脑膜炎,患者多在术后3~4 d出现头痛、发热、颈项强直等脑膜炎症状。头痛较一般严重、多伴有困倦、嗜睡、畏光。体温有时>38.5 ℃,给予降温处理,必要时给予腰大池持续引流术,释放无菌性脑脊液,头痛不可耐受者遵医嘱应用镇痛药。

责任护士1:还有听力下降。使用改善微循环的药物,避免噪音刺激。安慰患者,消除其紧张心理,听力常可恢复(图3-18)。

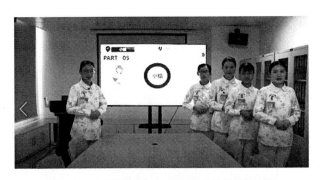

图3-18　1例面肌痉挛患者护理教学查房讨论

七、知识链接

(一)面肌痉挛的病因

病因较为复杂,99%以上的面肌痉挛为原发性,即血管性因素,以血管压迫学说为代表,主要是因为桥小脑角区面神经根部受责任血管压迫发生脱髓鞘病变,传入与传出神经纤维之间冲动发生短路导致面肌痉挛。

(二)面肌痉挛的临床表现

通常仅限于一侧发病,双侧发病少见。多为中年后起病,女性稍多于男性。典型的症状从眼睑开始,逐渐发展至下部面肌,部分伴耳鸣。一侧或双侧面部肌肉反复发作的阵发性、快速、不自主抽搐。情绪激动、劳累、紧张时加重,严重时可出现睁眼困难、口角歪斜等。可有数天至数月间隙期,间隙期内如正常人,间歇期长短不定。患者感到心烦意乱,无法工作或学习,严重影响着患者的身心健康。

(三)面肌痉挛临床中常见三种治疗方法

药物治疗口服卡马西平,症状较轻时有缓解作用,用药时缓解,停药后反复,长期服用不良反应大,依赖性强。

注射肉毒素对 80% 的面肌痉挛患者有效,一针持续 3~4 个月。长期注射会产生抗药性,甚至造成人为的面瘫、眼睑下垂等症状。

手术治疗微血管减压术是目前医学界公认的根治面肌痉挛的方法,该治疗方法效果可靠、疗效持久。依据血管压迫神经学说,术中把血管拨开,用特殊材料减压棉片隔离血管和神经,这就是微血管减压术。

(四)面肌痉挛术后护理要点

患者术后安返病房应用水枕或去枕平卧位,给予神经外科常规护理,观察患者意识、生命体征,皮肤,协助患者取舒适卧位;术后第 1 天,给予流质饮食,评估患者手术效果,观察有无并发症;术后第 2 天,给予半流质饮食,床头可摇高 30°~45°,在医护人员的指导下从卧—坐—立逐步过渡;术后第 3~4 天,普食,患者下床活动,临床观察;术后第 5 天,给予出院宣教,注意头、面部保暖,饮食规律,避免刺激性食物;吃饭、漱口、刷牙、洗脸动作轻柔;情绪稳定,保持充足睡眠;定时服用 B 族维生素,2 个月后停药,半年复查,不适随诊。

八、小结

微血管减压术作为医学界公认的根治面肌痉挛的方法,在功能神经外科的应用已日趋成熟,在快速康复理念的引领下,采用术中电生理监测,术中精细操作,局部备皮,切口处使用可吸收缝线进行美容缝合,不拆线,平均住院天数 6~7 d,治愈率 98% 以上,降低平均住院日,提高患者满意度。

在当今社会,随着人们的审美及意识形态的变化,自我形象意识在不断增强,面肌痉挛对患者的社交心理造成巨大压力,因此,在护理这类患者时,不仅应注重神经外科的专科护理,还要注重体现人文、心理护理。本次护理教学查房针对该面肌痉挛病例进行了详细的护理计划及护理措施呈现,将指南的基本原则与患者个体化情况进行深度融合,为患者提供合理的个体化护理方案,突出针对该类患者护理教学查房的重点、疑难点,以便为相关学者提供学习和参考。

九、查房远程展示

(一)展示流程

1. 海报宣传 举办时间地点及观看方式(提前 1 周)(图 3-19)。

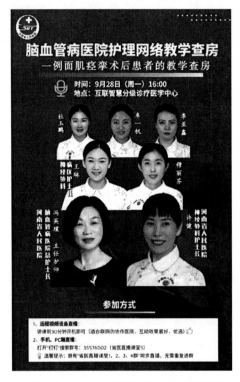

图 3-19　1 例面肌痉挛患者教学查房的
海报宣传

2.拟定远程网络护理教学查房日程　①专职教学秘书主持;②总护士长介绍主题、亚专科、联络问候远程及在线的护理同仁;③病区护士长组织查房开始;③查房结束,远程及钉钉线上互动;④科护士长总结,远程护理教学查房结束。

3.其他　①远程网络护理教学查房组织实施。②总结反馈,调整完善至下次护理教学查房(图 3-20、图 3-21)。

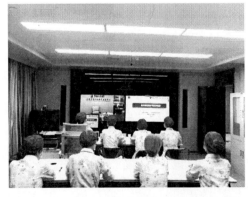

图 3-20　1 例面肌痉挛患者教学查房远程网络平台展示

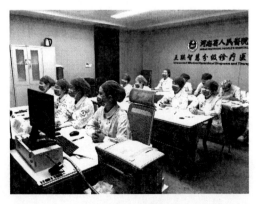

图 3-21　1 例面肌痉挛患者教学查房远程网络平台展示现场

（二）展示视频

见二维码 3-4 内容。

A.病例汇报　　　　　　B.床旁查体　　　　　　C.讨论+总结

二维码 3-4　1 例面肌痉挛患者教学查房视频

参考文献

［1］常海刚,高国军,黄立勇,等.面肌痉挛微血管减压术后并发迟发性小脑出血 1 例及文献复习［J］.临床神经外科杂志,2019,16(5):443-447.

［2］张庆辉,张强,闻梓钧,等.微血管减压术后发生远隔部位出血并发症的临床分析［J］.中日友好医院学报,2020,34(1):15-18.

［3］张庆辉,冯涛,彭过,等.显微血管减压术后并发远隔部位出血(附 6 例报告)［J］.中华神经外科疾病研究杂志,2018,17(5):464-466.

［4］王俊红,袁欣.围手术期护理干预在微血管减压术后低颅压综合征中的应用［J］.中国现代药物应用,2016,10(10):224-226.

［5］丁春戈,梅永霞,林蓓蕾,等.二元应对在慢性病患者及其配偶中的应用进展［J］.中华护理杂志,2018,53(5):626-630.

［6］王凡凡,许燕玲,王琼.青少年骨肉瘤患者对自我形象紊乱的感知、评价与应对体验［J］.中国护理管理,2018,18(5):602-605.

［7］陈泽,张黎,于炎冰.面肌痉挛显微血管减压术后延迟治愈的研究进展［J］.中华神经外科杂志,2019(4):422-424.

［8］赵继宗.神经外科学［M］.北京:人民卫生出版社,2019.

［9］孔晨晨,于炎冰,张黎.显微血管减压术治疗面肌痉挛术后面瘫的研究进展［J］.中华神经外科杂志,2019(4):419-421.

［10］王建荣,丁淑贞,冯红.ICU 患者暴露性角膜炎影响因素及干预对策进展［J］.中国护理管理,2018,18(6):861-864.

［11］王忠诚.神经外科学［M］.武汉:湖北科学技术出版社,2015.

［12］舒成,张晖,黄永安,等.微血管减压术后并发无菌性脑膜炎的危险因素分析［J］.中华神经医学杂志,2018,17(12):1261-1264.

[13]邢亚洲,王新军,梁庆华.降低面神经微血管减压术后听力丧失发生率的相关性分析[J].中华医学杂志,2017,97(31):2451-2453.

[14]宁宁,朱红,刘晓艳.神经外科护理手册[M].北京:科学出版社,2015.

第四章　神经介入护理教学查房

第一节　1 例颅内动脉瘤患者

一、疾病概述

颅内动脉瘤(intracranial aneurysm,IA)是由于局部血管异常改变产生的脑血管瘤样凸起,是引起蛛网膜下腔出血最常见的原因,致残、致死率较高。颅内动脉瘤在普通人群中的发病率为 3% ~ 5%,发病高峰年龄在 40 岁 ~ 60 岁,以女性多见。

二、查房目标

1. 知识目标　了解颅内动脉瘤的发病原因及临床表现、熟悉颅内动脉瘤的介入治疗方法、掌握颅内动脉瘤的护理诊断及护理措施,并对患者实施正确的健康教育。

2. 技能目标　了解动颅内脉瘤性蛛网膜下腔出血的病情评估和临床分级,熟悉颅内动脉瘤患者专科评估方法,掌握颅内动脉瘤患者疼痛的评估、肌力的评估以及踝泵运动的方法。

3. 情感目标　查房中体现人文关怀和以患者为中心的服务理念。

三、查房成员

护士长、带教老师、低年资护士。

四、病例汇报

(一)病例信息

1. 患者一般情况　患者 21 床,高某,男,65 岁,文化程度为小学,自由职业者,无宗教信仰。

2. 主要诊断　蛛网膜下腔出血。

3. 主要病情　2020 年 8 月 21 日急诊来我院,以"蛛网膜下腔出血"收入我科,入院后患者神志清,精神差,饮食可,睡眠差,大小便正常,经完善相关检查后在全身麻醉下行"颅内动脉瘤支架辅助栓塞术",术后患者生命体征平稳,经过 2 周的积极治疗,患者治愈出院。

4. 现病史　9 h 前无明显诱因突发头痛,呈炸裂样,难以忍受,伴恶心、呕吐,呕吐物为胃内容物,无意识障碍、肢体无力。外院行头颅 CT 示:蛛网膜下腔出血,给予对症支持治疗后头痛无好转。为进一步诊治于 2020 年 08 月 21 日急诊来我院,以"蛛网膜下腔出血"为诊断收入我科。

5. 既往史　发现高血压 1 年、血糖偏高半年,未经过正规治疗;否认心脏疾病及脑血管病病史;无食物、药物过敏史。

6. 治疗原则　静脉给予脱水、降颅压、抗血管痉挛药物、抗血小板药物、营养神经药物、镇痛药物、营养支持;择期行手术治疗。

7. 辅助检查　头颅 CT:蛛网膜下腔出血。头颈部 CTA:①右侧颈内动脉后交通动脉瘤;②左侧颈内动脉后交通动脉瘤。

8. 专科检查　神志清,精神差,双侧瞳孔等大等圆,直径约 3.0 mm,对光反射均灵敏,脑膜刺激征阳性,Hunt-Hess 分级Ⅱ级,四肢肌力、肌张力正常。

9. 药物应用　脱水降颅内压药物:20% 甘露醇 125 mL 静脉滴注 q8h。抗血管痉挛药物:尼莫地平注射液 10 mg/50 mL 以 4 mL/h 微量泵持续泵入。镇痛药物:0.9% 氯化钠注射液 50 mL+酒石酸布托啡诺 4 mg 以 2 mL/h 微量泵持续泵入。抗血小板药物:替罗非班 5 mg/50 mL 以 6 mL/h 微量泵持续泵入。补充电解质药物:0.9% 氯化钠注射液 500 mL+维生素 C 3 g+维生素 B_6 0.2 g+氯化钾 15 mL 静脉滴注 qd;0.9% 氯化钠注射液 500 mL+10% 氯化钠注射液 80 mL 静脉滴注 qd;复方氨基酸注射液 500 mL 静脉滴注 qd。脑神经营养剂:0.9% 氯化钠注射液 100 mL+依达拉奉 30 mg 静脉滴注 bid。

10. 查房时患者现况　现术后第 1 天,生命体征:T 37.9 ℃,P 84 次/min,R 21 次/min,BP 132/79 mmHg。心电监护:窦性心律,律齐。氧气吸入 2L/min;右股动脉穿刺处绷带加压包扎,敷料干燥无渗血;留置尿管通畅,给予妥善固定;患者痛苦面容,疼痛评估评分 4 分(中度疼痛);营养风险评估 3 分,存在营养失衡风险;跌倒坠床风险评估 1 分(低危风险);压疮风险评估 14 分(中度风险);DVT 风险评估 6 分(极高危风险);社会心理评估为焦虑。实验室检验阳性结果示:甘油三酯 3.01 mmol/L↑(参考值 0.56 ~ 1.70 mmol/L);空腹血糖 9.8 mmol/L↑;Na^+ 131 mmol/L↓;K^+ 3.2 mmol/L↓。

(二)护理目标

(1)患者出院前神志清楚,未发生动脉瘤破裂再出血等相关并发症;

（2）患者术后 3 天疼痛评分小于 3 分,疼痛程度由中度疼痛降至轻度疼痛或无痛;

（3）患者术后 3 天未发生营养失调;

（4）患者术后 3 天未发生跌倒坠床事件;

（5）患者术后 3 天未发生压力性损伤;

（6）患者术后 3 天未发生下肢深静脉血栓;

（7）患者术后 3 天焦虑评分小于 50 分,焦虑情绪改善。

（三）护理诊断

1. 意识状态的改变　与动脉瘤破裂出血、脑血管痉挛、脑水肿等有关。

2. 疼痛　与出血后血液刺激硬脑膜或颅内压增高有关。

3. 营养失调:低于机体需要量　与患者频繁呕吐,进食较少有关。

4. 焦虑　与疼痛及担心疾病预后有关。

5. 潜在并发症:再出血。

6. 潜在并发症:下肢静脉血栓形成。

7. 潜在并发症:有肺部感染的风险。

8. 潜在并发症:有泌尿系统感染的风险。

9. 潜在并发症:有皮肤完整性受损的风险。

（四）护理措施

1. 针对意识状态改变的护理措施　①严密观察患者的意识、瞳孔的变化以及言语、肢体活动情况。②如患者出现剧烈头痛、面色苍白、频繁呕吐、意识障碍加重、瞳孔不等大及肢体感觉异常,应警惕颅内再次出血或血栓形成,遵医嘱给予对症处理,并及时记录。③遵医嘱应用尼莫地平药物,预防脑血管痉挛的发生。④对于颅内压增高的患者,还可以使用渗透性脱水剂(如甘露醇、高渗盐水、甘油果糖等)治疗。

2. 针对头痛的护理措施　①抬高床头 15°~30°,以利于颅内静脉回流,减轻脑水肿。②为患者提供安静的环境,教会患者缓解疼痛的方法,如深呼吸、听舒缓的音乐、转移注意力等。③耐心向患者及家属讲解头痛的原因,保持患者情绪稳定。④动态评估头痛情况,采用疼痛评分工具(如视觉模拟评分表、数字分级评分法等)对患者头痛程度进行评分,评估患者头痛的性质、发作频率及持续时间,遵循三阶梯治疗原则遵医嘱应用镇痛药,及时观察用药效果。⑤若患者突然头痛加剧时,需警惕颅内压增高与脑疝的发生,应及时告知医师给予处理。

3. 针对营养失调的护理措施　①指导患者进食高热量、高蛋白、高维生素、易消化、低糖的食物,补充机体所需能量。②遵医嘱给予止吐药物和促进肠蠕动或保护胃黏膜类药物,动态观察血液生化指标,及时补充电解质。

4. 针对患者焦虑的护理措施 ①密切观察患者的心理变化,评估其情绪状态,鼓励患者树立战胜疾病的信心。②向患者讲解疾病的相关知识及团队的技术力量,鼓励家属提供情感支持。③正确及时的健康教育,通过微信传播、视频播放、教育手册、知识讲座、个案分享等方式,介绍动脉瘤的相关知识及治疗效果,积极配合治疗。④可采用叙事性心理护理、聚焦护理模式、赋能心理护理等方法改善患者术后心理状态,提升生活质量。

5. 针对潜在并发症再出血的风险 ①颅内动脉瘤破裂再出血是颅内动脉瘤最严重的并发症,故应警惕颅内动脉瘤术后破裂再出血的危险因素,如情绪激动、剧烈活动、用力排便、血压骤升骤降、用力屏气、剧烈咳嗽等。②在血压管理方面,控制收缩压 < 160 mmHg,但过度降压治疗也会增加继发性脑缺血的风险。目前尚无最佳的血压控制目标值,一般应该参考患者发病前的基础血压来设定目标值,如高于基础血压的20%左右,避免低血压。临床常用的静脉降压药物如乌拉地尔、尼卡地平等可以用于颅内动脉瘤性蛛网膜下腔出血(aneurysmal subarachnoid hemorrhage, aSAH)后急性高血压的控制。尼莫地平常用于预防脑血管痉挛,也可引起部分患者血压下降,若同时使用多种降压药物,需要严密监测血压变化。

6. 针对有下肢静脉血栓风险的护理措施 ①术后观察肢体末梢血液循环,触摸足背动脉搏动、皮肤温度,观察皮肤颜色及肢体有无肿胀,感觉有无异常。②术后卧床早期进行踝泵运动。③使用气囊间歇加压装置,促进下肢血液循环,可有效预防下肢静脉血栓的形成。④药物预防,遵医嘱使用肝素或其他低分子量肝素的抗凝药物进行抗凝治疗,预防下肢静脉血栓的发生。用药过程中,密切观察有无自发性出血、肿胀、疼痛等症状。遵医嘱定期检查凝血酶原时间、凝血时间,如有不适立即告知医生,给予相应处理。

7. 针对有皮肤完整性受损风险的护理措施 ①加强基础护理,保持皮肤清洁,每日温水擦拭全身1次,骨隆突处垫软枕,定时翻身以防止压疮的发生。②严格执行每班床旁皮肤交接,仔细检查并记录,发现问题及时处理。③应用气垫床;选择动态交替式气垫床,预防压疮发生。④保持床单元清洁、平整、干燥。

8. 针对有肺部感染风险的护理措施 ①保持室内空气新鲜,温湿度适宜,每日开窗通风。②观察患者咳嗽、咳痰情况,评估痰液的颜色、性状、量、气味等,听诊肺部呼吸音情况,了解影像学检查结果。③协助患者翻身、拍背,必要时遵医嘱给予雾化吸入,稀释痰液,湿化呼吸道,促进痰液排出。④呕吐时协助患者侧卧位,及时清理呕吐物,防止误吸。⑤在保证患者安全的前提下,提倡并协助患者早期下床活动。

9. 针对有泌尿系统感染风险的护理措施 ①每日评估患者体温、有无腰腹部疼痛、排尿情况(尿频、尿急、尿痛症状)及尿液性质(颜色、性状、尿量等)。②观察尿道口有无红肿热痛及分泌物,定期更换尿管及尿袋,每日使用温水、生理盐水或灭菌注射用水清洗会阴部、尿道口、导尿管表面。每日进行会阴部护理1~2次。③嘱患者多饮温水,以达到尿路自洁作用。④护理患者时严格执行无菌技术操作,注意手卫生,预防外源性感染。

⑤每日评估留置必要性,尽可能地缩短导尿管留置时间。⑥嘱患者饮水量达 2000 mL/d,尽量每 2~3 h 排尿 1 次,维持尿量达 1500 mL/d 以上。

(五)护理评价

(1)患者术后当天至第 3 天意识障碍程度未加重,瞳孔大小均为 3 mm、对光反射灵敏,未发生脑疝。

(2)患者术后第 3 天疼痛评分为 1 分,疼痛症状较前缓解。

(3)患者术后第 3 天饮食正常,无营养失衡的风险。

(4)患者术后第 3 天焦虑评分 50 分,无明显焦虑症状。

(5)患者术后第 3 天未发生颅内动脉瘤再次破裂。

(6)患者入院至术后第 3 天四肢可自主活动,双下肢彩超结果示:未发生下肢静脉血栓。

(7)患者入院至术后第 3 天皮肤完好,未发生压疮。

(8)患者术后第 3 天体温正常,肺部听诊音为清音,未发生肺部感染。

(9)患者术后第 2 天尿管拔除,未发生泌尿系统感染。

五、床旁查体

(一)查房前介绍

护士长:21 床高某是今天的查房对象,接下来由主查护士进行床旁查体。

主查护士:好的,护士长,接下来由我来进行床旁查体,各项物品准备已齐全,请各位老师随我移步至病房。

(二)床旁查体

1. 方式及时长　在病房以床旁教学的方式进行,时长 25 min 左右。

2. 进入病房顺序　进门前七步洗手,按照查房者(推治疗车)—护士长—带教护士—责任护士的顺序依次进入病房,按照规定站位。

3. 主查护士进行沟通并取得认可　查房者患者及其家属说明查房目的,给予人文关怀,征得其同意和配合。

5. 主查护士开始床旁查体

(1)核对患者信息:腕带和床头卡。21 床,高某,男,65 岁,诊断为蛛网膜下腔出血。

(2)生命体征:监护仪显示患者心率 76 次/min,呼吸 19 次/min,血压 128/80 mmHg,均正常,患者生命体征平稳。

(3)询问饮食情况:患者恶心呕吐较前缓解,指导患者在呕吐的时候一定要记得头偏向一侧。

(4)询问患者二便情况:患者大便干结,指导患者合理饮食;小便正常,指导患者尽量多喝水,多排尿,以预防泌尿系统感染。

(5)查看患者瞳孔:患者双侧瞳孔等大等圆,直径均为3 mm,对光反射均灵敏。

(6)评估患者疼痛程度:使用面部表情疼痛评估量表进行评估,患者轻微疼痛。

(7)肌力评估:患者四肢肌力及肌张力正常。

(8)专科评估

1)巴宾斯基征:左手握踝上部固定小腿,右手持钝尖的金属棒自足底外侧从后向前快速轻划至小趾趾根部,再转向趾趾侧,患者所有足趾屈曲,巴宾斯基征呈阴性。

2)颈强直检查:一只手抵患者胸部以固定上身,另一只手将患者头抬起,先向两侧轻轻转动,然后再将头部向前屈曲,患者颈项僵硬且有抵抗感,不能使下颌触及胸部,颈强直检查呈阳性(图4-1)。

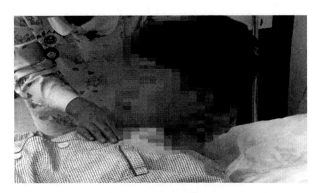

图4-1　颈强直检查

3)克尼格征:将患者一侧髋关节和膝关节成90°弯曲,将患者小腿上抬伸直,患者膝关节能够达到135°,克尼格征呈阴性(图4-2)。

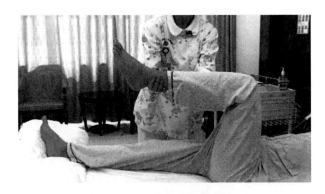

图4-2　克尼格征检查

4)布鲁津斯基征:一只手托起患者后枕部,另一只手按于其胸前,当头部被动上托,使颈部前屈,患者双髋与膝关节无不自主屈曲,布鲁津斯基征呈阴性。

(9)查看患者股动脉穿刺点:患者穿刺处皮肤无红肿、无渗血、无硬结,右下肢皮温正常,足背动脉搏动良好(图4-3)。

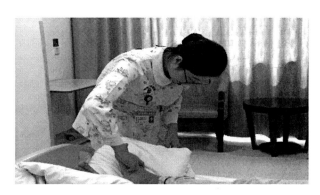

图4-3 足背搏动检查

6.床旁指导患者做踝泵运动 为防止患者发生下肢静脉血栓,指导患者做踝泵运动。第1个是屈伸动作:下肢伸展,大腿放松,缓缓勾起脚尖,尽力使脚尖朝向自己,至最大限度时保持10 s,然后脚尖缓缓下压,至最大限度时再保持10 s,然后放松,这样一组屈伸动作完成。10 s如果觉得坚持不了可以根据自身情况进行调整。第2个是环绕动作:下肢伸展,大腿放松,以踝关节为中心,脚趾做360°绕环,尽力保持动作幅度最大。环绕可以使更多的肌肉得到运动,可顺时针和逆时针交替进行。上述2个动作可以单腿做,也可以双腿同时做,2个步骤就是1组踝泵运动,每1~2 h做1组,每组10~20次。

7.离开病房 为患者整理衣被,致谢,整理床单位,按照教学查房规范离开病房。

六、讨论

(一)带教老师评价

通过刚才的查房,我们可以看到,主查护士准备的患者护理查房内容详细,评估方法准确,对于颅内动脉瘤支架辅助栓塞术后的患者,我们要关注患者的意识、瞳孔、言语、肢体活动、疼痛程度以及股动脉穿刺点等情况,除此之外,我们还要关注患者的心理变化。在查体过程中也能充分体现人文关怀,及时地和患者沟通反馈信息,这些都很好。

(二)讨论

带教老师提问:相信主查护士查阅了大量的资料,那么通过刚才的查房,大家还有什么要补充的吗?

责任护士1：我想补充一点，刚才在查房时，我发现一个小问题，就是在告知患者缓解疼痛的措施时，有一个是采用镇痛药物缓解疼痛，但是没有告知患者和家属用的是什么镇痛药物，以及药物的作用和使用时的注意事项。

主查护士：是的，我现在补充一下，该患者是蛛网膜下腔出血造成的头痛，由于疼痛程度较重，入院时遵医嘱给予患者镇痛药物酒石酸布托啡诺注射液静脉泵入，该药物的主要作用机理是与中枢神经系统中的一些受体相互作用，间接发挥镇痛作用，但是在使用时会出现嗜睡、头晕、恶心或呕吐等不良反应，使用过程中需要密切注意。

带教老师：是的，颅内动脉瘤破裂导致的蛛网膜下腔出血患者都会存在非常剧烈的头痛，那什么是蛛网膜下腔出血，蛛网膜下腔的解剖结构大家熟悉吗？

责任护士2：蛛网膜下腔出血是多种病因所致的脑底部或脑脊髓表面血管破裂，血液直接进入蛛网膜下腔所致。蛛网膜下腔位于蛛网膜和软脑膜之间，是一个由两层脑膜构成的一个腔隙，内含脑脊液，与脊髓蛛网膜下腔相通。

带教老师：嗯，回答得非常好，蛛网膜下腔出血后，颅内压力增高，患者会出现剧烈的头痛，恶心、呕吐、颈项强直等表现，这些都是颅内压增高的症状，那谁知道正常颅内脑脊液的压力是多少呢？

责任护士3：脑脊液的压力，成人80～180 mmH$_2$O，低颅内压即为<70 mmH$_2$O，高颅内压即为>200 mmH$_2$O。

带教老师：是的，当患者颅内压增高，脑膜刺激征明显时，医生会给予腰椎穿刺进行脑脊液置换或者腰池引流术，将血性的脑脊液引流出体外，减少血液对硬脑膜的刺激，减轻颅内压力，这位患者因出血量相对较少，所以目前没有进行脑脊液置换和腰池引流术。但是我们必须要掌握脑脊液的循环通路，知其然并知其所以然，大家谁有信心回答？

责任护士2：脑脊液的循环途径是通过侧脑室的脉络丛产生的脑脊液流向第三脑室，再由第三脑室所产生的脑脊液一起流入第四脑室，经过中脑水管，与第四脑室所产生的脑脊液一起通过第四脑室的中孔流入到蛛网膜，再沿第四脑室的中孔和侧外孔流向位于大脑背面的蛛网膜下腔，然后回到硬脑膜窦的位置，最后再流入血液中。脑脊液不仅对大脑起到保护支持作用，在清除代谢产物及炎性渗出物方面也起着身体其他部位淋巴液所起的作用。

带教老师：总结得很全面，大家还有其他疑问需要讨论吗？

责任护士1：我有一个疑问，这位患者在住院初期，意识状态在清楚和朦胧之间反复变化，瞳孔检查也都正常，复查头颅CT较前也未见明显变化，医生说是血管痉挛导致的，我想请教一下，为什么会发生血管痉挛，血管痉挛为什么会导致意识变化？

带教老师：SAH后，20%～30%的SAH患者都会出现脑血管痉挛，它是较常见的出血后并发症，主要是因为蛛网膜下腔的血液刺激血管导致的痉挛，一般在SAH后的3～5 d开始发生，在5～14 d左右达到高峰。临床上会表现为意识的改变，局灶性神经功能损害的体征,导致患者出现迟发性缺血性的脑损伤,可继发导致患者出现脑梗死。在临床工作中,预防和治疗脑血管痉挛的常用药物是尼莫地平,它是一种常用的钙通道阻滞剂,可以预防血管痉挛,改善脑血流。不良反应主要有血压下降、胃肠道反应、头晕、头痛。在使用该药物时应密切观察血压的变化,注意指导患者卧位,防止体位性低血压的发生。同时选择粗大血管进行静脉泵入,减少药物对血管的刺激,另外,尼莫地平具有光敏感性,避免在阳光直射下使用。

责任护士3:那作为低年资的护士,在临床工作中应该怎样识别动脉瘤破裂的先兆呢? 一旦破裂出血我们应该做哪些急救呢?

带教老师:你的问题很专业,说明用心思考过,主查护士,你可以给大家讲一下吗?

主查护士:在临床工作中,如果患者突然头痛或头痛加剧,同时伴有意识障碍、恶心、呕吐、颈项强直等表现,或者一侧眼睑下垂、偏瘫等都是疾病发生或动脉瘤破裂出血的先兆。另外,还需要观察所谓的"两慢一高"症状,指心率慢、呼吸慢,血压高,这也是颅内压增高的表现,所以要格外细心观察,及早报告医生,尽快处理。《2019 中国蛛网膜下腔出血诊治指南》提出,SAH 要注意监测血压,保持收缩压 < 160 mmHg 和平均动脉压 > 90 mmHg,也可参考患者发病前基础血压修正目标血压,以高于基础血压20% 左右为宜,避免发生低血压。临床常用尼卡地平、乌拉地尔注射液等控制患者血压。同时,控制管理高危因素,避免再次破裂出血。一旦破裂出血,应遵医嘱立即快速静脉滴注 20% 甘露醇,以脱水利尿降低颅内压,然后保持呼吸道通畅,适当抬高头部15°～30°,以减轻脑水肿降低颅内压。充分给氧,改善脑缺氧。神志清者,安抚患者情绪,如出现躁动不安,及时遵医嘱使用镇静及镇痛药物。吸痰时勿刺激患者剧烈咳嗽,以免引起颅内压骤然增高。如需急诊手术,配合医生完成术前准备。

带教老师:还有一点我们需要注意,介入术后高血压患者,因动脉压力过高,我们更要注意穿刺部位并发症的观察。那关于穿刺点主要有 7 种并发症,下肢疼痛或不适、皮下瘀斑或血肿、假性动脉瘤、动静脉瘘、血栓形成、动脉夹层和感染。做好并发症的观察,就要靠日常我们细心的观察和护理,做到一看,看穿刺点伤口;二摸,摸足背动脉的搏动;三勾,做踝泵运动;四察,观察皮肤黏膜有无破损和出血点。

护士长点评:通过病历讨论,大家相互补充,总结的比较全面。颅内动脉瘤破裂出血致残致死率高,所以作为一名医务工作者,我们有义务向身边的人进行科普宣传,要定期体检,早发现早治疗,用我们的专业知识帮助更多的人获得健康。以上是今天的查房内容。接下来由我们的带教老师为我们进行知识拓展内容。

七、知识链接

(一)颅内动脉瘤的发病机制与危险因素

1. 发病机制　颅内动脉瘤是由于局部血管异常改变产生的脑血管瘤样凸起,是造成蛛网膜下腔出血的首位病因。其病因尚不明确，多数研究认为是由动脉壁先天性肌层缺陷或后天获得性内弹力变性或二者的联合作用。

（1）先天性缺陷动脉瘤的发生存在一定程度的遗传倾向和家族聚集性，如在有动脉粥样硬化、动脉瘤家族史和多囊肾患者中，动脉瘤患病率较高。

（2）随着年龄的增长，动脉壁弹性逐渐减弱，薄弱的血管壁在血流冲击等因素的影响下，向外突出，形成囊性动脉瘤，其好发于脑底 Willis 环的分支部位。

2. 颅内动脉瘤发生的危险因素　颅内动脉瘤的危险因素可分为 3 类：动脉瘤发生的危险因素、动脉瘤增大及形态改变的危险因素、动脉瘤破裂的危险因素。这些危险因素分为可干预和不可干预 2 种。可干预的因素包括：吸烟、酗酒、高血压、低脂血症、治疗时不全栓塞以及女性的激素替代治疗。不可干预因素包括：性别、年龄、动脉瘤或 SAH 家族史、多发动脉瘤、脑动静脉畸形、常染色体显性多囊肾病。其中促进其破裂的危险因素包括以下内容。①年龄：各项对于未破裂动脉瘤的大规模随访研究发现，年龄增长会增加未破裂动瘤的出血风险。②性别：女性发生颅内动脉瘤的比例高于男性患者，以及破裂风险更高，其原因并不明确。③吸烟：吸烟是蛛网膜下腔出血的独立危险因素，戒烟能降低蛛网膜下腔出血的风险。④酗酒：酗酒可增加蛛网膜下腔出血的风险。⑤高血压：高血压是否可以作为蛛网膜下腔出血的独立危险因素尚存在争议。可能与动脉瘤的形成和破裂有关，故对高血压患者要进行血压监测并控制血压。⑥家族史遗传因素：被认为是蛛网膜下腔出血的独立危险因素，但应当排除家族性生活习惯，如吸烟、酗酒和家族遗传性高血压等因素的影响。某些疾病可能会使颅内动脉瘤的发生率显著增高，如多囊肾、马方综合征等。

（二）颅动脉瘤性蛛网膜下腔出血的病情评估和临床分级

aSAH 患者主要临床症状和体征包括突发性剧烈头痛、恶心、呕吐、意识障碍、癫痫、脑膜刺激征等。由于疾病发展过程中 aSAH 患者的神经功能会有所改变，为清晰和准确记录其变化，可靠且有效的分级系统显得非常重要。目前，对临床症状的评估仍依据临床病情分级，主要的分级系统包括 Hunt-Hess 分级（表 4-1）和世界神经外科医师联盟（world federation of neurological surgeons，WFNS）量表（表 4-2），分级越高，病情越严重，并且与预后相关。

临床研究表明，Hunt-Hess Ⅰ ~ Ⅱ级患者症状相对较轻，经积极救治，病死率低，属轻型 aSAH。而Ⅳ级以上的患者，由于意识障碍程度及脑损伤严重，治疗方法及预后与Ⅰ、Ⅱ级的患者有较大差别，虽经积极救治，其病死率仍高达 30.5% ~ 35.0%，通常称之为高分级 aSAH 或重症动脉瘤性蛛网膜下腔出血。aSAH 患者的神经系统及全身状况在病程急性期是一个动态变化的过程，其病情分级是可变的，应在发病后连续动态评估记录分级的变化。

表 4-1 Hunt-Hess 量表

分数(分)	临床表现
1	无症状,或轻度头痛,轻度颈项强直
2	中等至重度头痛,颈项强直或脑神经麻痹
3	嗜睡或混乱,轻度局灶神经功能损害
4	昏迷,中等至重度偏瘫
5	深昏迷,去脑强直,濒死状态

注:对于严重的全身性疾病(例如高血压肾病、糖尿病、严重动脉硬化、慢性阻塞性肺病)或血管造影发现严重血管痉挛者,评分加1分。

表 4-2 WFNS 量表

分级	标准
Ⅰ	GCS 15 分
Ⅱ	GCS 13~14 分,无局灶性神经系统缺损症状及体征
Ⅲ	GCS 13~14 分,伴局灶性神经系统缺损症状及体征
Ⅳ	GCS 7~12 分
Ⅴ	GCS 3~6 分

注:WFNS,世界神经外科医师联盟蛛网膜下腔出血分级。GCS,格拉斯哥昏迷评分。

(三)颅内动脉瘤的介入治疗的研究进展

颅内动脉瘤在普通人群中的发病率3%~5%,发病高峰年龄在40~60岁,女性多见,一旦发生破裂出血,致死率高达40%。随着技术方法、材料发展及神经介入医师经验积累,血管内治疗已成为颅内动脉瘤首选治疗方法,有助于明显降低破裂动脉瘤再出血率及死亡率。

颅内动脉瘤介入治疗始于20世纪70年代初,目前已成为治疗颅内动脉瘤的重要方法,具有安全、微创、有效、恢复快等优点,已在临床得到广泛应用。但在治疗颅内复杂动脉瘤(如巨大型动脉瘤、宽颈动脉瘤、梭形和夹层动脉瘤等)方面,仍面临巨大挑战。介入治疗的术式主要有颅内动脉瘤弹簧圈栓塞术、颅内动脉瘤支架辅助弹簧圈栓塞术和颅内动脉瘤血流导向装置重建术。其治疗目的是防止动脉瘤破裂,保持载瘤动脉通畅。治疗方法的选择与动脉瘤的位置、大小、形态、瘤颈、是否破裂以及患者的临床状况等有关。

近年来,血流导向装置(flow diverter,FD)的出现,让临床医生和患者有了更多的治疗选择。血流导向装置是在颅内动脉瘤血流动力学研究基础上发展起来的一种新型密网支架,2014年开始在国内上市,目前国内常用的有 Pipeline 血流导向栓塞装置和 Tubridge

血管重建装置2种。以Pipeline密网支架为例,其血流导向作用可以干扰从载瘤动脉进入动脉瘤的血流,使动脉瘤中血液出现阻滞淤积,导致动脉瘤内血栓形成,并促使其完全闭塞。而且Pipeline密网支架形成了可供血管内皮细胞攀爬生长的"脚手架",植入物被血管内皮细胞覆盖后,可以将动脉瘤与载瘤动脉"完全隔绝",最大限度地降低动脉瘤的破裂风险及再通风险。植入物表面内皮化后,将在病变载瘤动脉颈部形成永久的生物性封闭,从而起到内皮化修复的作用。血流导向装置的出现,更大限度地降低动脉瘤的破裂风险和复发风险,为患者的健康带来了新的福音。

八、小结

颅内动脉瘤是造成蛛网膜下腔出血的重要原因,其致残率、致死率极高。aSAH是严重损伤中枢神经系统并对全身多个器官产生病理影响的急性脑血管疾病,由于动脉瘤破裂出血,对脑组织造成的原发性损伤,加之动脉瘤早期再破裂出血、急性脑积水、脑血管痉挛等继发性脑损伤,以及疾病中后期循环、呼吸等系统并发症的影响,其临床治疗涉及多个专业学科知识及技术,通常需要神经外科、神经介入、神经重症监护等多学科协作,将早期紧急处置、神经重症监护与治疗有机结合,才能降低病死率和致残率,改善患者的预后。

本次护理教学查房针对该颅内动脉瘤性蛛网膜下腔出血病例进行了详细的护理计划及护理措施呈现,将指南的基本原则与患者个体化情况进行深化融合,为患者提供合理的个体化护理方案,突出针对该类患者护理教学查房的重点、疑难点,链接相关最新治疗进展,以便为相关学者提供学习和参考(图4-4)。

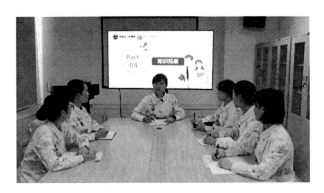

图4-4 1例颅内动脉瘤患者护理教学查房讨论

九、查房远程展示

(一)展示流程

1. 提前1周进行海报宣传 举办时间:2020年10月29日16:00。地点:互联智慧分级诊疗医学中心。观看方式:线上观看及线下参会(图4-5)。

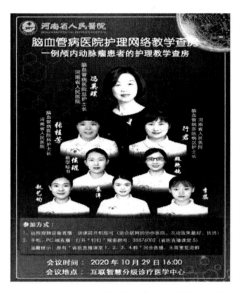

图4-5　1例颅内动脉瘤患者的护理教
学查房海报宣传

2. 拟定远程网络护理教学查房日程　①专职教学秘书主持;②总护士长介绍主题、亚专科、联络问候远程及在线的护理同仁;③病区护士长组织查房开始;④查房结束,远程及钉钉线上互动;⑤科护士长总结,远程护理教学查房结束。

3. 组织实施　远程网络护理教学查房组织实施。

4. 总结反馈　调整完善至下次护理教学查房。

(二)展示视频

见二维码4-1内容。

A. 病例汇报　　　　B. 床旁查体　　　　C. 讨论
二维码4-1　1例颅内动脉瘤患者的护理教学查房视频

参考文献

[1]中国卒中学会.中国脑血管病临床管理指南[M].北京:人民卫生出版社,2019.

[2] 董漪,郭珍妮,李琦,等.中国脑血管病临床管理指南(节选版):蛛网膜下腔出血临床管理[J].中国卒中杂志,2019,14(8):814-818.

[3] 中华医学会神经病学分会,中华医学会神经病学分会脑血管病学组,中华医学会神经病学分会神经血管介入协作组.中国蛛网膜下腔出血诊治指南2019[J].中华神经科杂志,2019(12):1006-1021.

[4] 潘文龙,赵浩,周染云,等.颅内动脉瘤血管内栓塞治疗的围术期护理[J].护士进修杂志,2020,35(10):942-944.

[5] 张岱,郑雯,陈媛媛.46例动脉瘤性蛛网膜下隙出血介入栓塞治疗的围术期护理[J].全科护理,2019,17(35):4453-4455.

[6] 王广涛.营养支持对颅内动脉瘤性蛛网膜下腔出血患者营养状态、免疫功能影响[J].中国农村卫生事业管理,2018,38(2):264-266.

[7] 王丽君,胡韶华,崔玉华.叙事性心理护理对颅内动脉瘤患者血管内介入栓塞术后心理状态及护理工作满意度的影响[J].河南医学研究,2021,30(25):4796-4798.

[8] 刘芬,刘耀君.聚焦护理模式对颅内动脉瘤血管内介入栓塞术患者心理状况、自理能力、疾病不确定感的影响[J].护理实践与研究,2021,18(16):2459-2463.

[9] 戴凯茜,周如聪,杨晓清.赋能心理护理模式联合希望理论在颅内动脉瘤患者护理中的应用[J].中华现代护理杂志,2020,26(31):4389-4393.

[10] 徐跃峤,王宁,胡锦,等.重症动脉瘤性蛛网膜下腔出血管理专家共识(2015)[J].中国脑血管病杂志,2015,12(4):215-224.

[11] 徐阳王,雪梅,李玫.急诊介入护理学[M].北京:人民卫生出版社,2020.

[12] 张彤宇,刘鹏,向思诗,等.中国颅内破裂动脉瘤诊疗指南2021[J].中国脑血管病杂志,2021,18(8):546-574.

[13] 陶雯,杨一萍,朱靓,等.2015NCS循证指南:神经危重症患者静脉血栓形成的预防[J].中国卒中杂志,2016,11(10):886-893.

[14] 陈洁.两种不同类型气垫床结合不同翻身间隔时间对重症颅脑损伤患者预防压疮的比较分析[D].苏州:苏州大学,2016.

[15] 马玉芬,成守珍,刘义兰,等.卧床患者常见并发症护理专家共识[J].中国护理管理,2018,18(6):740-747.

[16] 王莹.基于循证构建预防导尿管相关性尿路感染的干预策略的研究[D].杭州:浙江大学,2014.

[17] 净梅.基于循证构建预防导尿管相关性尿路感染的护理干预[J].临床医学研究与实践,2018,3(22):185-186.

[18] 耿介文,翟晓东,吉喆,等.中国颅内未破裂动脉瘤诊疗指南2021[J].中国脑血管病杂志,2021,18(9):634-664.

[19]曾括,吴立权,徐海涛,等.不同治疗方式下高龄动脉瘤性蛛网膜下腔出血病人临床特点分析[J].临床外科杂志,2021,29(4):351-354.

[20]中国医师协会神经介入专业委员会出血性脑血管病神经介入专业委员会(学组).血流导向装置治疗颅内动脉瘤的中国专家共识[J].中华神经外科杂志,2020,36(5):433-445.

[21]陈蓦,王武.颅内动脉瘤血管内治疗现状与进展[J].介入放射学杂志,2018,27(6):592-597.

[22]CONNOLLY E S JR, RABINSTEIN A A, CARHUAPOMA J R, et al. Guidelines for the management of aneurysmal subarachnoid hemorrhage: a guideline for healthcare professionals from the American Heart Association/American Stroke Association[J]. Stroke, 2012,43(6):1711-1737.

[23]DIRINGER M N, BLECK T P, CLAUDE HEMPHILL J 3rd, et al. Critical care management of patients following aneurysmal subarachnoid hemorrhage: recommendations from the Neurocritical Care Society's Multidisciplinary Consensus Conference[J]. Neurocrit Care,2011,15(2):211-240.

第二节 1 例急性脑卒中患者

一、疾病概述

脑梗死(cerebral infarction)又称缺血性脑卒中,是指因脑部血液供应障碍,缺血、缺氧所导致的局限性脑组织的缺血性坏死或软化,主要以偏瘫、言语障碍、偏身感觉障碍和共济失调等局灶定位症状为临床表现,是脑血管病中最常见的一种类型,占70%~80%。其发病率和病死率居高不下,已成为危害人类健康的主要疾病之一。

缺血性脑卒中急性期治疗的关键在于尽快开通闭塞血管,挽救缺血半暗带。采取血管内治疗的患者需满足下述条件:①卒中前改良 Rankin 量表(modified Rankin scale, mRS)评分0~1分;②明确病因为颈内动脉或大脑中动脉 M1 段闭塞;③年龄≥18岁;④美国国立卫生研究院卒中量表(National Institutes of Health stroke scale, NIHSS)评分≥6分;⑤Alberta 卒中项目早期 CT 评分(Alberta early stroke program CT sore, ASPECTS)评分>6分;⑥动脉穿刺时间能够控制在发病6 h 内。其治疗主要包括机械取栓(支架取栓、导管抽栓)、球囊和支架血管成形术、动脉溶栓、多模态复流等多种方式。其中,机械取栓因具有快速再通、出血转化率更低及卒中介入时间窗延长等优点而获得广泛关注,目前临床应用最多。

二、查房目标

1. 知识目标　了解急性脑卒中的概念及影响因素、熟悉心房颤动导致脑卒中的发生机制,掌握机械取栓术后的护理诊断、护理措施。

2. 技能目标　了解护理查房的程序及步骤,熟悉各评估表的评估方法及评估时机;掌握神经系统查体的内容与方法、肌力的分级。

3. 情感目标　重视人文关怀和以患者为中心的服务理念、培养护士科研与临床思维能力,激发护士求知欲与多学科协作精神。

三、查房成员

护士长、带教老师、责任护士、低年资护士。

四、病例汇报

(一)病例信息

1. 患者一般情况　3 床,郁某,男,65 岁,初中毕业,目前退休,无宗教信仰。

2. 主要诊断　急性脑血管病。

3. 主要病情　患者 3 月 18 日 20:30 晚饭后在家中活动时,无明显诱因突然出现左侧肢体无自主活动,自觉左侧躯干及肢体麻木感,遂来河南省人民医院脑卒中绿色通道,行急诊头颅 MRA 提示:右侧颈内动脉起始部闭塞。患者于 2021 年 3 月 18 日 22:55,以"突发左侧肢体无力 2.5 h"为代主诉急诊入院。经急诊行"主动脉弓造影术+全脑血管造影术+右侧颈内动脉机械取栓术",术后转入 ICU 治疗。

4. 既往史　高血压病史 5 年,未规律服用降压药物;心房颤动 1 年,射频消融术后 3 d,平日服用利伐沙班 20 mg/qd;吸烟史 20 年,无饮酒史,无疫区旅居史。

5. 治疗计划　脑血管病常规护理,结合患者病史及目前症状,完善相关检查,暂予抗血小板、降脂稳定斑块、护胃、营养神经、改善循环等药物应用,干预脑血管病危险因素。

6. 专科检查　患者呈嗜睡状态,双侧瞳孔等大等圆,直径约 2.5 mm,对光反射灵敏,双眼向右侧不全凝视;言语含糊不清,左侧鼻唇沟变浅,伸舌左偏,咽反射正常。左上肢肌力 0 级,左下肢肌力 0 级;右侧肢体肌力正常,四肢肌张力正常,左下肢巴宾斯基征(+)、普谢普征(+)。

7. 量表评分　见表 4-3。

8. 药物应用　静脉泵入:尼卡地平降血压。静脉输注:磷酸肌酸钠营养心肌;醒脑静、胞磷胆碱开窍醒脑;依达拉奉保护脑功能;七叶皂苷钠促进消肿。口服药物:单硝酸异山梨酯40 mg qd,利伐沙班20 mg qd。雾化药物:布地奈德、异丙托溴铵雾化治疗扩张支气管。

表4-3 缺血性脑卒中入院患者常用评分量表

量表名称	分值
NIHSS 评分	12分(中度卒中)
改良 Rankin 量表(mRS 评分)	4分(中重度残疾)
Barthel 指数评定量表	50分(中度依赖)
住院患者跌倒/坠床风险评估表	5分(高危风险)
深静脉血栓(DVT)Caprini 评估量表	6分(高危风险)
Braden 压疮评分量表	14分(轻度危险)
营养风险筛查(NRS 2002)	3分(有营养风险)

9. 查房时患者现况 生命体征:T 36.7 ℃,P 68 次/min,R 18 次/min,BP 110/64 mmHg。患者神志清,言语清晰,听理解能力正常,双侧瞳孔等大等圆,直径约2.5 mm,对光反射灵敏,左侧肢体肌力4级、右侧肢体肌力5级。左侧巴宾斯基征及等位征阳性。双侧指鼻试验及跟膝胫试验稳准,罗姆伯格征阴性。实验室检查结果:白蛋白29.4 g/L、前白蛋白107 mg/L、血红蛋白122 g/L、D-二聚体0.74 mg/L。

(二)护理目标

(1)出院前患者不发生脑灌注异常。
(2)出院前消除肺炎,减少胸腔积液。
(3)出院前患者能积极配合运动训练,躯体运动功能得到改善。
(4)出院前患者营养指标均正常。
(5)出院前患者不发生跌倒及坠床不良事件。
(6)出院前患者可掌握脑卒中、心房颤动、营养不良等相关疾病知识。
(7)患者不发生脑梗死、脑出血、脑疝、心律失常并发症。

(三)护理诊断

1. 脑灌注异常 与颅内血流量增加有关。
2. 气体交换受损 与气体交换面积减少有关。
3. 躯体移动障碍 与运动神经元损伤所致运动功能降低有关。
4. 营养失调:低于机体需要量 与食欲降低、摄入不足有关。
5. 有跌倒的危险 与肢体无力有关。

6.知识缺乏　缺乏疾病、药物及护理相关知识。

7.潜在并发症　脑梗死、脑出血、脑疝、心律失常、下肢深静脉血栓。

（四）护理措施

1.针对脑灌注异常的护理措施　①卧床休息，保持环境安静，减少探视。②严密观察意识、瞳孔、心率、呼吸、血压及肢体活动。③应用降压药物，遵医嘱个性化控制血压。④避免血压升高的因素，如用力排便、咳嗽、情绪激动或紧张。

2.针对气体交换受损的护理措施　①给予持续低流量吸氧，观察呼吸频率及血氧饱和度。②使用雾化吸入及体位引流，促进痰液排出，定时听诊评估患者痰液情况。③鼓励患者下床活动，根据个体情况，逐渐增加活动量。④督促患者进行呼吸锻炼，如腹式呼吸等。

3.针对躯体移动障碍的护理措施　①评估四肢肌力，根据评分量表评分给予相应的协助，给予左侧肢体良肢位摆放。②配合康复师对患者进行个性化康复训练；指导家属督促患者配合康复治疗。③加强巡视，主动询问患者需求，鼓励患者床上自主训练。

4.针对营养失调的护理措施　①给予营养支持与干预，制订膳食计划。②指导患者进食易消化的优质蛋白，新鲜水果蔬菜。③加强口腔护理，保持口腔湿润、清洁，以增进食欲。④遵医嘱给予静脉滴注肠道外营养，如脂肪乳、氨基酸等。

5.针对有跌倒的危险的护理措施　①根据患者肌力进行床旁康复指导。②提供循序渐进的活动帮助患者慢慢地坐起。患者站立前，在床沿侧双腿自由摆动几分钟；最初几次下床时，要把时间限制在15 min，每日3次，根据患者耐受情况，逐渐增加步行距离；③指导患者使用辅助设备，如床档、拐杖等；④将经常使用的物品放在患者容易取放的位置。

6.针对知识缺乏的护理措施　①做好患者及家属的健康教育工作。②开展脑卒中相关知识小课堂。③进行心房颤动及抗凝药物使用的注意事项宣教。④对患者及家属进行饮食指导。

7.针对潜在并发症脑梗死、脑出血、脑疝、心律失常的护理措施　①病情观察：观察患者是否出现头痛、呕吐或进行性意识障碍，脉搏慢而有力，呼吸深而慢，血压升高，原有症状加重或出现新的肢体瘫痪等症状，一旦出现异常，配合医师对症处理。②避免诱因：避免用力排便、咳嗽、打喷嚏、情绪激动、烦躁等，必要时遵医嘱应用镇静剂，保证充足睡眠。③严密监测患者心律变化，一旦出现心房颤动等心律失常情况，遵医嘱应用强心、抗心律失常药物。④备好抢救物品和药品。

8.针对有下肢静脉血栓的风险的护理措施　①观察患肢的血运，重点是皮肤温度、颜色，肢体的疼痛及足背动脉搏动情况。②注意患肢保暖，保持室温26～28 ℃，避免寒冷刺激，术后3 d内避免患肢过度屈曲，以防血管痉挛，引起血流不畅。③指导患者家属行下肢肌肉按摩，尤其是术侧肢体，以预防下肢静脉血栓形成。④给予双下肢间歇充气加压装置治疗及中医定向透药治疗仪治疗每天2次。

（五）护理评价

（1）患者治疗依从性好,血压平稳,未发生脑灌注异常。

（2）患者肺部炎症改善,无胸闷气喘等症状出现。

（3）患者积极配合主动与被动运动,左侧肢体肌力4级,可在家人或辅助工具协助下走路。

（4）患者白蛋白呈上升趋势。

（5）患者下床活动量较前增加,每日在家属及辅助设备协助下活动3次,每次约30 min,没有发生跌倒坠床。

（6）患者了解相关疾病知识,对膳食结构进行了调整。

（7）患者2021年3月21日22:40心电监护示:异位心律,心房颤动。遵医嘱给予胺碘酮静脉泵入,2 h后心律转复成功。之后未再出现心房颤动。

（8）患者未发生并发症。

五、床旁查体

（一）查房前介绍

护士长:3床,郁某,是今天的查房对象,接下来由主查护士进行床旁查体。

主查护士:好的,护士长,接下来由我来进行床旁查体,各项物品准备已齐全,请各位老师随我移步至病房。

（二）床旁查体

1.床旁站位　进门前七步洗手。按照进门顺序依次进入,按照规定站位站立（图4-6）。

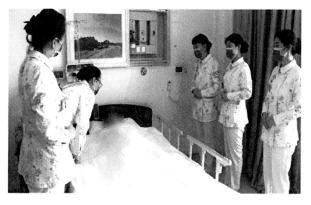

图4-6　1例急性脑卒中患者床旁查体

2.沟通问候　主查护士进行沟通,向患者及其家属问候,征得其同意和配合。

3.主查护士开始床旁查体

(1)核对患者信息腕带和床头卡:3床,郁某,男,65岁。

(2)查看心电监护:P 74次/min,R 17次/min,BP 128/80 mmHg(左侧肢体活动差,右上肢为输液手臂,测量右上肢时需关闭液体),T 36.5 ℃(纱布擦腋窝后夹体温计,左手放于右肩部,并看手表计时)。

(3)观察患者瞳孔及口腔:患者双侧瞳孔等大等圆,对光反射灵敏,口腔黏膜完好,未出血。

(4)肺部听诊:酒精棉片消毒胸件,(听诊顺序:支气管、左上肺、右上肺、左下肺、右下肺)患者肺部情况较前好转,左肺可闻及湿啰音,患者自诉胸闷较前减轻。

(5)查看四肢肌力情况:患者右侧肢体肌力5级,左侧肢体肌力4级,左下肢巴宾斯基征(+),(足底外侧缘,由足根部开始,划至小趾根部,再转向拇趾根部,这时左下肢出现拇趾背屈,其余四趾呈扇形张开)指导患者康复训练,行屈髋屈膝运动。

(6)询问患者一般情况并给予饮食指导:患者睡眠质量较差,大小便正常,食欲较前好转,进食无呛咳,晨起进食1盒牛奶,1个鸡蛋,少许青菜。中午进食1碗米饭,1份豆腐,1份青菜。指导患者每日饮水量达2000 mL。关注患者大便情况,预防便秘。进行药物知识宣教,讲解药物作用及不良反应。因患者平时服用抗凝药物,主查护士嘱咐患者平常刷牙时动作轻柔,注意观察有无牙龈出血的情况。

(7)检查患者皮肤情况并协助患者取舒适卧位:患者皮肤颜色正常,未见紫色的瘀斑和出血点。协助患者取右侧卧位(健侧位)。

(8)查体结束,按照出病房顺序离开病房。

六、讨论

带教老师提问:主查护士的护理查房内容很详细,评估方法准确,在查体过程中尽显人文关怀,大家对查房过程中有什么疑问?请大家各抒己见(图4-7)。

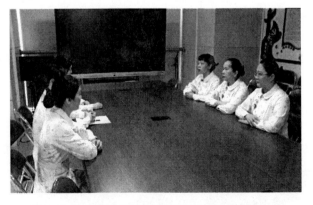

图4-7　1例急性脑卒中患者的护理教学查房讨论

护士1:为什么患者没有进行静脉溶栓而是选择动脉取栓呢?

带教老师:缺血性卒中的静脉溶栓治疗具有严格的时间窗限制,对于大血管闭塞及心源性栓塞所致卒中,静脉溶栓的血管再通率较低,治疗效果欠佳。如颈内动脉闭塞的再通率<10%,大脑中动脉M1段再通率<30%。该患者存在的可控性高危因素包括高血压、吸烟、心房颤动。非可控性高危因素包括年龄>60岁、性别。由于心房颤动形成的栓子体积较大,且多为陈旧性,静脉用药的方式只能使部分药物到达病灶,治疗效果不佳。直接取出堵塞血管的栓子,无须使用溶栓药物,减少了出血转化的风险。

护士2:该患者肺部感染是否可以进行机械排痰?

主查护士:这个患者不能进行机械排痰。机械排痰适应证为须增强排除呼吸系统痰液等分泌物的能力的术后、体弱患者;改善淤滞的肺部血液循环状况,预防、减少呼吸系统并发症的发生。机械排痰的禁忌证为有出血部位;气胸、胸壁疾病;肺部血栓;肺出血及咯血;心房颤动、心室颤动;急性心肌梗死;不能耐受振动的患者。对于该患者我们可以采取体位引流的方法。通过痰液的重力作用,叩击拍打时产生的振动作用使痰液从病灶处经肺段、肺叶支气管引流到大支气管,再流向大气道,经咳嗽排出体外。体位引流可以促进患者排痰,改善日常的通气功能,促进肺膨胀,增加肺活量,预防肺部并发症的发生。基本原则为使病变部位处于高位,引流支气管的开口方向朝下,以促进分泌物的引流,改善动脉血氧,缓解呼吸困难。体位引流前应评估患者的情况,包括一般情况及生命体征、中枢神经系统、相关实验室检查、胸部既往史、呼吸困难症状、痰液的量和性质、肺部体征,胸部X片或CT。

护士2:那患者为什么会有胸腔积液?

带教老师:针对该患者我们通过查阅文献得知,在临床中,尤其合并脑血管疾病的患者更易发生肺部感染出现胸腔积液。

护士1:针对该患者低蛋白血症,我们应该怎样去做饮食指导呢?

主查护士:根据患者的实验室检查结果,白蛋白29.4 g/L,前白蛋白107 mg/L。白蛋白的半衰期为14~20 d,降低说明蛋白质摄入不足时间过长;前白蛋白半衰期为1.9 d,对蛋白质急性改变较敏感。结合实验室结果,该患者属于轻度营养不良。该患者膳食调查结果显示其饮食结构不合理,碳水化合物类多、油盐少,素食偏多,优质蛋白摄入较少。患者身高175 cm,体重55 kg,BMI指数18.0(偏瘦)。失眠2周,食欲减退1周,日常运动量少,轻体力活动。按照中国居民平衡膳食宝塔,我们每日蛋白质摄入应达到每千克体重蛋白质1 g,膳食纤维摄入应尽可能接近每天25~30 g,水每天每千克体重30~40 mL。通过以上调查,对患者做出营养判断,并给予营养建议,调整饮食结构和种类,饮食医嘱界定为高能量高蛋白饮食。具体饮食原则为①增加进食量,在既往膳食基础上增加高能量食物,如谷类、糖类、植物油等。②增加优质蛋白摄入量和比例,如延续素食,执行蛋、奶、素膳食。增加牛奶、鸡蛋、豆制品等优质蛋白食物摄入。③增加摄入量循序渐进,少量多餐,除三顿正餐外,鼓励两餐间进行加餐等。最终检验结果显示患者总蛋白、白蛋白、前白蛋白呈上升趋势。

带教老师:缺血性脑卒中占脑卒中的 70% ~80% 。最常见类型为脑血栓形成和脑梗死,我们应该如何指导患者及家属快速识别脑卒中?

护士 3:可以通过 FAST 或者中风 120 的方法来评估。缺血性脑卒中常见症状有,F 面部:观察面部,嘱患者微笑看是否有口角歪斜。A 手臂:嘱抬起双臂,观察是否有一侧不能抬起。S 言语:让患者说出自己的名字,看是否有口齿不清。T 时间:如果出现以上症状,应快速拨打 120。

护士长评价:非常好! 除此之外,主查老师在为患者进行床旁查体后,告知的注意事项过多,如此大量信息灌入的话,患者可能会对信息有所疏漏。应该多让患者诉说自己的不适,我们来为患者进行解答。如果我们一味地向患者告知过多的注意事项,很可能会造成信息过多而使患者难以记忆,应多用日常用语,通俗易懂,少用专业术语。

七、知识链接

(一)急性缺血性脑卒中的危害与影响因素

急性缺血性脑卒中又称急性脑梗死,是常见的脑卒中类型,是指由于脑的供血动脉狭窄或闭塞、脑供血不足导致的脑组织坏死的总称。脑卒中是危害我国居民健康的"第一杀手",目前中国卒中患者 1300 万,每年卒中患者发病率以 8.7% 的速度上升,预计 2030 年我国约有 3100 万人死于脑卒中。影响脑卒中发生的因素分为可控性高危因素,如高血压、糖尿病、高脂血症、吸烟、肥胖、心房颤动、饮食;有可能被改变的危险因素,如代谢综合征、酗酒、高同型半胱氨酸血症、高凝状态、炎症、偏头痛、高脂蛋白、睡眠呼吸异常;非可控性高危因素,如年龄>60 岁、性别、种族、低出生体重、家族史。

(二)脑动脉取栓术

脑动脉取栓术是一项微创介入治疗方法,该手术通过在大腿内侧切开一个约 2 mm 的小口子,将新型的取栓装置送入动脉到达血栓阻塞部位,直接通过取栓支架将脑动脉中的血栓取出,使血管迅速再通,挽救脑组织。

机械取栓的优点为更长的时间窗,更高的恢复率,患者发生大动脉闭塞后 24 h 内,都可以接受脑动脉取栓治疗。机械取栓的适应证为年龄 18 ~85 岁、NIHSS 评分≥8 分、前循环的时间窗为 6 ~8 h,后循环的时间窗是 12 ~24 h,特殊情况可扩大时间窗、CT 显示脑实质低密度改变或脑沟消失范围<1/3 大脑中动脉供血区域,或后循环低密度范围未超过整个脑干及单侧小脑半球 1/3,或 ASPECTS≥7 分,且要排除颅内出血。有条件的医院,建议行头颈 CTA、MRA,证实颅内大血管闭塞且存在缺血半暗带。

那么经导管抽栓和支架取栓有什么区别呢？经导管抽栓主要用于血栓栓塞导致的闭塞,而支架辅助取栓主要用于血管狭窄导致的闭塞,手术方式的选择主要针对病因制订。我们知道脑卒中患者的高危因素中,高血压位居前列,那么血管再通后血压到底该怎么管理呢？急性缺血性脑卒中患者的血管内治疗围手术期血压管理目标值仍不明确,血管再通成功的患者,可以控制血压在 140/90 mmHg 以下或较基础血压降低 20 mmHg 左右,但不应低于 100/60 mmHg；血管再通情况不佳或有血管再闭塞风险的患者,不建议控制血压至较低水平。血压需要个体化管理。

(三)心房颤动引发脑卒中的机制

心房颤动是最常见的持续性心律失常。它是一种由心脏自然起搏故障导致心跳快速、不规则,这种疾病会导致心脏内的血流减慢,甚至停滞和集中。特别是左心房,血瘀很容易形成大血栓,其结构和组成与深静脉血栓形成和肺栓塞相似,这种静脉血栓主要由红细胞组成,由纤维蛋白网松散地连接在一起。这种不稳定的血块可以整个或部分分解或脱落,然后随着血流通过主动脉到达大脑,当血块或血块碎片沿着越来越细的脑血管移动时,最终会造成阻塞,导致缺血性中风。心房颤动引起的卒中特点为栓塞面积大、侧支循环差、合并症复杂、高致死率和致残率。心房颤动来源的血栓中白细胞含量较高,血栓性质导致再通时间延长、不良再通发生,最终导致不良预后发生。而且 1 年内致残率升高近 1 倍,死亡率升高近 2 倍,卒中复发率升高近 4 倍,直接医疗费用增加 50%。

现在临床上心房颤动的治疗包括药物治疗(抗心律失常、抗凝)、射频消融术、左心耳封堵手术、外科手术(隔离肺静脉、切除左心耳)。

(四)射频消融术

心房颤动射频导管消融术诞生于 1994 年,是一种微创手术方式,对于阵发性房颤的成功率高达 90% 以上,术后并发症发生率低。

射频消融术的适应证：房室及房室结折返性心动过速；心房颤动、房性心动过速、心房扑动；室性心动过速、室性期前收缩。射频消融术的禁忌证：妊娠、出血性疾病活动期、穿刺部位或其他部位及全身感染、脏器功能衰竭、慢性消耗性疾病晚期。

射频消融术术后要严密监测生命体征,观察有无阵发性或持续性呼吸困难、心慌、恶心、胸痛等症状。并要观察一些并发症,包括血管穿刺并发症,如主动脉瓣反流、心肌穿孔、心包填塞。放电消融并发症,如出血、血肿、感染、气胸、血栓形成、栓塞。导管操作并发症,如房室传导阻滞、心肌梗死。

患者做过射频消融术后,为什么还会引发脑栓塞呢？

心房颤动射频消融术会对患者心腔内膜造成损伤,局部血流受到加热,这些原因均会导致血栓形成,极易引起非中枢神经系统性栓塞和缺血性脑卒中等并发症。所以术后继续抗凝非常重要,《2020 ESC/EACTS 心房颤动诊断和管理指南》推荐继续抗凝治疗不应基于射频消融的成功与否,而应基于心房颤动患者自身的卒中风险大小,推荐级别为Ⅰ类。CHA_2DS_2-VASc 评分 ≥ 2 分且出血风险较低的非瓣膜性房颤患者,推荐口服抗凝剂治疗,可应用华法林或新型口服抗凝剂(达比加群、利伐沙班),但使用华法林期间需严密监测 INR 值,需要将 INR 值控制在 2.0 ~ 3.0。

新型口服抗凝药的特点有:起效快、半衰期短,达峰时间基本在 4 h 以内,能快速发挥抗凝作用;基本不受药物、食物影响,不易因其他因素改变而增加出血风险;安全性好,具有较低的颅内出血风险;相互作用少、效应剂量变化小,可控性强;依从性好,不须规律监测凝血以根据 INR 值频繁调整用药;推荐指导剂量适用于大多数人,且在不同年龄、性别、种族等情况下无明显效应差别。

接受长期抗凝治疗的患者,需要特别关注依从性的问题,1 日 1 次给药的利伐沙班是比较简便的抗凝药物,便于患者依从性的管理。利伐沙班属于新型口服抗凝药,通过对 X 因子的抑制作用,患者的凝血指标可能会发生变化,可能会影响到凝血功能,从而起到抗凝、预防血栓和治疗血栓的作用。用药期间应定期检测肝功能。用药前应检测肾功能、全血细胞计数,以后至少每年检测一次。

八、小结

护理查房结束后,护士长对此次查房进行总结:该患者为心房颤动射频消融术后,护理内容较多,我们在护理过程中要有预见性地观察患者的神经系统症状、各项实验室指标并指导其规范用药,预防各种并发症。通过今天的护理查房,我看到了大家对学习专业知识的热情,看到各位为此次查房做了充足的准备,在查房过程中各位都表现的特别优秀,尤其是主查护士,在查房和患者交流中自然亲切,对患者关爱有加。通过此次学习,我们对急性脑血管病患者的护理有了深入了解,并根据心房颤动相关知识点查阅文献,提升了我们的评判性思维能力和科研能力。运用科研思维解决临床问题,彰显了专科护士的综合能力和专业素养,因教促学,以学促教、教学相长,共同提高。

九、查房远程展示

(一)展示流程

1. 提前 1 周海报宣传　举办时间:2021 年 5 月 28 日。举办地点:互联智慧分级诊疗医学中心。观看方式:线上观看及线下参会(图 4-8)。

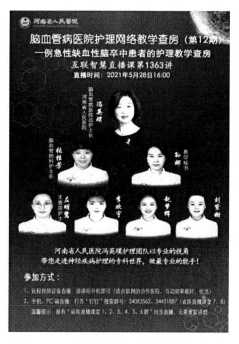

图4-8　1例急性缺血性脑卒中患者的
护理查房海报宣传

2. 拟定远程网络护理教学查房日程　①专职教学秘书主持;②总护士长介绍主题、亚专科、联络问候远程及在线的护理同仁;③病区护士长组织查房开始;④查房结束,远程及钉钉线上互动;⑤科护士长总结,远程护理教学查房结束。

3. 组织实施　远程网络护理教学查房组织实施(图4-9、图4-10)。

4. 总结反馈　调整完善至下次护理教学查房。

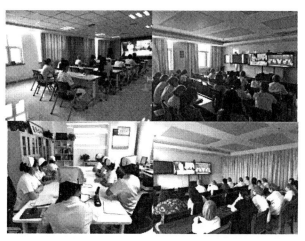

图4-9　1例急性缺血性脑卒中患者的护理远程查房现
场一

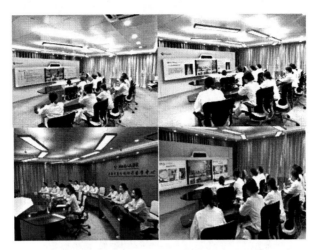

图4-10 1例急性缺血性脑卒中患者的护理远程查房现场二

（二）展示视频

见二维码4-2内容。

A.床旁查体　　　　B.讨论　　　　C.知识拓展

二维码4-2 1例急性缺血性脑卒中患者的护理教学查房视频

参考文献

[1]中华医学会神经病学分会,中华医学会神经病学分会脑血管病学组,中华医学会神经病学分会神经血管介入协作组.中国急性缺血性脑卒中早期血管内介入诊疗指南2018[J].中华神经科杂志,2018,51(9):683-691.

[2]谭晓.重型颅脑损伤患者下肢深静脉血栓的预防及护理[J].中国卫生标准管理,2019,10(2):141-143.

[3]严明,于建刚,徐小军.SolitaireAB支架取栓和静脉溶栓治疗心源性脑栓塞的疗效及安全性对比[J].世界复合医学,2018,4(6):17-19.

[4]傅懋林,戴为正,张惠琼,等.心源性脑栓塞的血管内介入治疗进展[J].中国脑血管病杂志,2014(12):659-663.

[5]吴迪,刘盛国,杨凯,等.胸腔积液的病因分布及临床特点[J].广东医学,2020,41

　　　　（14）：1459-1463.

［6］王陇德.中国脑卒中防治工程的现状与未来［J］.第二军医大学学报,2018,39（9）：
　　　941-943.

［7］刘新峰,孙文,朱武生,等.中国急性缺血性脑卒中早期血管内介入诊疗指南2018
　　　［J］.中华神经科杂志,2018,51（9）：683-691.

［8］国家卫生健康委员会脑卒中防治专家委员会房颤卒中防治专业委员会,中华医学会
　　　心电生理和起搏分会,中国医师协会心律学专业委员会.中国心源性卒中防治指南
　　　（2019）［J］.中华心律失常学杂志,2019,23（6）：463-484.

［9］潘嘉毅.分清"红""白"血栓不给大脑"添堵"［J］.中国老年,2018（15）：42-42.

［10］张宝瑞,刘爱华,莫大鹏,等.房颤合并急性颅内大动脉闭塞患者的临床特点及机械
　　　　取栓疗效分析［J］.中华医学杂志,2019,99（39）：3068-3072.

［11］王媛,马文彬,王美玲,等.CHA_2DS_2-VASc评分对心源性短暂性脑缺血发作鉴别诊
　　　　断价值的研究［J］.滨州医学院学报,2021,44（3）：196-200.

［12］谭琛.《2020 ECS/EACTS 心房颤动诊断和管理指南》解读［J］.中国循证心血管医学
　　　　杂志,2021,13（2）：129-132.

［13］吴岩熹.非瓣膜性房颤患者卒中评分对比及抗凝治疗分析［D］.石家庄：河北医科大
　　　　学,2015.

第三节　1例颈动脉狭窄介入治疗患者

一、疾病概述

　　颈动脉是将血液由主动脉输送到头部的大血管,左右各一根,是脑的主要供血血管之一,当颈动脉血管管腔发生狭窄时,即为颈动脉狭窄。颈动脉狭窄主要病因是动脉粥样硬化,占90%以上,可分为无症状性颈动脉狭窄和有症状性颈动脉狭窄。无症状性颈动脉狭窄指既往6个月内无颈动脉狭窄所致的短暂性脑缺血发作（transient ischemic attack,TIA）、卒中或其他相关神经症状,只有头晕或轻度头痛等临床表现。有症状性颈动脉狭窄指既往6个月内有TIA、一过性黑矇、患侧颅内血管导致的轻度或非致残性卒中等临床症状中一项或多项的颈动脉狭窄。

　　脑卒中是目前我国城乡居民主要疾病死亡构成比中最主要的原因,脑卒中患者中缺血性卒中占80%左右,20%~30%的缺血性卒中源于颈动脉狭窄；重度颈动脉狭窄患者,即便采用有效的药物治疗控制,2年内脑缺血事件发生率也高达26%以上,其中60%以上的脑缺血是由于颈动脉狭窄造成,甚至可导致患者残疾甚至死亡。因此积极治疗颈动

脉狭窄对预防脑卒中、降低患者致残率和致死率均有重要意义。

二、教学查房目标

1. 知识目标 了解全脑血管造影术及颈动脉狭窄介入治疗的相关知识、颈动脉狭窄介入治疗的优缺点,熟悉颈动脉狭窄的临床症状,掌握颈动脉狭窄的护理诊断和护理措施。

2. 技能目标 了解NIHSS评分的内容、熟悉介入手术水化的意义、下肢深静脉血栓形成的预防措施、掌握肌力分级评估内容及方法。

3. 情感目标 提高护理人员临床沟通能力和技巧;培养护理人员同情心、同理心、共情及换位思考的能力。

三、查房成员

护士长、带教老师、责任护士。

四、病例汇报

(一)病例信息

1. 患者一般情况 患者3床,王某,男,58岁,小学毕业,农民,无宗教信仰。
2. 主要诊断 右侧颈内动脉狭窄。
3. 主要病情 患者1 d前活动时突发言语不利,伴左侧肢体无力,无复视,无吞咽困难,无恶心呕吐,无偏身活动障碍,在当地医院行头颅CT示:右侧颈内动脉狭窄,为求进一步诊治,来河南省人民医院求诊,门诊以"①急性脑血管病②右侧颈内动脉狭窄"为诊断,于2021年4月14日11:30收住脑血管病科。发病以来,神志清楚,精神差,饮食睡眠差,大小便正常,体重无明显下降。2021年4月19日,在全身麻醉下行全脑血管造影+右侧颈内动脉支架成形术。

4. 现病史 1 d前于活动时突发言语不利,伴左侧肢体无力,无复视,无吞咽困难,无恶心呕吐,无偏身活动障碍。

5. 既往史 "高血压"12年,最高血压190/124 mmHg,平素未正规治疗,未规律监测血压;发现血糖升高3个月,目前口服药物控制(具体不详),未规律监测血糖;吸烟史20年,每日10支;饮酒史11年,每日约100 mL。否认心脏病病史,脑血管疾病病史,否认肝炎、结核、疟疾病史,预防接种随当地进行,否认手术、外伤、输血、献血史,否认食物、药物过敏史。

6. 治疗原则 治疗上给予抗血小板聚集、降脂、营养神经、改善循环的药物治疗。择期手术治疗。

7. 辅助检查　头颅 DWI:右侧半卵圆中心新发梗死。MRA:右侧颈内动脉未见显影。头颈 CTA:右侧颈内动脉开口重度狭窄。血标本检验:总胆固醇 6.18 mmol/L,低密度脂蛋白胆固醇 5.34 mmol/L,同型半胱氨酸 25.55 μmol/L。

8. 专科检查　神志清楚,言语不利,双侧瞳孔等大等圆,直径约 3.0 mm,对光反射均灵敏,眼球运动、双侧视野正常,鼻唇沟面纹正常,伸舌正常,颈软。右侧肢体肌力 5 级,肌张力正常,左侧肢体肌力 3 级,肌张力正常。

9. 量表评分　见表 4-4。

表 4-4　缺血性脑卒中入院患者常用评分量表

量表名称	分值
NIHSS 评分	5 分(中度卒中)
改良 Rankin 量表(mRS 评分)	1 分(有症状但未见明显残障)
Barthel 指数评定量表	70 分(轻度依赖)
住院患者跌倒/坠床风险评估表	5 分(高危风险)
深静脉血栓(DVT)Caprini 评估量表	6 分(极高危风险)
Braden 压疮评分量表	20 分(无风险)
营养风险筛查(NRS 2002)	0 分(无风险)
进食评估问卷调查工具 10(EAT-10)	0 分(吞咽功能正常)

10. 药物应用　抗血小板聚集药物:拜阿司匹林 100 mg 口服 qd,氯吡格雷 75 mg 口服 qd。降血脂稳定斑块药物:阿托伐他汀钙 40 mg 口服 qd,普罗布考片 0.5 g 口服 bid。营养脑神经药物:0.9% 氯化钠注射液 250 mL+胞磷胆碱注射液 0.5 g 静脉滴注 qd。改善血液循环药物:0.9% 氯化钠注射液 100 mL+尤瑞克林 0.15 g 静脉滴注 qd。

11. 查房时患者现况　术后第 1 天,持续心电监护,生命体征:体温 36.5 ℃,脉搏 72 次/min,血压 110/62 mmHg,呼吸 15 次/min,0.9% 氯化钠注射液 30 mL+盐酸乌拉地尔注射液(利喜定)100 mg 以 8 mL/h 经静脉泵入,右股动脉穿刺处无渗血,弹力绷带加压包扎,右足背动脉搏动好。留置尿管通畅,引流尿液清晰,患者现 NIHSS 评分 2 分(轻度卒中),mRS 评分 1 分(有症状但未见明显残障),自理能力总分 70 分(轻度依赖),跌倒/坠床评估 1 分(低危风险),DVT 评估 7 分(极高危风险),压疮风险评估 16 分(轻度风险),营养风险筛查 0 分(无风险),EAT-10 评分 0 分(无风险)。

(二)护理目标

(1)出院前不发生过度灌注综合征。

（2）出院前患者言语较前流利。

（3）出院前患者左侧无力症状较前好转。

（4）出院前患者不发生坠积性肺炎。

（5）出院前患者不发生下肢静脉血栓。

（6）出院前患者不发生跌倒、坠床。

（7）出院前患者不发生压疮。

（8）出院前患者知晓高血压、糖尿病用药相关知识。

（9）出院前知晓高血压、糖尿病饮食注意事项。

（10）出院前患者能规范准确测量血压、血糖，知晓监测血压、血糖的注意事项及意义。

（11）出院前患者知晓有关高血压和糖尿病运动相关注意事项。

（三）护理诊断

1. 组织灌注量的改变　与颈动脉支架置入术后颅内血流量增加、血管迷走神经反射或血管减压反应有关。

2. 躯体移动障碍　与运动中枢损伤致肢体功能障碍有关。

3. 有皮肤完整性受损的危险　与长期卧床和左侧肢体活动受限有关。

4. 潜在并发症：下肢深静脉血栓形成。

5. 知识缺乏　缺乏本病相关知识及药物治疗知识。

（四）护理措施

1. 针对组织灌注量改变的护理措施　①卧床休息，保持环境整洁安静，减少探视。②严密观察意识、瞳孔、心率、呼吸、血压及肢体活动。③应用降压药物，遵医嘱个性化控制血压。④避免血压骤升的因素，如用力排便、咳嗽、情绪激动或紧张。⑤重视患者主诉，一旦有头痛、呕吐、烦躁、意识障碍及时通知医生，遵医嘱脱水降颅内压处理。⑥防止血管减压反应，发生低血压时积极寻求原因，必要时遵医嘱采用升压措施。⑦当持续心动过缓时，可应用阿托品，或进行心脏临时起搏器治疗。

2. 针对躯体移动障碍的护理措施　①评估四肢肌力，定期根据自理评分量表给予相应的协助。②配合康复师对患者进行个性化康复训练，指导家属督促配合康复治疗。③加强巡视，主动询问患者需求，鼓励患者表达自己的感受，鼓励患者床上自主训练，参与制订每天活动计划。④做好防护，使用床档，常用物品放置在易取放的地方。

3. 针对潜在并发症：下肢深静脉血栓的护理措施　①进行床上活动及定时翻身指导，穿宽松、舒适的衣服，避免在膝下垫硬枕、过度屈髋、用过紧的腰带和紧身衣物而影响静脉回流，避免在同一部位反复静脉穿刺或在下肢行静脉穿刺，鼓励患者尽早离床活动。

②指导患者进行每日踝泵运动训练,被动按摩下肢腿部比目鱼肌和腓肠肌,定时进行肢体按摩,加强肌肉收缩,促进下肢血液循环。③遵医嘱使用物理预防方法,如足底静脉泵、梯度压力弹力袜、空气压力波治疗。④围手术期适当补液,保证每日饮水量≥2000 mL。

4.针对知识缺乏的护理措施 ①向患者及家属解释颈动脉狭窄的病因、病情进展及术后注意事项。②鼓励患者进行自我护理,如进食、穿衣、移动等,掌握自我护理知识。③告知患者药物的用法、作用、不良反应及处理方法,如抗血小板药物须观察有无口腔黏膜、皮肤、牙龈出血;降脂药物需检测肝功能及血脂水平。④健康教育,鼓励患者戒烟戒酒,低盐低脂饮食,劳逸结合,按时服药。

(五)护理评价

(1)患者术后第3天血压控制平稳,体温正常,无脑过度灌注发生。

(2)患者术后第3天言语较前流利。

(3)患者入院至术后第3天四肢可主动或被动运动,双下肢彩超结果示:未发生下肢静脉血栓。

(4)患者术后第3天可在搀扶下行走,未发生跌倒坠床。

(5)患者入院至术后第3天生活需要能满足,未发生压疮。

五、床旁查体

(一)查房前介绍

护士长:3床,王某,是今天的查房对象,接下来由主查护士进行床旁查体。

主查护士:好的,护士长,接下来由我来进行床旁查体,各项物品准备已齐全,请各位老师随我移步至病房。

(二)床旁查体

1.教学查房方式及时长 在病房以床旁教学的方式进行,时长25 min左右。

2.教学查房站位

(1)进入病房顺序:查房者(推治疗车)—带教老师—护士长—护士—其他人员。

(2)进门前七步洗手:按照进门顺序依次进入,按照规定站位站立。

3.护理查体

(1)主查护士进行沟通并取得认可:查房者向患者及其家属问候,征得其同意和配合。

(2)主查护士开始床旁查体:见图4-11。

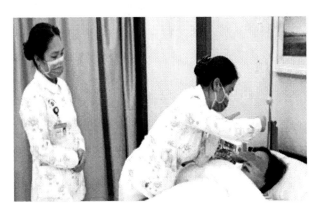

图 4-11　1 例颈动脉狭窄介入治疗患者床旁查体

（核对患者信息腕带和床头卡）主查护士：王某某，男，58 岁。

主查护士：王老师，您好，我现在给您测一下体温和血压吧。（测体温和血压）（查看手术穿刺处）患者右桡动脉穿刺处敷料清洁干燥，末梢循环好。（评估患者管道）左上肢静脉留置针穿刺处无红肿无渗血，输液顺利，滴注速度 63 滴/min，0.9% 氯化钠注射液 30 mL+盐酸乌拉地尔注射液 100 mg 静脉泵入顺利，泵入速度 8 mL/h。留置尿管通畅，引流尿液清晰呈淡黄色。（查看胸前区、腹部、躯干皮肤）无皮肤无出血点。

主查护士：您现在体温 36.5 ℃，脉搏 72 次/min，血压 110/62 mmHg，呼吸 15 次/min，血氧饱和度 98%，都在正常范围内。请问您这几天刷牙时，牙龈有无出血，或者牙龈出血比之前增多，大便、小便有无带血，或者黑色大便？

患者：没有，都正常。

（查看患者瞳孔）患者双侧瞳孔等大等圆，直径均为 3 mm，对光反射均灵敏。

（评估患者四肢肌力、言语）嘱患者依次抬起四肢，并做对抗运动，患者四肢均可抬起，经评估右侧肢体能够抵抗阻力，肌力 5 级，左侧肢体能够抵抗部分阻力，肌力 4 级。指导患者读取卡片上数字和文字，患者识别准确且发音较前清晰。

（床旁宣教）主查护士对患者进行饮食指导，药物知识宣教，讲解药物用法、作用、不良反应及注意事项，告知患者如何进行床上及下床活动，卧床期间要定时翻身、进行踝泵运动，预防下肢静脉血栓。宣教起床三部曲，目的是预防体位性低血压引起的头晕，降低跌倒风险。

此时监护仪示患者生命体征：HR 74 次/min，R 17 次/min，BP 112/68 mmHg，血氧饱和度 98%，均正常，患者生命体征平稳。

查体结束，协助取舒适体位，整理床单位，为患者整理衣被，致谢，按照教学查房规范离开病房。出病房顺序：其他人员—带教老师—护士长—护士—护生—查房者（推治疗车）。

六、讨论

带教老师评价:通过刚才的查房,我们可以看到,主查护士对患者护理查房内容详细,评估方法准确,在查体过程中尽显人文关怀,那么通过刚才的查房,你现在还有什么需要补充的吗?

主查护士:刚才查房未询问患者二便情况,等我们查房结束,我会再去对患者进行饮食指导,包括合理饮食,保证每日饮水量≥2000 mL,促进肠蠕动的方法,如顺时针腹部按摩、中药热奄包治疗。

带教老师提问:主查护士在今天的现场查房中做到了有条不紊,评估方法熟练,语速、音量适中,表现很好。现在进入提问环节,大家有什么疑问可以提出来供大家讨论。

责任护士1:老师,我们术前进行了 EAT-10 评分,评分为 0 分,术后没有再次评估,他术后没有吞咽障碍的风险吗?

主查护士:我来回答这个问题,此患者是前循环梗死,一般不存在吞咽障碍问题,刚才在为患者查体时,患者鼻唇沟居中,沟通过程中言语较前更清晰,所以术后未再评估。你的提问提醒了我,术后虽然再发梗死的可能性小,但对于脑卒中的患者,我们还是不能放松警惕,以防误吸的发生。此外患者术后常规需要卧床,该体位不易进行反复唾液试验、洼田饮水试验等吞咽障碍评估,这需要多关注患者吞咽,指导患者流质或半流质饮食,少量多餐,进食速度要慢,饮食前后保持床头抬高约30°,备好负压吸引装置以防误吸。

责任护士1:刚才在检查肌力和言语的时候我看比平时的复杂,具体是按照什么查体的?

主查护士:是按美国国立卫生研究院卒中量表进行神经功能评估的。该量表涉及 15 个项目,按表评分,记录结果。评分反映的是患者实际情况,而不是医生认为患者应该是什么情况。该量表适用缺血性卒中患者,可用于评估卒中病情严重程度和预后、急性缺血性卒中治疗决策和疗效观察。

责任护士2:我昨天护理该患者时,其心率波动在 54～62 次/min,今日查房波动在 68～76 次/min,这是什么原因呢?

带教老师:由于术中支架释放时,对置入部位血管壁产生缓慢持续的压力,当颈动脉窦部压力感受器感受到压力,兴奋压力感受器,经舌咽神经、迷走神经传导到相应神经中枢,反射性引起心率减慢、心肌收缩力减弱及血管舒张。

责任护士2:那什么情况下我们需要对其心率进行干预?

带教老师:心率持续在 50 次/min 以下者时应遵医嘱间断给予静脉推注阿托品 0.5～1.0 mg,嘱患者多饮水、交谈等。如 24 h 内心率在 40 次/min 左右,患者有明显的症状时可以给予心脏起搏器辅助,以免发生心搏骤停。

责任护士1:我现在明白术前为什么不但监测血压还要监测心率了,今天收获满满,以后我还要多学习。

责任护士3:该患者术后用药要求吃拜阿司匹林和氯吡格雷,而有些患者会吃替格瑞洛,关于术后用药有什么原则可循吗?

护士长:一般在患者服用5~7 d双抗之后,我们会进行血栓弹力图检测,它是反映血液凝固动态变化的指标,是从整体层面监测患者的凝血功能,能够反映患者一个阶段内凝血到纤溶的全过程,通过对拜阿司匹林和氯吡格雷抑制率的测定,来确定患者是否继续使用该药,抑制率>30%说明药物有效,若氯吡格雷药物抑制率<30%,可用替格瑞洛来代替氯吡格雷。

带教老师评价:刚才我们又探讨了颈动脉狭窄支架术后血压和心率的观察,以及术后的用药,今天学习到的知识都非常有助于临床工作,希望你们都能学以致用,使患者受益。

护士长评价:通过今天的护理查房,相信大家对颈动脉狭窄介入治疗又有了新的理解,在今天的护理查房中,大家严谨认真,情绪饱满,顺利完成本次护理教学查房的目标。

七、知识链接

(一)颈动脉狭窄

1. 颈动脉狭窄与缺血性脑卒中的关系 缺血性脑卒中20%~30%与颈内动脉狭窄相关,40%~50%与颅内动脉狭窄有关,约20%与椎-基底动脉狭窄有关,约15%与心源性栓塞有关。

2. 颈动脉狭窄的原因 包括动脉粥样硬化、动脉夹层、动脉炎、肌纤维发育不良、放疗等,其中90%由动脉粥样硬化引起。

3. 动脉粥样硬化引起的缺血性脑卒中发病机制 ①动脉粥样硬化斑块造成管腔狭窄或闭塞导致远端低灌注;②动脉硬化斑块累及穿支动脉造成穿支动脉闭塞;③动脉硬化斑块破裂使微栓子脱落导致远端小血管闭塞。

4. 颈动脉狭窄的分类 分为无症状性颈动脉狭窄和有症状性颈动脉狭窄。无症状性颈动脉狭窄即无颈动脉狭窄相关临床症状,多在体检中发现。有症状性颈动脉狭窄因梗死部位缺少代偿或侧支动脉供血区脑组织缺血缺氧,导致局部神经功能障碍,临床症状有头痛、眩晕或神志不清、视觉障碍(双眼视物模糊或短暂发黑)、言语表达困难、吞咽困难、瘫痪侧肢体失去知觉或感觉麻木。

5. 内科治疗 一般包括药物治疗和积极消除病因、危险因素治疗。药物治疗主要有抗血小板凝集药物,降脂稳定斑块药物治疗;积极消除病因、危险因素治疗须控制患者现有的疾病,如高血压、糖尿病、高脂血症及冠心病等。采取措施包括降低体重、戒烟、限制酒精摄入及定期的超声检查,动态监测病情变化。

6. 外科治疗 颈动脉内膜剥脱术,是可以直接清除斑块的外科手术方式。

7. **介入治疗**　有以下 3 种方法:球囊扩张术(图 4-12)、支架植入术(图 4-13)、球囊扩张合并支架植入术(图 4-14)。

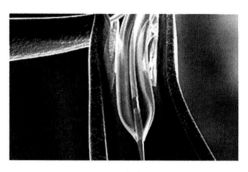

图 4-12　球囊扩张术

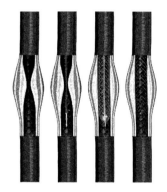

图 4-13　支架植入术

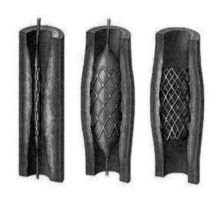

图 4-14　球囊扩张合并支架植入术

(二)脑血管介入手术围手术期水化治疗

临床常见对比剂不良反应:①药理毒性反应,如对比剂肾病。②免疫变态反应,如过敏反应(迟发性过敏反应)。③与对比剂自身无关的不良反应,如对比剂外渗。

对比剂肾病是使用对比剂所致的急性肾损伤。一般指患者在对比剂注射入血管 3 d 内,新发生肾功能障碍或者原有的肾功能障碍加重,未发现其他原因的血清肌酐上升≥25% 或肌酐水平≥444 μmmol/L。危险因素包括原发性肾功能不全、充血性心力衰竭、肝硬化伴肾功能损害、造影剂的剂量过大、伴有肾功能不全的糖尿病、肾病综合征、血容量减少或脱水、短期内接受多种放射性造影剂。

水化治疗通常是指在应用某些特殊药物期间给予大量的补液,因大量的补液后会减少药物对身体的损害和不良反应,从而降低肝肾毒性的一种治疗方法,是一种简单有效经济的预防对比剂肾病的方法。目的:①增加肾的血流量;②缩短药物在血浆浓度的半衰期;③加速有毒性的药物排泄;④提高肾小球的滤过率;⑤减少有毒性的药物在肾内滞留和停留的时间。方法:无心肾功能不全者,确保饮水量即可达到水化治疗目的,口服水化应从术前3 h持续到术后第2日,告知患者饮水目的,并确定其单位时间内饮水量,建议每次饮水100~150 mL,不超过200 mL为宜,以免引起胃部不适,24 h总饮水量大于2000 mL,以促进对比剂排出。

(三)血管通畅试验

Allen试验(Allen's Test,AT)主要用于检查和判断手部的血液供应、桡动脉与尺动脉血供是否通畅及之间的吻合情况,以评估桡动脉和尺动脉功能,判断是否适合进行桡动脉穿刺或置管。这种人工按压法由于简便易行,是现在广泛开展的经桡动脉入路介入治疗术的术前常规监测方法。

方法:①嘱患者用力攥拳,在腕部加压,阻断桡动脉和尺动脉至手掌变白;②自然松开,观察手掌颜色变化情况;③仅松开尺动脉,观察手掌及手指颜色变化。

评价标准:若手掌颜色3~6 s迅速变红或恢复正常,即Allen试验阳性,表明尺动脉和桡动脉间存在良好的侧支循环;如若延迟至7~15 s,说明尺动脉充盈延迟、不畅;若15 s手掌颜色仍为苍白,即Allen试验阴性,表明手掌侧支循环不良。

对于意识障碍或昏迷患者,无法进行握拳,可通过指脉氧监测,看无创指氧波形,当压迫桡尺动脉指脉氧波形消失,放开尺侧波形恢复即为正常。

(四)同型半胱氨酸

大量研究表明,血浆同型半胱氨酸(正常值5~15 μmol/L)水平升高是心脑血管疾病的一个独立危险因素。同型半胱氨酸每升高5个单位,脑卒中发生率增加59%;而每降低3个单位,脑卒中发生率降低约24%。

对于高血压患者来说,同型半胱氨酸升高犹如"火上浇油",在导致脑卒中的发生上有协同作用,两者同时存在可使脑卒中发生风险增加近12倍。采用叶酸或叶酸联合维生素 B_6 、维生素 B_{12} 可预防同型半胱氨酸。做好患者相关用药指导,戒烟、限酒宣教,饮食指导中限制精制米面摄入,增加鱼肉、植物蛋白、蔬菜、水果摄入。

八、小结

本次护理教学查房针对此颈内动脉狭窄病例制订了详细的护理计划及护理措施,将指南的基本原则与患者个体化情况进行深化融合,为患者提供合理的个体化护理方案,突出针对该类患者护理教学查房的重点、难点,链接相关新业务、新技术,以便为相关学者提供学习和参考。

九、护理查房远程展示

（一）展示流程

1.海报宣传　举办时间：2021年4月29日16：00。地点：互联智慧分级诊疗医学中心。观看方式：线上观看及线下参会（图4-15）。

2.拟定远程网络护理教学查房日程　①专职教学秘书主持；②总护士长介绍主题、亚专科、联络问候远程及在线的护理同仁；③病区护士长组织查房开始；④查房结束，远程及钉钉线上互动；⑤科护士长总结，远程护理教学查房结束。

3.远程网络护理教学查房组织实施　见图4-16。

4.总结反馈　调整完善至下次护理教学查房。

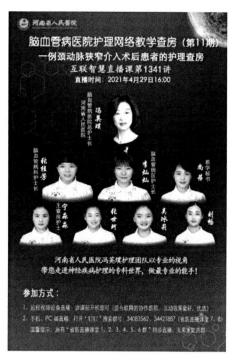

图4-15　1例颈动脉狭窄介入术后患者的护理查房海报宣传

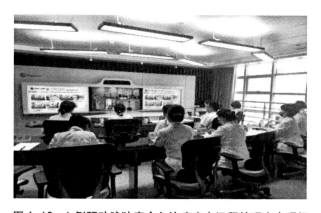

图4-16　1例颈动脉狭窄介入治疗患者远程护理查房现场

（二）展示视频

见二维码4-3内容。

二维码4-3
1例颈动脉狭窄介入治疗
患者护理教学查房视频

参考文献

[1]贾建平,陈生弟.神经病学[M].8版.北京:人民卫生出版社,2018.

[2]李乐之,路潜.外科护理学[M].6版.北京:人民卫生出版社,2017.

[3]李麟荪,徐阳,林汉英,等.介入护理学[M].北京:人民卫生出版社,2015.

[4]徐克,李麟荪,毛燕君,等.急诊介入护理学[M].北京:人民卫生出版社,2020.

[5]中国卒中学会.中国脑血管病临床管理指南[M].北京:人民卫生出版社,2019.

[6]刘新峰.脑血管病介入治疗学[M].2版.北京:人民卫生出版社,2018.

[7]中国医师协会介入医师分会介入围手术专业委员会.介入护理实践指南(2019版)[M].南京:东南大学出版社,2019.

[8]董漪,桂莉,郑华光,等.2019AHA/ASA急性缺血性卒中早期管理指南全面解读(下)[J].中国卒中杂志,2020,15(1):63-74.

[9]中国卒中学会,中国卒中学会神经介入分会,中华预防医学会卒中预防与控制专业委员会介入学组.急性缺血性卒中血管内治疗中国指南2018[J].中国卒中杂志,2018,13(7):706-729.

[10]中华医学会神经病学分会,中华医学会神经病学分会脑血管病学组.中国急性缺血性脑卒中诊治指南2018[J].中华神经科杂志,2018,51(9):666-682.

[11]中国卒中学会重症脑血管病分会专家撰写组.急性缺血性脑卒中血管内治疗术后监护与管理中国专家共识[J].中华医学杂志,2017,97(3):162-172.

[12]刘新峰,孙文,朱武生.急性缺血性脑卒中早期血管内介入治疗流程与规范专家共识[J].中华神经科杂志,2017,50(3):172-177.

[13]王欢,胡苗苗,王瑛,等.精准血压管理对颈动脉支架置入术后患者脑高灌注综合征发生率的影响[J].中华现代护理杂志,2018,24(27):3289-3291.

[14]《中国脑卒中防治报告2019》编写组.《中国脑卒中防治报告2019》概要[J].中国脑血管病杂志,2020,17(5):272-281.

[15]程丽萍,王瀚,高宗恩,等.缺血性脑卒中后恶性脑水肿的研究进展[J].中华神经医学杂志,2020,19(7):741-745.

[16]刘威,王毅宏.急性缺血性脑卒中血管内治疗的临床研究进展[J].国际神经病学神经外科学杂志,2020,47(6):637-640.

[17]施煜,刘华华,蒋红,等.脑卒中患者下肢深静脉血栓预防管理的循证护理实践[J].护理管理杂志,2019,19(10):738-742.

[18]刘高,周鹭,和意娴,等.急性缺血性脑卒中后预防静脉血栓栓塞相关临床实践指南的质量评价和内容分析[J].护理研究,2020,34(17):3005-3010.

[19]彭健,陈祎婷,沈蓝君,等.预防脑卒中后深静脉血栓的最佳证据总结[J].护士进修

杂志,2020,35(11):1001-1005.

[20]中华医学会神经病学分会.中国脑卒中早期康复治疗指南[J].中华神经科杂志,
2017,50(6):405-412.

[21]谢长清,王海芳,徐岚,等.脑卒中患者深静脉血栓风险评估工具的应用进展及展望
[J].中华现代护理杂志,2019(35):4662-4666.

[22]徐群利,朱陈萍,秦建芬,等.颈动脉支架成形术后脑高灌注综合征的观察与护理
[J].护理与康复,2020,19(10):34-35.

[23]林晓姝,袁浪,彭山玲.颈动脉支架置入术后并发脑高灌注综合征患者的护理[J].护
理学杂志,2017,32(9):42-43.

[24]符晓艳,王羚入,邓月月,等.主动运动对脑梗死患者康复效果的研究[J].中华护理
杂志,2018,53(11):1309-1314.

[25]潘文龙,赵浩,王备备.颈动脉支架植入术患者的围术期护理[J].介入放射学杂志,
2019,28(7):687-690.

[26]刘新峰,孙文,朱武生,等.中国急性缺血性脑卒中早期血管内介入诊疗指南2018
[J].中华神经科杂志,2018,51(9):683-691.

[27]观龙彬,黄书岚.颈动脉狭窄手术方式和手术时机的研究进展[J].中国临床神经外
科杂志,2020,25(8):569-571.

[28]徐佳亮,蔺慕会,陈晓虹.颈动脉支架置入术与内膜剥脱术治疗颈动脉狭窄的疗效与
安全性的Meta分析[J].中风与神经疾病杂志,2018,35(2):123-126.

[29]邱教学,孙殿敬,李文娜,等.急性颈内动脉串联闭塞血管内治疗研究进展[J].中华
老年心脑血管病杂志,2021,23(2):220-222.

[30]曾华,王丹,冯晶,等.护理风险管理在颈动脉狭窄支架置入术中的应用效果[J].介
入放射学杂志,2018,27(4):383-385.

第四节 1例烟雾病患者

一、疾病概述

烟雾病是一种病因不明的、以双侧颈内动脉末端及大脑前动脉、大脑中动脉起始部慢性进行性狭窄或闭塞为特征,并继发颅底异常血管网形成的一种脑血管疾病。由于这种颅底异常血管网在脑血管造影图像上形似"烟雾",故称为"烟雾病"。

二、查房目标

1. 知识目标　了解烟雾病的发病原因及临床表现；熟悉烟雾病的相关检查；掌握烟雾病的护理诊断、护理措施及针对患者实施的健康宣教。

2. 技能目标　了解神经系统护理查体方法；熟悉运用护理程序解决患者临床问题；掌握脑血管病专科常见的评估量表和护理查体方法。

3. 情感目标　提高护理人员临床沟通能力和技巧；培养护理人员同情心、同理心、共情及换位思考的能力。

三、查房成员

N2层级人员。

四、病例汇报

（一）病例信息

1. 患者一般情况　患者32床，刘某，男，41岁，文化程度为小学毕业，农民，无宗教信仰。

2. 主要诊断　烟雾病。

3. 主要病情　患者40 d前无诱因出现头痛、头晕，伴恶心呕吐，右侧肢体无力，无意识障碍，遂入当地医院治疗，行CT检查示蛛网膜下腔出血，具体用药不详、为求进一步治疗于急诊就医。头颅CTA及DSA检查提示烟雾病，自发病来患者神志清，大小便正常。患者入院后于2020年12月24日在全身麻醉下行"颅内外血管搭桥（颞浅动脉-大脑中动脉吻合）+颞肌贴帖敷+硬脑膜翻转+颅骨塑形修补术"。

4. 现病史　患者40 d前无诱因出现头痛、头晕，伴恶心呕吐，右侧肢体无力，当地医院治疗后病情稳定，为求进一步治疗，急诊以"烟雾病"于2020年12月16日收入院。

5. 既往史　既往有TIA发作史，无心脏病、高血压、糖尿病疾病史，无传染病病史，无食物、药物过敏史。

6. 治疗原则　治疗上给予营养神经、改善循环、预防癫痫、预防脑血管痉挛、抗感染、镇痛及营养支持。必要时行手术治疗。

7. 辅助检查　CT：提示蛛网膜下腔出血。CTA、DSA：提示烟雾病。MRI：提示左侧大脑半球脑实质萎缩，左侧大脑半球灌注明显减低，脑内多发腔隙性梗死。实验室检查无阳性发现。

8.专科检查 神志清,言语流利,双侧瞳孔直径约3.0 mm,对光反射灵敏,四肢肌张力正常,左侧肢体肌力5级,右侧肢体肌力4级,脑膜刺激征阳性。

9.药物应用

(1)预防脑血管痉挛药物:尼莫地平6.2 mL/h微量泵泵入。

(2)抗感染药物:头孢呋辛钠1.5 g+0.9%氯化钠注射液100 mL静脉滴注q8h。

(3)化痰药物:盐酸氨溴索30 mg+0.9%氯化钠注射液100 mL静脉滴注q8h、布地奈德1 mg雾化吸入q8h。

(4)护胃、止吐药物:泮托拉唑40 mg+0.9%氯化钠注射液100 mL静脉滴注bid;甲磺酸多拉司琼注射液25 mg+0.9%氯化钠注射液100 mL静脉滴注q12h。

(5)抗癫痫药物:丙戊酸钠1200 mg+0.9%氯化钠注射液50 mL微量泵泵入。

(6)氧自由基清除剂:依达拉奉注射剂20 mL+0.9%氯化钠注射液100 mL静脉滴注bid。

(7)镇痛类药物:地佐辛注射液2 mL肌肉注射q12h。

10.查房时患者现况 术后第1天,生命体征:T 36.5 ℃,P 71 次/min,R 18 次/min,BP 130/80 mmHg。神志清,精神状态欠佳,言语流利,间断头痛,咳嗽、咳痰无力,饮食一般,左侧肢体肌力5级,右侧肢体肌力4级;头部皮下引流管引流通畅,引流液呈血性,遵医嘱平床头妥善固定,引流壶保持1/2负压;留置右颈内静脉导管,妥善固定;留置尿管通畅,妥善固定。疼痛数字评分3分(轻度疼痛),Caprini血栓风险因素评估6分(高危风险),Braden评分6分(高度危险),营养风险筛查评分3分(存在营养风险)。

(二)护理目标

(1)出院前患者能掌握有效排痰的方法,呼吸功能改善,血氧饱和度维持在90%以上。

(2)出院前患者不出现意识障碍或发生脑血管相关并发症时能及时识别与处理。

(3)出院前患者主诉疼痛减轻。

(4)出院前患者营养状况得以维持或改善。

(5)出院前患者不发生感染。

(6)出院前患者不发生下肢静脉血栓。

(7)出院前患者活动耐力增加,不发生压疮。

(三)护理诊断

1.低效性呼吸形态 与术后体能虚弱、呼吸运动受限、咳嗽无力有关。

2.潜在并发症 高灌注综合征、脑出血、缺血性脑卒中、癫痫、神经功能障碍。

3.疼痛 与手术切口疼痛或颅内压增高有关。

4. 营养失调　与术后胃肠道功能紊乱及机体代谢率增高有关。

5. 有感染的风险　颅内感染、肺部感染、伤口感染、导管相关性感染。

6. 有下肢静脉血栓的风险　与手术、麻醉、术后长期卧床等导致的血流缓慢、血液高凝状态有关。

7. 有皮肤完整性受损的危险　与手术时间长、术后长期卧床时间有关。

(四)护理措施

1. 针对低效性呼吸型态的护理措施　①指导患者有效咳嗽和咳痰练习:取坐位,然后进行深而慢的呼吸5~6次,深吸气后屏气3~5 s,继而缩唇缓慢呼气,再深吸一口气后屏气3~5 s,身体前倾,咳嗽同时收缩腹肌,或用手按压上腹部。②术后协助患者排痰,采用传统叩击法:手掌呈勺状,有节奏地反复叩击痰潴留肺段的相应胸壁,使黏稠分泌物松动,每次3~5 min或采用体外振动排痰机进行排痰。③针对咳嗽无力或不会咳嗽者,指导其指压天突穴,即按压胸骨上窝部位,刺激迷走神经,诱导自主咳痰。④术后应用化痰药物。⑤强化口腔护理,根据患者的具体情况制订相应的护理计划,减少口腔细菌的增殖,减少患者发生坠积性肺炎的可能。⑥术后使用镇痛泵持续有效镇痛,使患者敢于深呼吸、咳痰。⑦患者卧床期间指导并协助患者更换体位,每2 h更换1次,保持床头抬高≥30°,待患者术后生命体征趋于平稳尽早下床活动。

2. 针对潜在并发症的护理措施　①术后对患者进行持续心电监护,给予低流量湿化吸氧,病情稳定后抬高床头30°,有利于控制颅内压,保持脑灌注压水平的稳定,且对患者生命体征没有影响。②由于脑血管储备能力减弱,脑血流自身调节能力受损,因此术中的脑氧供需失衡、低血压、低血容量、高血压、过度通气和高碳酸血症、体温异常等变化均易导致术后脑血管事件发生,术后患者若出现意识障碍、肢体无力、抽搐、精神症状、语言障碍、癫痫等,应警惕。③烟雾病行颅内外血管搭桥-颞肌贴敷术后血压波动可能导致患者脑高灌注或灌注不足,引发严重并发症,从而影响患者术后康复,责任护士对患者术前的基础血压及术后制订的目标血压情况进行全面了解,做好登记,对患者血压进行实时监测,术后将患者血压维持在制订的个体化血压目标值范围,控制患者血压在较小的范围波动,若患者血压波动范围较大,立即通知医生及时处理,使用尼卡地平、乌拉地尔等血管活性药物进行药物降压,术后血压下降明显或持续低血压时间较长,则在补充血容量的同时,应用去甲肾上腺素等血管活性药物维持血流动力学稳定,根据患者血压水平对药物浓度及药物注入速度进行调节。血管活性药物的使用过程中,应根据患者的血压情况,逐步减量,切勿突然停药,以免血压波动过大,加重病情,必要时根据病情给予尼莫地平静脉泵入预防脑血管痉挛。④根据患者的情况遵医嘱给予甘露醇125 mL静脉滴注,每8 h一次,若已暂停使用甘露醇,当颅内压增高时,可临时加用甘露醇。⑤避免引起颅内压增高的各种诱因,如咳嗽、便秘、呼吸道梗阻、高血压、剧烈情绪波动等。⑥指导患者避免进食硬度过大的食物,饮食的温度应以"不烫不凉"为宜,减少使用术侧咀嚼和对术侧颞区的压迫,以免刺激术区皮质诱发癫痫;术后常规予以抗癫痫药物,如丙戊酸钠;癫痫发作时,保持呼吸道通畅,记录发病特点。

3. 针对疼痛的护理措施 ①病情稳定后患者床头抬高30°,利于静脉回流以减轻颅内压和脑水肿,术后第3天开始鼓励患者下床活动,进行适量锻炼,减轻疼痛刺激对脑血流量的影响。②对护理人员进行系统化的疼痛护理管理培训,提高护理人员准确、有效地评估疼痛的技能,并认识到围手术期疼痛评估的重要性。③加强护士自身专科业务能力,遵循患者需求,主动为患者提供有关疾病与康复的有效信息,鼓励患者表达自己的心理感受,根据患者的心理感受提供必要的心理护理。④根据患者的临床症状遵医嘱予以甘露醇减轻脑水肿,术后常规应用氧自由基清除剂(如依达拉奉注射液)改善患者症状,早期应用镇痛泵、地佐辛、盐酸羟考酮缓解患者头痛。

4. 针对营养失调的护理措施 ①定期对患者进行营养筛查和营养风险评估,加强患者围手术期营养管理,必要时营养科会诊,制订个性化的营养支持及营养治疗方案。②对患者进行吞咽功能评估,若存在吞咽功能障碍请康复科会诊,必要时留置胃管。③遵医嘱应用镇痛、止吐药物,促进患者舒适感,保持大便通畅,必要时给予灌肠,促进胃肠蠕动,增加患者食欲。

5. 针对有感染的风险的护理措施 ①监测生命体征并记录。②保持患者手术切口敷料清洁、干燥、无污染,及时换药。③术后保证术腔引流管正确固定,保持通畅,防止压迫和折叠,以方便手术残留腔的血性液体、气体流出,减少局部积液,并仔细观察引流液的颜色、性状。④医护人员在接触患者前后,严格执行手卫生,避免交叉感染。⑤改善患者营养状况,合理膳食,增加优质蛋白、维生素的摄入,提高患者的免疫力。⑥若体温低于38.5 ℃,则采用物理降温,如温水擦拭、冰块冷敷、电子冰毯等降温;若体温高于38.5 ℃,遵医嘱给予吲哚美辛栓纳肛或丙帕他莫静脉滴注降温,注意评价降温效果。⑦若持续高热,及时协助医生查明发热原因。颅内感染:协助进行腰椎穿刺,必要时留置腰大池引流管。肺部感染:观察痰的颜色、性状、量;遵医嘱留取新鲜痰标本进行培养并进行药物敏感试验,并根据药物敏感试验结果使用抗生素。泌尿系统感染:严格进行导尿管消毒、尿道口消毒等,减少被病菌侵袭的风险,每日评价留置尿管的必要性,尽早拔除尿管。深静脉留置导管:强化操作培训,熟知深静脉穿刺置管的相关并发症,掌握导管相关感染的处理方法,合理应用抗生素。

6. 针对有下肢静脉血栓的风险的护理措施 ①术后卧床期间指导患者进行踝泵运动,遵医嘱进行气压治疗,促进下肢血液循环。②保护静脉,进行输液时,尽量采用上肢静脉输液,避免同一部位静脉多次穿刺,诱发血栓形成。③观察下肢皮肤颜色、有无肿胀及感觉异常,触摸足背动脉搏动情况,感觉皮肤温度有无异常,如发现患者肢体出现肿胀、疼痛等症状,须立即报告医生并早期实施相应的预防护理干预。④术后卧床期间下肢抬高 30°,以缓解骨盆静脉压力,有利于下肢静脉回流;鼓励患者合理运动,在其能承受的条件下,对其小腿腓肠肌、股四头肌及股二头肌进行按摩,20 min/次、2 次/d,下床后不要久站,运动量逐日增加,感觉舒适即可。

7. 针对有皮肤完整性受损的危险的护理措施 ①评估患者的压疮风险,针对患者的皮肤风险因素和术中受压点与手术室护士进行交接沟通,提前采取保护性措施。②降低患者局部皮肤压力,术后早期每 2 h 帮助患者进行翻身,同时要在患者的脚踝、足根部垫上软枕,以此来降低患者的局部皮肤压力。③用温度适宜的温水和中性肥皂进行皮肤擦洗,待皮肤清洁干燥之后,使用乳制剂、油剂来预防患者皮肤过度干燥;床单、被褥要清洁、干燥、舒适、平整,衣物要以纯棉质地、宽松为宜,以此来减少衣物、被褥等因素给皮肤带来的刺激和摩擦。④用电动气垫床。⑤加强营养以提升自身机体免疫力,加强肌肤弹性,避免出现压疮。

(五)护理评价

(1)患者入院至出院掌握有效咳嗽的方式,血氧饱和度维持在 95% 以上。

(2)患者术后至出院未出现意识障碍,瞳孔大小、对光反射较之前均无变化,未出现神经系统并发症。

(3)患者入院至出院疼痛得到有效控制,疼痛数字评分为 2 分。

(4)患者术后至出院,体重下降 2 公斤,血清白蛋白 41 g/L。

(5)患者术后至出院,手术切口无红肿,体温波动在 36.5 ~ 37.5 ℃ 之间,无感染证据。

(6)患者术后至出院可进行被动与主动活动,未发生下肢静脉血栓。

(7)患者术后至出院未发生压疮。

五、床旁查体

(一)查房前介绍

护士长:14 床,刘某,是今天的查房对象,接下来由主查护士进行床旁体格检查。

主查护士:好的,护士长,接下来由我来进行床旁体格检查,各项物品准备已齐全,已征得患者及患者家属同意,请各位老师随我移步至病房。

(二)床旁体格检查

进门前七步洗手。按照进门顺序依次进入,按照规定站位站立。

主查护士:进行以下体格检查内容。

（1）（核对患者腕带信息和床头卡）32 床,刘某,男,41 岁,诊断:烟雾病。

（2）（评估患者意识状态）患者神志清(向患者解释查房目的,取得患者配合)。

（3）（查看患者瞳孔）患者双侧瞳孔等大等圆,直径均为 3 mm,对光反射均灵敏。

（4）（评估患者管道）患者头部敷料清洁干燥,头皮下术腔引流管引流出血性引流液,引流通畅,给予高举平台法二次固定,遵医嘱平于外耳道水平处固定,引流壶保持 1/2 负压状态;右侧颈内深静脉留置针穿刺处无红肿,无渗血;尿管给予高举平台法固定,引流通畅,引流尿液成淡黄色(嘱患者床上活动时,避免牵拉各导管)。

（5）（评估患者四肢肌力）嘱患者依次抬起四肢,双手向上平举,屈肘,伸肘,双手用力握一下主查护士的手,(左右腿依次)屈膝,伸直,内收,外展,直抬腿(给予患者下肢一定的阻力,让患者做对抗运动),四肢能遵嘱运动。左侧肢体肌力 5 级,右侧肢体肌力 4 级。

（6）对患者进行饮食、药物、运动等知识宣教。为预防患者跌倒,教会患者起床时做到 3 个"30 s":起床时逐渐变换体位,现在床上躺 30 s,再双脚落地在床沿坐 30 s,最后站立起来 30 s,无不适症状方可走动。

（7）监护仪示患者生命体征:HR 71 次/min,R 18 次/min,BP 130/80 mmHg,均正常,患者生命体征平稳。整理床单位,按照教学查房规范离开病房。

六、讨 论

总带教老师评价:通过刚才的查房,我们可以看到,主查护士对患者评估和指导内容很全面,评估方法准确,在查体过程中尽显人文关怀,那么通过刚才的查房,你还有什么要补充的吗(图 4-17)?

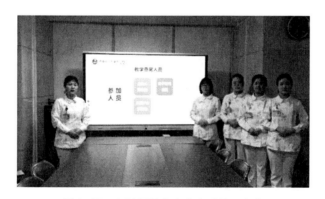

图 4-17　1 例烟雾病患者术后护理查房

主查护士:刚才的查房过程中,有一些事项讲解得不够详细,与患者的沟通少了一点,语速可能有点快。

护士长:刚才做得已经很好了,我们都知道颅脑手术患者的意识观察是非常重要的,那谁来阐述一下意识障碍的分类?

新入职护士1:护士长,我来回答这个问题。意识障碍共分为6种不同程度的意识状态,具体为以下几种。

(1)嗜睡:患者持续处于睡眠状态,但可被轻度刺激或言语唤醒,醒后能正确而缓慢地回答问题,但反应迟钝,停止刺激后又可入睡。

(2)意识模糊:表现为定向力障碍,思维和语言不连贯,可有错觉、幻觉、躁动不安、精神错乱。

(3)昏睡:患者处于熟睡状态,不易唤醒,可在强烈刺激下被唤醒,但醒后答话含糊或答非所问,且很快又再入睡。

(4)浅昏迷:意识大部分丧失,无自主活动,对光、声刺激无反应,对刺痛可有痛苦表情或肢体退缩等反应。

(5)中昏迷:患者对各种刺激均无反应,眼球无转动,各种反射减弱(这是与浅昏迷的区别),有大小便潴留或失禁。呼吸、脉搏、血压可有改变,并可出现病理反射。

(6)深昏迷:意识完全丧失,对各种刺激甚至是强刺激均无反应。

护士长:说得很好,刚才的查房中也对患者的四肢活动情况做了检查,那么谁来说一下肌力的分级呢?

新入职护士2:临床上多采用徒手肌力评定法(manual muscle testing,MMT),分级标准国际上普遍应用1916年美国哈佛大学教授Lovett提出的肌力分级标准,共分为6级。

(1)0级,肌肉无任何收缩现象(完全瘫痪)。

(2)1级,肌肉可轻微收缩,但不能使关节活动,仅在触摸肌肉时可以感觉到。

(3)2级,肌肉的收缩可以引起关节活动,但不能抵抗重力,肢体不能抬离床面。

(4)3级,肢体可以抬离床面,但不能抵抗阻力。

(5)4级,可以做对抗阻力的运动,但较正常肌力差。

(6)5级,正常肌力。

护士长:记得很准确。那么关于这个疾病大家还有其他问题吗?

新入职护士1:我有疑问,医嘱上患者液体量有3500 mL左右,液体量比较大,患者全麻手术前不是应该要禁食禁水8 h吗?为什么患者术前2 h口服葡萄糖水?

总带教老师:烟雾病患者在脑血流重建术前后,长时间处于禁食禁水状态而且术中患者体液流失,易降低颅内灌注,增加脑卒中风险,如果没有足够的液体摄入,很难维持正常的血容量,术后通过合理有效补液,可增加脑组织的灌注,减少烟雾病患者脑血流重建术后缺血型并发症的发生。麻醉前禁食的目的是防止麻醉过程中胃内容物反流导致呼吸系统并发症,而麻醉前禁食的时间,是指实施麻醉前禁止经口摄入液体或固体食物的规定时间。日常膳食中的主要成分为碳水化合物、脂肪和蛋白质。由于它们的化学结构不同,在胃内被排空的时间和消化吸收部位也不同。《成人与小儿手术麻醉前禁食指南（2017）》指出须根据摄入食物种类的不同而制订不同的禁食时间,清饮料在胃内的排空时间≥2 h,所以术前2 h口服10%葡萄糖水是允许的,不仅可以消除患者的饥饿感,也可以使患者心理愉悦感增加,缓解患者的焦虑情绪。

新入职护士2:我注意到病区内儿童烟雾病患者手术方式多以颞肌贴敷术为主,而成人烟雾病患者手术方式以血管搭桥为主,这是为什么呢?

总带教老师:你问的问题很好,说明你平时很擅于思考。主查护士,你可以给大家讲一下这个问题吗?

主查护士:我们知道颞肌贴敷术就是把颅外血供丰富的肌肉等组织,贴敷在颅内的脑组织表面,随着时间的延长,脑组织和颞肌之间会形成新的血管,通过颅外的血运重建到颅内,缓解脑组织供血不足。脑组织的血流改善以后,对缺血型烟雾病患者而言,梗死风险就会降低,对出血型烟雾病患者来讲,对烟雾状血管的需求会逐渐减少,从而降低脑出血的发生,改善患者的愈后。颞肌贴敷术,它不像搭桥术,效果会这么直接,贴敷上以后,一般需要3~6个月新生的一些血管才会长的比较好,随着时间延长新生血管会逐步增加,儿童贴敷比成人效果好,这与儿童血管再生能力强有关,再者对于儿童,由于血管非常纤细,直接搭桥难度比较大,所以针对很多儿童会采取直接做一个颞肌贴敷术,达到一个非常好的治疗效果。

七、知识链接

烟雾病是一种病因不明的、以双侧颈内动脉末端及大脑前动脉、大脑中动脉起始部慢性进行性狭窄或闭塞为特征,并继发颅底异常血管网形成的一种脑血管疾病。由于这种颅底异常血管网在脑血管造影图像上形似"烟雾",故称为"烟雾病"。烟雾状血管是扩张的穿通动脉,起着侧支循环的代偿作用,是该病的重要特征。多数学者认为其有一定的家族遗传倾向,或继发于钩螺旋体脑动脉炎、脑动脉硬化及放射治疗后。但绝大部分原发脑底异常血管网病因尚不清楚。

烟雾病的临床表现:脑缺血和颅内出血是烟雾病的主要危害,不同年龄段烟雾病的发病类型亦不相同,儿童烟雾病以缺血型为主,成人以出血型为主,但缺血型发生率也维持在较高水平。脑缺血可表现为短暂性脑缺血发作、可逆性缺血性神经功能障碍或脑梗死。脑出血是由于异常血管网上的粟粒性囊状动脉瘤破裂,引起蛛网膜下腔出血、脑叶出血及脑室出血。在缺血型和出血型烟雾病中,头晕、头痛、肢体无力、感觉障碍、意识障碍、视觉障碍、言语障碍最为常见,其他临床表现还包括认知功能障碍、癫痫、晕厥、不自主运动等,儿童长期缺血可导致发育迟缓,智力减退。

烟雾病的诊断与分期:脑血管造影是目前公认的诊断烟雾病的"金标准",日本学者Suzuki和Takaku依据烟雾病发展过程,将脑血管造影的影像表现分为6期,成为目前公认的烟雾病评价标准,即 Suzuki 分期,如表 4-5。

表 4-5　Suzuki 分期

分期(期)	脑血管造影表现
Ⅰ	颈内动脉末端狭窄,通常累及双侧
Ⅱ	脑内主要动脉扩张,脑底产生特征性异常血管网(烟雾状血管)
Ⅲ	颈内动脉进一步狭窄或闭塞,逐步累及大脑中动脉及大脑前动脉;烟雾状血管更加明显
Ⅳ	整个 Willis 环甚至大脑后动脉闭塞,颅外侧支循环开始出现;烟雾状血管开始减少
Ⅴ	Ⅳ期的进一步发展
Ⅵ	颈内动脉及其分支完全闭塞,烟雾状血管消失;脑的血供完全依赖于颈外动脉和椎-基底动脉系统的侧支循环

另外,烟雾病侧支循环分级是近年来提出的烟雾病新分级。该分级以颅内侧支循环为切入点,提出基于颅内侧支循环代偿途径和范围,结合颅底 Willis 环周围病变进展情况的新分级系统。该分级基于全脑血管造影这一诊治烟雾病的"金标准",按 Suzuki 分期Ⅰ~Ⅵ期分别记 6~1 分,后循环向大脑前动脉(anterior cerebral artery,ACA)供血区、大脑中动脉((cerebral middle artery,MCA)顶枕部供血区、MCA 颞部供血区不同代偿范围记为后循环血供的 1~6 分,同时纳入前循环、后循环的血供情况形成 1~12 分的新型评分系统。其中 1~4 分代表侧支循环代偿不良(Ⅰ级),5~8 分为侧支循环代偿一般(Ⅱ级),9~12 分为侧支循环代偿良好(Ⅲ级)。

柏林(Berlin)分级系统是一种用于评估烟雾病患者临床严重程度和预测术后并发症的工具。该系统根据 MRI、脑血管造影及脑血流储备(cerebrovascular reactivity,CVR)等检查结果,将脑半球病变进行分级。研究表明,柏林分级系统能够有效地对成年烟雾病患者的临床严重程度进行分层,并预测术后并发症的发生情况,如短暂性脑缺血发作、缺血性卒中、症状性高灌注和颅内出血。柏林分级通过计算 DSA、MRI、CVR 三项评分的总和将疾病分为 3 级(表 4-6):轻度(Ⅰ级),总分为 1~2 分;中度(Ⅱ级),总分为 3~4 分;重度(Ⅲ级),总分为 5~6 分。对应不同程度的临床症状及术后并发症发生率。

表 4-6　柏林分级系统不同影像学检查特征描述及评分

影像学检查	特征描述	计分(分)
DSA	狭窄-闭塞性病变+烟雾状血管	1
	狭窄-闭塞性病变+烟雾状血管+颅内血管吻合	2

续表 4-6

影像学检查	特征描述	计分(分)
MRI	狭窄-闭塞性病变+烟雾状血管+颅内外血管吻合	3
	无脑梗死、脑出血、脑萎缩	0
	存在脑梗死、脑出血、脑萎缩	1
CVR	无盗血现象(≥-5%)	0
	有盗血现象(<-5%)	2

烟雾病的治疗:烟雾病目前尚无肯定有效的治疗药物,主要是针对缺血及出血症状进行对症处理,《烟雾病与烟雾综合征诊断与治疗中国专家共识(2017)》提到治疗烟雾病的方式目前临床上主要有药物治疗、手术治疗、康复治疗。药物治疗主要是应用药物对症支持治疗或围手术期管理,主要药物包括抗栓药物、钙通道阻滞剂、他汀类药物、镇痛药物、抗癫痫药物、神经保护药物。手术是目前最主要的烟雾病治疗方式,可分为直接血运重建术、间接血运重建术以及联合(直接+间接)血运重建术,手术治疗的目的是使用来自颈外动脉系统的血液供应来增加颅内血流,从而改善脑血流量和脑血流储备能力。此外无症状型烟雾病如果不存在血流动力学损害,可选择保守观察,一旦随访发现临床症状或血流动力学改变,就应该考虑手术治疗。目前血运重建术可有效增加血流量从而降低缺血性卒中发生率的观点被大多数学者接受,此外,国内外一些前瞻性研究也表明脑血流重建术能够降低再出血发生率。烟雾病的康复治疗方案主要包括肢体康复锻炼及缺血预适应等,仍需进一步研究。

八、小结

随着生活水平的提高和生活节奏的加快,心脑血管疾病已经成为影响人们身体健康的主要问题之一,本次护理教学查房针对该烟雾病病例制订了详细的护理计划和个体化的护理措施,并向大家普及了烟雾病的相关知识,突出针对该类患者护理的重点、疑难点,并指出了未来的研究方向,增强了护士的学习氛围,提高了护士的专科理论知识水平。

九、查房远程展示

(一)展示流程

1. 提前 1 周海报宣传　举办时间:2021 年 3 月 26 日。地点:互联智慧分级诊疗中心。观看方式:线上观看及线下参会(图 4-18)。

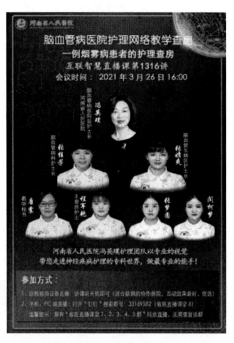

图 4-18　1 例烟雾病患者的护理教学查房海报宣传

2. 拟定远程网络护理教学查房日程　①专职教学秘书主持;②总护士长介绍主题、亚专科、联络问候远程及在线的护理同仁;③病区护士长组织查房开始;④查房结束,远程及钉钉线上互动;⑤科护士长总结,远程护理教学查房结束。

3. 远程网络护理教学查房组织实施　见图 4-19。

4. 对查房目标、病例汇报、床房查体、讨论及知识链接进行总结分析,调整完善至下次护理教学查房。

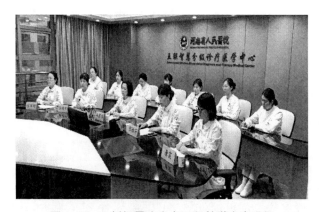

图 4-19　1 例烟雾病患者远程教学查房现场

（二）展示视频

见二维码4-4内容。

A.病例汇报　　　　　B.床旁查体　　　　　C.讨论+总结

二维码4-4　1例烟雾病患者护理教学查房视频

参考文献

[1]徐昕鑫,刘建芬,王玉清.呼吸功能锻炼及有效咳嗽对COPD患者排痰效果的影响[J].中外医疗,2018,37(9):140-142.

[2]乐莉莉.全麻胸腔镜病人术后排痰护理进展[J].健康必读,2021,(4):175.

[3]尹娜,常丽.指压天突穴诱导自主咳痰法在肺部术后的应用进展[J].中西医结合心血管病电子杂志,2019,7(15):16-17.

[4]徐露.口腔护理减少卧床患者坠积性肺炎的临床观察[J].中外医学研究,2016,14(19):106-107.

[5]赵静,韩玲样,孙庆芬,等.预防体位与呼吸机相关性肺炎的循证进展[J].中华医院感染学杂志,2018,28(11):1754-1756.

[6]典慧娟,范艳竹,王琳琳,等.体位及头高位对重型颅脑损伤病人颅内压和脑灌注压的影响[J].护理研究,2020,34(14):2520-2523.

[7]靳腾龙,王睿,孙红卫,等.烟雾病脑-硬脑膜-肌肉血管融合术后神经功能恶化原因分析[J].实用医学杂志,2016,32(8):1375-1376.

[8]刘靖,欧阳光,黄书岚.烟雾病颞浅动脉-大脑中动脉分流术+脑-硬脑膜-颞肌血管融通术围手术期护理[J].中国临床神经外科杂志,2019,24(11):705-707.

[9]章仲琴,鲁晶晶,王丽凤,等.颅内外血管搭桥-颞肌贴敷术治疗烟雾病患者术后目标血压控制的护理干预[J].齐鲁护理杂志,2020,26(22):35-36.

[10]杨如,沈燕,陈万平.烟雾病围手术期护理现状[J].临床医学研究与实践,2017,2(8):196-198.

[11]王丽芬,朱小平.成人型烟雾病患者术后脑过度灌注综合征的预防护理[J].护理学杂志,2018,33(18):38-39,42.

[12]谢浩芬,姜建帅.围手术期疼痛护理的研究进展[J].中华现代护理杂志,2019(8):

925-928.

[13]张明会,李惠萍,吴德全.非药物性护理干预在术中清醒患者焦虑疼痛管理中的应用进展[J].护理学报,2020,27(24):19-23.

[14]中华医学会肠外肠内营养学分会.加速康复外科围术期营养支持中国专家共识(2019版)[J].中华消化外科杂志,2019,18(10):897-902.

[15]朱丽丽.持续腰大池引流治疗重症颅内感染护理的探讨[J].世界最新医学信息文摘,2018,18(97):264,267.

[16]郝泽霖,张孝军.痰液细菌培养联合药敏试验对肺部感染患者抗生素合理使用的影响[J].世界最新医学信息文摘,2019,19(87):180,183.

[17]周开敏,温贤秀.预防导尿管相关尿路感染集束化护理策略的研究进展[J].现代临床医学,2018,44(06):404-406,414.

[18]吴杨.深静脉留置导管相关感染的因素及护理对策[J].中国医药指南,2019,17(7):174.

[19]俞洁,欧梦仙,王军,等.踝泵运动预防术后下肢深静脉血栓形成的应用现状[J].中国护理管理,2020,20(12):1873-1876.

[20]中华医学会外科学分会血管外科学组.中国慢性静脉疾病诊断与治疗指南[J].中华医学杂志,2019(39):3047-3061.

[21]郑月芳.规范化护理干预在下肢深静脉血栓患者中的护理效果及对凝血功能的影响研究[J].吉林医学,2020,41(10):2534-2536.

[22]佟昕,姜桂春.术中预防下肢深静脉血栓形成的护理研究进展[J].中国医学创新,2020,17(11):168-172.

[23]周静.体位护理联合弹力袜在预防下肢静脉曲张术后静脉血栓中的效果观察[J].成都医学院学报,2019,14(2):230-233.

[24]李采琼,刘小川,赵源.压疮的防治及护理新进展[J].临床医药文献电子杂志,2019,6(36):191-192.

[25]刘甦.基于电动翻身气垫床设计原理在预防老年脑卒中偏瘫患者压疮中的临床效果[J].中国医疗器械信息,2019,25(24):106-107.

[26]惠艳红,耿晴晴.压疮的临床护理新进展[J].世界最新医学信息文摘,2018,18(62):72-74.

[27]徐斌,顾宇翔.烟雾病和烟雾综合征诊断与治疗中国专家共识(2017)[J].中华神经外科杂志,2017,33(6):541-547.

[28]烟雾病治疗中国专家共识编写组.烟雾病治疗中国专家共识[J].国际脑血管病杂志,2019,27(9):645-650.

第五章　神经重症护理教学查房

第一节　1例大面积脑梗死患者

一、疾病概述

大面积脑梗死(large hemispheric infarction, LHI)一般指由大脑主干动脉闭塞而形成较大面积的脑梗死,具有较高的致残率和病死率。LHI病情进展快,早期可出现脑水肿、脑疝,甚至死亡。

二、查房目标

1. 知识目标　掌握大面积脑梗死患者的主要护理诊断和护理措施。
2. 技能目标　掌握格拉斯哥昏迷评分的评估方法、去骨瓣减压窗的评估方法。
3. 情感目标　查房中体现人文关怀和以患者为中心的服务理念。

三、查房成员

实习护生。

四、病例汇报

(一)病例信息

1. 患者一般情况　患者7床,于某,男,62岁,文化程度为高中毕业,农民,无宗教信仰。
2. 主要诊断　大面积脑梗死。
3. 主要病情　患者以"突发言语不清4 h伴左侧肢体活动障碍2 h"为代主诉急诊入院。查体:患者自发睁眼,能简单说出单词,配合遵嘱动作。GCS:E4V3M6总分13分;双侧瞳孔等大等圆,直径 4 mm,对光反射均灵敏;左侧肢体肌力 2 级,右侧肢体肌力 5 级;血压偏高 182/92 mmHg,遵医嘱给予积极完善检查,对症治疗。

当患者入院 15 h 的时候,发生病情变化,查体患者刺痛无睁眼,呼唤无应答,不能发声,右上肢刺痛可屈曲。GCS:E1V1M3 总分 5 分;双侧瞳孔不等大,左侧直径 4 mm,对光反射迟钝;右侧直径 2 mm,对光反射灵敏;左侧肢体肌力 0 级、右侧肢体肌力 3 级;心率 82 次/min,呼吸浅快 36 次/min,血压波动在 175～197/85～95 mmHg。头颅 CT:右侧大脑半球大面积脑梗死、脑疝形成。遵医嘱给予脱水药物应用,积极完善术前准备,拟行急诊手术"右颞顶去骨瓣减压术"。

4. 现病史　患者突发言语不清 4 h 伴左侧肢体活动障碍 2 h,急诊以"大面积脑梗死"于 2020 年 11 月 20 日 01:30 转入我院。

5. 既往史　吸烟史 20 年;无过敏史。

6. 治疗原则　治疗上给予脱水、降颅内压、抗感染、化痰、保肝护胃、抑制血小板聚集、改善循环、营养类药物应用;特级护理、暂禁食禁水,必要时,行手术治疗。

7. 辅助检查　头颅及肺部 CT:①大面积脑梗死。②双肺坠积性肺炎。

8. 专科检查　GCS:E4V3M6 总分 13 分,双侧瞳孔直径约 4 mm,对光反射均灵敏,左侧肢体肌力 2 级,右侧肢体肌力 5 级;双侧巴宾斯基征阳性。

9. 药物应用　脱水降颅内压药物:甘露醇 125 mL 静脉滴注 q6h、呋塞米 20 mg 静脉注射 q12h。抗感染药物:头孢哌酮舒巴坦钠针 3 g+0.9% 氯化钠注射液 100 mL 静脉滴注 q8h。化痰药物:伊诺舒针 30 mg 静脉注射 q8h。保肝药物:复方甘草酸钠针 100 mg+0.9% 氯化钠注射液 250 mL 静脉滴注 qd。护胃药物:奥美拉唑针 40 mg+0.9% 氯化钠注射液 100 mL 静脉滴注 q12h。抑制血小板聚集药物:阿司匹林肠溶片 100 mg 口服 qd、硫酸氢氯吡格雷片 75 mg 口服 qd、瑞舒伐他汀钙片 10 mg 口服 qd。营养、改善循环类药物:银杏二萜内酯葡胺注射液 5 mL+0.9% 氯化钠注射液 250 mL 静脉滴注 qd、丁苯酞氯化钠注射液 100 mL 静脉滴注 bid、维生素 B_6 注射液 0.2 g+维生素 C 注射液 3.0 g+氯化钾注射液 1.5 g+0.9% 氯化钠注射液 500 mL 静脉滴注 qd。

10. 查房时患者现况　现术后第 2 天,患者呼唤睁眼,刺痛躲避,GCS 评分 7T(E3VTM4),经口气管插管接呼吸机辅助呼吸,生命体征:T 36.5 ℃,HR 80 次/min,R 15 次/min(为呼吸机辅助),BP 155/85 mmHg;双侧瞳孔等大等圆,直径 2 mm,对光反射均灵敏;头部切口敷料清洁,固定良好,右颞顶减压窗触之如鼻尖;留置胃管、尿管均通畅,给予妥善固定;左侧肢体肌力 0 级,右侧肢体肌力 3 级。疼痛评分:CPOT 评分 0 分。镇静评分:Richmond 躁动镇静量表(Richmond Agitation Sedation Scale,RASS)评分-1 分,DVT 评分 5 分(高风险)、Braden 评分 12 分(高度危险)。患者实验室检验结果为:白细胞 8.63×10^9/L,血红蛋白 110 g/L,总蛋白 70.9 g/L,白蛋白 40.8 g/L。

（二）护理目标

（1）住院期间患者平稳度过脑水肿高峰期,出现颅内压增高症状时能及时发现并得到有效救治。

（2）住院期间未出现出血症状或出血症状得到有效的预防控制。

（3）住院期间患者胸片结果示坠积性肺炎较前好转。

（4）住院期间患者未发生下肢静脉血栓。

（5）住院期间患者未发生压疮。

（三）护理诊断

1. 颅内压增高　与脑水肿有关。

2. 有出血的风险　与脑梗死疾病使用抗凝药有关。

3. 有肺部感染的风险　与带有人工气道和卧床有关。

4. 有下肢静脉血栓的风险　与长期卧床、肌无力等导致的血流缓慢有关。

5. 有皮肤完整性受损的危险　与持续卧床、意识障碍有关。

（四）护理措施

1. 针对有颅内压增高风险的护理措施　①动态观察意识（GCS 评分）、瞳孔以及生命体征变化。如果患者意识状态清醒,但是情绪比较烦躁,则应注意其病情是否加重,患者有可能出现昏迷的情况,如果患者在手术后几小时出现心率减慢、血压升高、呼吸衰弱等症状,则考虑患者产生继发性颅内血肿,护理人员在发现上述异常之后需要及时通知医生,协助医生处理。护理人员需要在患者术后通过亚低温疗法对患者机体降温,将其体温保持在 $35.8 \sim 36.4$ ℃。应用药物,降温时,注意观察患者有无大汗,及时补充水分,并给予更换病服和床单。②体位护理。如果手术后患者 $6 \sim 8$ h 之内没有恢复清醒,则应使患者去枕平卧,将其头部偏向一侧,这样有利于对患者呼吸道进行护理,手术后 8 h 可以将病床床头抬高大约 30°,这样利于患者颅内静脉的回流。③脱水药物监测。脱水药物选择:甘露醇的脱水作用有赖于血脑屏障的完整性,在脑梗死的后期以血管源性脑水肿为主,此时血脑屏障的通透性增高,甘露醇就可以逐步通过血脑屏障聚积于脑组织间隙,这样当停止静脉输入一段时间后,血浆渗透压就可能暂时低于脑组织的渗透压,此时水分由血浆反流入脑组织,使脑组织的含水量再度增高,脑水肿加重,颅内压回升,即出现所谓反跳现象,因此要严格控制用药间隔时间。遵医嘱应用脱水药物,控制血压及脑灌注压:患者术后往往血压不稳定,应及时纠正,维持血压在正常范围内。根据颅内压变化,控制好脑灌注压,以预防脑灌注不足或脑灌注过量,一般使脑灌注压维持在 $60 \sim 70$ mmHg（脑灌注压=平均动脉压-颅内压）。脱水药物应用:甘露醇的临床常用剂量为

0.3～1.0 g/kg,125 mL＝25 g,250 mL＝50 g,浓度为20%,于30～40 min静脉滴注完,进入血管后10～20 min开始起作用,半衰期为71.15～27.02 min,2～3 h降颅内压效果最强,可维持作用4～6 h,大部分4 h左右经肾排出,故临床上间隔4～6 h用药1次。甘露醇用量不宜过大,一般100～200 g/d,不超过300 g/d,65岁以上者不宜超过150 g/d;甘露醇的最低有效剂量每次0.3～0.5 g/kg,最佳有效剂量为1.0/kg,每次总量不宜超过60 g,每日总量不宜超过300 g。因此,甘露醇治疗脑水肿的用量很关键,用量过少起不到脱水降颅内压的作用,剂量过大又会产生不良反应,其量效关系非常明确。脱水药物的应用观察:甘露醇最常见的不良反应为电解质紊乱,其他不良反应包括排尿困难、血栓性静脉炎、过敏反应、甘露醇肾病等。其中甘露醇肾病常于大剂量快速静脉滴注时发生,往往会引起急性肾衰竭。轻者早期可应用血管扩张剂或利尿剂,病情严重者应透析治疗。甘露醇肾病早期诊断依据:注意尿量,用药开始即记录24 h尿量、尿的颜色、尿常规变化;是否有神志改变、躁动不安或嗜睡、失眠;每日或隔日测尿素氮、血肌酐、肌酐清除率、电解质、血气分析,肾损害易出现低钠血症、高钾血症。对于65岁以上老年患者,应注意产生心、肾功能损害;甘露醇单次剂量以0.5 g/kg为宜,单次剂量过大可致惊厥,一般每日总量不宜超过150 g/d,输注速度以20%甘露醇10～15 mL/min为宜。④减压窗张力的观察。观察患者骨窗张力:大部分患者在手术中开颅时会将术区骨板咬除形成骨窗,在手术后的15～30 min应该对患者的骨窗张力进行观察,对骨瓣部位进行轻轻的碰触,感受患者的骨窗张力,如果存在触额骨感,并且能够观察到骨窗膨出,则表示患者颅内压力升高。如果感受到触鼻尖感,表示患者颅内压力有了轻微的升高,如果属于触唇感觉,则表示患者颅内压力没有发生明显的异常。如果患者手术之后骨窗张力呈持续下降的状况,则表示患者正在恢复。相反,如果患者骨窗张力在持续性地升高,则要考虑患者是否已经出现了迟发血肿,需要及时通知医生对患者进行头颅CT检查,尽快查明原因,然后实施对症处理。手术后对患者的骨窗张力进行密切观察,能够降低去骨瓣减压术后脑膨出造成脑移位的发生概率。减压窗的护理:护理中使患者交替保持平卧位与健侧卧位,为了防止患者脑膨出情况下造成脑组织移位,如果情况需要也可以呈患侧卧位,这种情况下需要注意对患者的骨窗部位进行保护,睡枕需要选择柔软、舒适的材料,在患者头部下放置无菌巾,使用头颅网罩保护患者骨窗位置。

2. 针对有出血的风险的护理措施　①临床观察:观察患者皮肤黏膜、牙龈有无出血症状以及大小便颜色,减少经鼻吸痰操作。②观察注射部位有无皮下出血、疼痛、血肿、硬结、坏死等症状,严禁热敷腹部注射部位。及时关注患者的实验室检查,如血常规和凝血四项,肝素过敏或血小板减少症者禁用。③皮下注射部位的选择。上臂三角肌下缘:注射范围小,皮下脂肪少,易刺入肌肉层,肌层毛细血管丰富,刺破后易形成深部血肿。不建议选择。腹部:注射面积大,皮下脂肪多,毛细血管相对较少,药物吸收快。范围:注射点为脐上5 cm至脐下5 cm为上下边界,左右为锁骨中线内外5 cm范围(避开脐周

1~2 cm)。位置:交替注射,2次注射点间距2 cm,注射时避开皮肤破损处、手术瘢痕及有斑或痣的部位。方法:取仰卧屈膝位,提起腹壁皮肤形成皱褶,将针头朝下,空气弹至药液上方,垂直角度进针,缓慢推注。注射完毕停留10 s,用棉签轻按穿刺处,垂直拔出注射器,用3个手指的指腹轻按压穿刺口10 min以上,力度以皮肤下陷1 cm为度。

3.针对有肺部感染的风险的护理措施 ①患者方面:做好气道管理,采用密闭式吸痰法,及时吸痰,保持呼吸道通畅,及时给予声门下吸引,每4~6 h监测气囊压力,必要时机械排痰。动态监测胃内残留液,防止误吸。观察痰的颜色、性状、量,遵医嘱雾化,湿化呼吸道,促进痰液排出。留取新鲜痰标本进行培养和药物敏感试验,并根据药物敏感试验结果使用抗生素。需要注意的是:成人和儿童吸痰时负压是不一样的,成人吸痰负压为0.04~0.053 MPa,儿童0.02~0.04 MPa,1 MPa=1000 kPa。每次吸痰时间不超过15 s,肺高压的患者每次吸痰不超过10 s。②呼吸机的管理:每周更换1次呼吸机管路,如有污染及时更换。呼吸机冷凝水及时倾倒,积水杯置于管路最低处;呼吸机湿化罐及时加入灭菌水;关注患者的呼吸末二氧化碳及氧分压情况,定时监测血气分析,及时发现异常,并遵医嘱进行处理。③手卫生和体位管理:做好手卫生,防止交叉感染。床头抬高30°,研究表明相比仰卧位,半卧位能够降低医院获得性肺炎的风险,尤其是需要肠内营养的患者,他是一种低成本且容易实施的来降低医院获得性肺炎的有效措施。

4.针对有下肢静脉血栓的风险的护理措施 ①评估:采用VET风险评估单,Caprini血栓风险因素评估表内容进行风险评估。根据总评分进行分级,采取相应措施。极高危风险≥5分,基本预防+物理预防+药物预防联合预防方法;高危风险3~4分,基本预防+物理预防+药物预防联合预防方法;中危风险2分,基本预防+物理预防,并根据病情需要遵医嘱采取药物预防;低危风险0~1分,基本预防。②基本预防方法:术后抬高患肢,促进静脉回流;注重预防静脉血栓知识宣教,改善生活方式,如戒烟、戒酒、控制血糖及血脂等,多食用低脂、高蛋白、高膳食纤维的食物,保持大便通畅;围手术期、手术期适度补液,多饮水(每日2000 mL以上),避免血液浓缩;指导患者早期康复锻炼,定时更换体位,病情允许时,在床上起身做运动,如踝泵运动、股四头肌功能锻炼,促进静脉血液回流;穿宽松、舒适的衣服,避免在膝下垫硬枕、过度屈髋、用过紧的腰带和紧身衣物而影响静脉回流;避免在同一部位反复行静脉穿刺;鼓励患者尽早离床活动。③物理预防方法,如足底静脉泵、间歇充气加压装置、梯度压力弹力袜。药物预防方法,如遵医嘱应用依诺肝素钠、肝素、华法林等药物,预防下肢深静脉血栓的发生。用药过程中,密切观察有无自发性出血、肿胀、疼痛等症状。遵医嘱定期检查凝血酶原时间、凝血时间,如有不适立即告知医生,给予相应处理。

5.针对有有皮肤完整性受损危险的护理措施 ①人员方面。患者方面:加强基础护理,保持皮肤清洁,每日温水擦拭全身1次,骨隆突处垫软枕,保持床单位平整、干燥。定时翻身以防止压疮的发生;加强营养摄入,必要时请营养科会诊,保证充足的营养;大小便失禁患者,及时清洗会阴部,保持局部皮肤清洁、干燥;胃管、尿管固定妥当,防止器械性压疮发生。护理人员方面:严格执行交接班制度,每班床旁皮肤交接,仔细检查并记录,发现问题及时处理。②根据 Braden 评分要求以及评分时机,进行动态风险评估,特殊疾病情况,采用特殊交接班,重点提示,以保证患者安全。③管理方面。加强卧床患者皮肤管理相关知识培训,成立专科小组,定期更新皮肤管理理念以及技术更新。定期对患者进行营养筛查和营养风险评估,必要时营养科会诊,提供针对性的营养支持及营养治疗方案。④辅助治疗。选择动态交替式气垫床,预防压疮发生;使用减压床垫及减压敷料。

(五)护理评价

(1)患者术后 3 d 意识较前好转,自主呼吸恢复,停止呼吸机使用,减压窗张力触之如鼻尖。

(2)患者术后 3 d 皮下无瘀斑,口腔及气道黏膜均未出现出血症状。

(3)患者术后 7 d 拔除气管插管,可自行咳嗽、咳痰,减压窗张力触之如唇,控制感染措施妥当,感染指标正常,体温正常,查看胸片结果示坠积性肺炎较入院时好转。

(4)患者入院至术后第 7 天,可进行四肢被动运动,期间双下肢彩超结果示未发生下肢静脉血栓。

(5)患者入院至术后第 7 天,期间未发生压疮。

五、床旁查体

(一)查房前介绍

护士长:7 床,于某,是今天的查房对象,接下来由主查护士进行床旁查体。

主查护士:好的,护士长,接下来由我来进行床旁查体,各项物品准备已齐全,请各位老师随我移步至病房。

(二)床旁查体

进门前七步洗手。按照进门顺序依次进入按照规定站位站立。

主查护士:N0 级护士。

(核对患者信息腕带和床头卡)7 床,于某,男,62 岁,诊断:大面积脑梗死。

(查看患者瞳孔)患者双侧瞳孔等大等圆,直径均为 2 mm,对光反射均灵敏。患者头部敷料清洁干燥,右颞顶减压窗触之如鼻尖;留置胃管固定妥善,回抽胃内无潴留,给予 20 mL 温开水鼻饲后夹闭;气管插管固定妥善,松紧度适宜,插管深度为 24 cm,气囊压力表性能良好,测得此时气囊压力为 30 cmH$_2$O,正常范围为 25 ~ 30 cmH$_2$O;接呼吸机辅助呼吸:AC 模式,PC 10 cmH$_2$O,R 15 次/min,呼气末正压通气(PEEP) 5 cmH$_2$O,吸入氧浓度(FIO$_2$) 35%。(听诊患者肺部)患者双肺呼吸音较前清亮,查看患者今日胸片结果:坠积性肺炎较昨日稍有好转;评估患者的意识障碍程度,患者无自主睁眼,患者呼唤睁眼。患者现气管插管状态,患者无反应,不能遵嘱运动,疼痛刺激患者,患者右侧肢体可躲避,患者现 GCS 评分为 E3VTM4。患者持续监测有创动脉压,为了更加准确的测量患者的动脉血压,每次变换体位时应对动脉压进行校零(动脉校零操作),校零成功(因为患者带有脑室引流管,移动患者时应暂时夹闭引流管,防止反流,造成颅内感染)。(左手握踝上部固定小腿,右手持钝尖的金属棒自足底外侧从后向前快速轻划至小趾趾根部,再转向拇趾侧)患者大拇趾背屈,其余四趾成扇形分开,巴宾斯基征呈阳性。为防止患者发生下肢静脉血栓,我们要 q6h 给患者做气压治疗。此时监护仪示患者生命体征:HR 74 次/min,R 17 次/min,BP 128/80 mmHg,颅内压 12 mmHg,均正常,患者生命体征平稳。整理床单位,按照教学查房规范离开病房。

六、讨论

带教老师评价:通过刚才的查房,我们可以看到,主查护士对患者瞳孔、格拉斯哥昏迷评分、去骨瓣减压窗的评估方法准确,也非常熟练,特别是格拉斯哥昏迷评分,主查护士的评估非常规范。另外在给昏迷患者操作时,也与家属进行了沟通,真正做到了人文关怀。

带教老师提问:主查护士,你们还有什么要补充的吗?

主查护士:神经系统疾病涉及的体格检查比较多,刚才 GCS 评分操作,我讲解得不是特别详细,只是针对该患者目前的情况进行了评估,并且遗漏了一部分内容。比如 GCS 评分要排除哪些情况,如镇静药应用或癫痫持续状态所致的昏迷,还有闭锁状态的患者、先天性聋哑等,这些没有说明。

带教老师:已经很棒了。大家都知道,去骨瓣减压术后患者意识状态的变化,是减压术后成功与否的标志。因此我们要规范地评估格拉斯哥昏迷评分,准确地判断患者的意识,为观察病情提供可靠的依据。责任护士们,你们会不会对格拉斯哥昏迷评分进行规范的评估呢?

责任护士1:给予患者评估格拉斯格昏迷评分,我还是会的,但是在评估运动反应的过程中不确定自己做得是否规范。

责任护士3:我也认为这 3 项评分中运动反应自己可能做的不是很规范。

带教老师:格拉斯哥昏迷评分是1974 年由英国格拉斯哥大学的 2 位神经外科的教授发明的,并在柳叶刀上发表了第一篇关于格拉斯哥昏迷评分的文章。现在被全世界74 个国家使用,并且使用的国家还在持续增加中。格拉斯哥昏迷评分分为几个维度,有人能简单讲一下格拉斯哥昏迷评分吗?

责任护士 2:格拉斯哥昏迷评分可应用于各种原因引起的意识障碍,客观表达患者的意识状态。分为睁眼、语言、运动 3 个维度。总分 15 分,最低 3 分,分数越低病情越重。同时格拉斯哥昏迷评分可分为 3 种阶段:13～15 分为轻型,9～12 分为中型,3～8 分为重型。若格拉斯哥昏迷评分为 3～6 分,说明患者预后差,7～10 分预后不良,11～15 分预后良好,应注意的是,应用格拉斯哥昏迷评分评估时,必须以最佳反应计分。

带教老师:睁眼反应以字母 E 表示,共 4 分。患者能够自发睁眼,得分 E4 分;大声呼唤后患者睁眼,称为"呼唤睁眼",得分 E3 分;给予刺激后患者睁眼,称为"刺痛睁眼",得分 E2 分;任何时候均不睁眼,得分 E1 分。由各种因素(如眼部外伤、手术、重度水肿等)导致的睁眼反应不能检查用 N 来表示。

责任护士 3:刚才主查护士老师所评估的患者睁眼反应评分为 E3 分,为呼唤睁眼,未给予患者刺激。那刺痛睁眼的患者的刺痛点是在眼部给予压眶刺激吗?

带教老师:确实,在工作中大家都以为是用压眶作为睁眼反应刺痛的部位。国内的教科书上对于格拉斯哥昏迷评分的评估没有详细的阐述,但是在美国护理本科教材中有非常明确的讲解,睁眼反应的刺痛点并不是在眼部,而是在指甲根部,而且刺激的时间也是有要求的,给予的刺痛时间是 10 s。睁眼反应比较简单,刺痛部位是他比较特殊的地方。接下来我们看语言反应。语言反应以字母 V 表示,共 5 分。患者能够正确回答问题,称为"正常"。得分 V5 分。患者回答问题错误但条理清楚,称为"回答错误"。得分 V4 分。回答可以理解的单个词语。称为"只能讲单词"。得分 V3 分。只能发出呻吟的声音。称为"只能发声"。得分 V2 分。没有任何回应。称为"不发声"。得分 V1 分。患者如果带有人工气道如气管插管、气管切开,用 T 来表示。由于其他各种原因造成的无法用言语沟通等用 N 来表示。此外,在问患者问题的时候,你们觉得我们应该问些什么问题呢(图 5-1)?

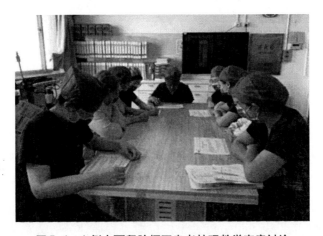

图 5-1　1 例大面积脑梗死患者护理教学查房讨论

责任护士1：护士长，我看平时医生查房问患者的都是定向力的问题。

带教老师：责任护士1，你能否具体说一下，到底什么是定向力呢？

责任护士1：可以，护士长，我以前专门查过关于定向力的问题。定向力是指一个人对时间、地点、人物及自身状态的认知能力。时间定向：是对当时所处时间如白天或晚上，上午或下午的认知，以及年、季、月、日的认知。但是在ICU的患者对具体时间的定位比较模糊，所以最好不要询问患者现在是几点，可以询问患者今年是哪一年，现在是几月份。地点定向：是指对所处地点的认识，包括所处楼层、街道、名称。可以询问患者知不知道自己现在是在什么地方，或者问患者的老家是哪里的。人物定向：是指辨认周围环境中人物的身份及其与患者的关系。可以让患者辨认每天给你做体格检查的都是什么人。自我定向：是对自己姓名、性别、年龄及职业等状况的认知。可以询问患者叫什么名字，今年多大年纪了。老师，这是我对定向力的理解。

带教老师：特别好，责任护士1的专科知识掌握的还是非常好的，而且我知道你在去年也取得了河南省的卒中专科护士证书。

带教老师：最后是运动反应，运动反应还是很有难度的。运动反应以字母M表示，共6分。患者能够遵嘱动作，称为"遵嘱"。得分M6分。给予刺激后，患者能定位，称为"刺痛定位"。得分M5分。患者能躲避，称为"刺痛逃避"。得分M4分。患者肢体出现病理屈曲，称为"刺痛屈曲"。得分M3分。患者的肢体出现异常伸展，称为"刺痛伸展"。得分M2分。上下肢均无反应，称为"无反应"。得分M1分。由于各种原因造成的运动反应无法检查，如四肢骨折等，用N来表示。

责任护士2：在运动反应中，如果给患者下达指令性动作判断是否能遵嘱，应该用什么动作？

责任护士1：一般情况下，我们需要让患者做至少2种不同的动作，以便确定患者能否遵嘱。并且分为2种情况，如果患者不带气管插管，可以嘱患者做握手和伸舌2种动作；如果患者带有气管插管，可以嘱患者做握手和伸大拇指2种动作。

带教老师：特别好，运动反应是判断的难点。大家还有什么问题吗？

责任护士2：那护士长，什么是刺痛定位呢？

带教老师：定位是指当你给予患者刺痛时，患者能找到给予刺痛的部位。

责任护士2：护士长，我们给予患者刺痛的部位在哪里呢？并且在临床工作中，我们常常看到一些医务人员给予患者刺痛的部位在上臂内侧肌肉和大腿内侧肌肉。

带教老师：在临床工作中，我们确实会见到有些医务人员会在你说的这2个部位给予刺痛，但实际上刺痛的部位应在患者头颈、锁骨上位置给予刺激，如斜方肌、眼眶等部位。时间也是10 s。责任护士1，你能否配合我，给大家做一下演练？

责任护士1：好。

带教老师：你在我的斜方肌给我刺痛10 s，注意拇指在后。给予刺激后，患者能够找到刺痛的部位。好的,谢谢。

责任护士 3:那么护士长,我想问下刺痛躲避和刺痛屈曲到底是什么意思？患者出现什么样的情况是刺痛躲避,应该怎么评估呢？

带教老师:这个问题可以让我们的主查护士来回答。

主查护士:好,这个问题可能大部分人有疑惑,不知道怎么区别,首先刺痛逃避是属于非病理屈曲,他的特点是快速、可变、屈肘方向远离身体。我们知道从机体各感受器传入神经冲动,进入中枢神经系统后,除了嗅觉纤维外,都要通过丘脑交换神经元,再由丘脑发出特异性投射纤维投射到大脑皮层的特定区域而发出神经冲动,他具有点对点的关系,这叫特异性传入系统。既然患者刺痛能躲避,表示患者大脑皮层功能是部分受损,而不是完全受损。刺痛屈曲是去皮层状态,也就是大脑皮层功能丧失,典型的体征是上肢屈曲,下肢伸直,所以给予刺激后它的反应特点是缓慢、固定模式、前臂屈曲、内收,而下肢伸直。

主查护士:我们给大家演示一下刺痛躲避反应,请责任护士 3 稍用力按压我的指甲末端。(主查护士和责任护士 3 演示刺痛躲避)看到了吗,我的前臂是屈曲向外,远离身体方向,躲避很迅速,对吧,这就是刺痛躲避反应。

带教老师点评:主查护士演示的特别形象啊。最后,以今天查房的患者为例,该患者格拉斯哥昏迷评分的记录为 E3VTM4,总分 7T 分。大家一听就明白该患者的情况是呼唤睁眼,带有人工气道,肢体反应为刺痛能躲避。

责任护士 1:主查护士老师,我还有最后一个问题,如果患者是闭锁综合征,能否使用格拉斯哥昏迷评分？

主查护士:这个我们首先来了解一下什么是闭锁综合征,闭锁综合征是一种由于脑干血管病变引起的神经性瘫痪症状,患者脑桥基底部因外伤或脑卒中等形成血栓,阻碍了脑神经指令的传出。导致患者虽然意识清醒,视力、听力正常,却全身近乎瘫痪,只能通过眨眼与眼球转动来和外界交流。比如一个完全闭锁状态的患者,在应用 GCS 评分时,自发睁眼 E4 分,不能用言语或发声 V1 分,肢体无运动反应 M1 分,总分 6 分,GCS 评分低于 8 分为昏迷状态,而患者实际是清醒状态,鉴于这种状况,GCS 评分不能反应患者的真实情况,所以不适合使用。

护士长:谢谢主查护士的演示。咱们病区专门拍摄了格拉斯哥昏迷评分评估的视频供大家学习。以后我们把这个视频放到护世界里面,就能随时观看了。

七、知识链接

知识链接:去骨瓣减压术后的护理。

护士长:咱今天查房的患者做了右侧颞叶的去骨瓣减压术,去骨瓣减压术后患者的护理,我们都要注意哪些呢？

责任护士3:护士长,那我先来说一下去骨瓣减压术后患者的卧位管理,去骨瓣减压术后患者的卧位管理很重要,患者术后6 h生命体征平稳的话即可抬高床头15~30°,可以缓解脑水肿,每2 h翻身1次,防止压疮发生,头偏向健侧,与仰卧位交替,骨窗向上,避免脑组织受压,头部垫脂肪垫或者手套水枕;另外,观察伤口敷料有无渗血渗液,及时告知医生,给予更换。

护士长:责任护士1,你还有没有要补充的?

责任护士1:护士长,还有减压窗张力的观察,通过观察减压窗张力的大小可直接反映颅内压的高低,与患者术后恢复有密切关系。可用手指轻轻按压患者的减压窗,若触之如唇,说明减压窗张力不高,反映颅内压力基本正常。若触之如鼻尖,说明减压窗张力偏高,反映颅内压力轻微增高。若触之如额并可见骨窗膨出,说明减压窗张力较高,反映颅内压力明显增高。

护士长:好的,责任护士1说的是很重要的一条护理常规,观察减压窗的张力,并根据患者意识、减压窗的张力调整脱水剂的应用。责任护士2,还有吗?

责任护士2:护士长我觉得还有重要的一点就是,患者头下面还需要垫无菌巾,以保持头部清洁,预防感染。

护士长:特别好,还有吗? 如果患者去除的是患者枕部的骨瓣,我们有什么要注意的吗?

责任护士2:如果患者去除了枕部骨瓣,枕部减压窗容易受压,所以我们要注意对减压窗的保护,避免受压。我们可以用4个橡胶手套做一个O型水枕,让枕部的减压窗腾空,以防止枕部脑组织受压;另外,如果没有这样的枕头,我们可以给予患者进行左侧卧位和右侧卧位交替进行,避免枕部的脑组织受压。

责任护士3:护士长,还有一点就是需要我们每4 h观察一次减压窗的张力情况,并记录于护理记录单,如果有加重立即通知医生。

护士长:对,大家已经说得很全面了。我只补充一条,由于患者术后早期头部有纱布缠绕伤口,不易观察减压窗的位置,我们可以要求手术医生在纱布外周用甲紫溶液画出区域,便于咱们的观察。

护士长:大家也可以检索关于评估减压窗张力的视频进一步学习巩固一下。

八、小结

护士长:通过刚才的查房,可以看得出主查护士为此次查房做了充足的准备,付出了很多的努力,在查房过程中护士都表现的非常的优秀。通过查房提高了低层级护士的专科知识,自主学习能力以及临床解决问题能力和总结能力,也提高了主查护士的专科知识水平,彰显了专科护士的护理内涵,通过查房,因教促学,以学促教,教学相长,共同提高,今天查房到此结束,谢谢大家。

九、查房远程展示

(一)展示流程

1.海报宣传　举办时间地点及观看方式(提前1周)(图5-2)。

2.拟定远程网络护理教学查房日程　①专职教学秘书主持;②总护士长介绍主题、亚专科、联络问候远程及在线的护理同仁。③病区护士长组织查房开始。④科护士长总结,远程护理教学查房结束。

3.其他　①远程网络护理教学查房组织实施。②总结反馈,调整完善至下次护理教学查房(图5-3、图5-4)。

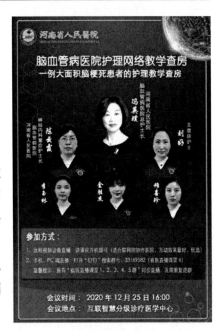

图5-2　1例大面积脑梗死患者护理教学查房的海报宣传

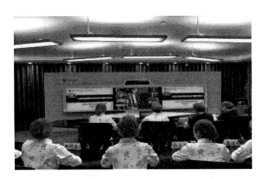

图5-3　1例大面积脑梗死患者远程护理查房现场一

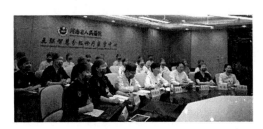

图5-4　1例大面积脑梗死患者远程护理查房现场二

(二)展示视频

见二维码5-1内容。

A.病例汇报　　　　B.床旁查体　　　　C.讨论

二维码5-1　1例大面积脑梗死患者的护理教学查房视频

参考文献

[1]陆仁迹.改良格拉斯哥预后评分(mGPS)与高敏改良格拉斯哥预后评分(HS-mGPS)对结直肠癌患者预后预测价值的比较[D].大理:大理大学,2021.

[2]卢文佳,张晓萍,孙广浩.格拉斯哥及改良格拉斯哥预后评分对特发性肺纤维化急性加重患者预后的意义[J].临床肺科杂志,2021,26(9):1326-1331.

[3]NIE D,ZHANG L,GUO Q,et al. A high Glasgow prognostic score (GPS) or modified Glasgow prognostic score (mGPS) predicts poor prognosis in gynecologic cancers:a systematic review and meta-analysis. Arch Gynecol obstet. 2020,301(6):1543-1551.

[4]王小刚,高丁,李涛.院前应用格拉斯哥昏迷分级评分评估颅脑损伤患者与预后的相关性分析[J].中国临床医生杂志,2015,43(8):36-39.

[5]周峰,刘志祯,蔡华忠.颅脑外伤患者血糖与GCS评分及预后的相关性分析[J].中华全科医学,2013,11(5):682-683.

[6]吴光勇,姜冰,万新.原发性脑干损伤中GCS评分和脑干反射与预后的分析[J].中国现代医学杂志,2007,17(1):106-108.

[7]商艳君.大面积脑梗塞介入治疗临床护理观察[J].临床医药文献电子杂志,2020,7(13):150.

[8]高慧,刘焕梅.重度脑外伤术后大面积脑梗塞的预防及护理[J].世界最新医学信息文摘,2019,19(1):269.

[9]傅文海.急性大面积脑梗塞去骨瓣减压手术指征及影响预后因素分析[J].中国保健营养,2017,27(13):424-425.

[10]杨林,温中华,杨智勇.标准大骨瓣减压术与常规去骨瓣减压术治疗大面积脑栓塞患者血清BNP及血管内皮素水平变化的临床研究[J].临床医学工程,2016,23(11):1523-1524.

[11]张维革,李国铭,吴伟.大面积脑梗塞72例临床分析的认识[J].临床医药文献电子杂志,2018,5(86):94.

[12]盛莉,姚建珍.护理干预在重型颅脑损伤去骨瓣减压术中的应用价值[J].浙江创伤外科,2017,22(4):820-821.

[13]刘萍.分析重型颅脑损伤患者去骨瓣减压术后的观察与护理[J].中国社区医师,2017,33(16):135-136.

[14]石伏军,蔡伟,李杨.重型颅脑损伤去大骨瓣减压术后早期行颅骨缺损修补疗效观察[J].宁夏医学杂志,2015,37(8):719-720.

[15]吕建华,张洪兵,王刚,等.去骨瓣减压术后早期颅骨成形术对重型颅脑损伤患者神经功能恢复及预后的改善作用[J].山东医药,2015,55(15):84-85.

第二节　1 例重型颅脑损伤患者

一、疾病概述

颅脑损伤(traumatic brain injury,TBI)的发生概率占全身损伤的 10%～15%,颅脑损伤的概率逐年增加,现已成为发达国家青少年致死的首位病因。颅脑损伤具有发病率高、病情较急、变化快、需急症手术多、重型者医治和护理任务繁重等特点,并常有身体其他部位复合伤存在,因此颅脑损伤在神经外科学及创伤外科学中均占重要的地位。

二、查房目标

1.知识目标　了解液压耦合技术方法、液压耦合技术的优缺点;熟悉脑灌注压、颅内压监测的种类及优缺点;掌握重型颅脑损伤的护理诊断、护理措施。

2.技能目标　掌握重型颅脑损伤患者镇痛镇静评估、GCS 评分。

3.情感目标　查房中体现人文关怀和以患者为中心的服务理念。

三、查房成员

护士长、带教老师、N2 级护士。

四、病例汇报

(一)病例信息

1.患者一般情况　患者 14 床,李某,男,72 岁,文化程度为高中毕业,农民,无宗教信仰。

2.主要诊断　重型颅脑损伤。

3.主要病情　2022 年 2 月 18 日患者因骑电动车摔倒后全身多处受伤,伤后意识不清,呼之不应,无恶心呕吐,无四肢抽搐及大小便失禁,急被送至当地医院。为进一步治疗,患者家属要求转入河南省人民医院继续治疗,发病以来,患者意识不清,留置胃管、尿管,未排大便,体重无明显变化。2022 年 2 月 22 日患者发生病情变化,意识障碍进行性加重,急查头颅 CT:左侧侧脑室受压,双侧大脑半球脑肿胀。立即在全身麻醉下行"脑室型颅内压监测探头置入术"。

4.现病史　2022 年 2 月 18 日患者骑电动车摔倒后意识不清,急诊送至当地医院治疗后,意识障碍进行性加重,急诊以"重型颅脑损伤"于 2022 年 2 月 21 日 10:30 转入我院。

5. 既往史　吸烟史 12 年;无过敏史。

6. 治疗原则　治疗上给予脱水、降颅内压、抗感染治疗、镇静镇痛治疗、呼吸支持、营养支持。必要时,行手术治疗。

7. 辅助检查　头颅及肺部 CT:①硬膜下血肿,蛛网膜下腔出血;②额骨骨折;③双肺炎症改变。

8. 专科检查　GCS 评分 E1VTM4,神志浅昏迷,双侧瞳孔直径约 2.0 mm,对光反射均迟钝,四肢未见自主活动,双侧巴宾斯基征阳性。

9. 药物应用　脱水降颅内压药物:甘露醇 125 mL 静脉滴注 q8h,甘油果糖 250 mL 静脉滴注 qd,呋塞米 20 mg 静脉推注 q12h。抗感染药物:万古霉素 1 g+0.9%氯化钠注射液 250 mL,静脉滴注 q8h。化痰药物:沐舒坦 4 mL 静脉注射 q8h,布地奈德 1 mg 雾化吸入 q8h,氨溴索 30 mg 雾化吸入 q8h。抗癫痫药物:注射用丙戊酸钠 1200 mg/50 mL 微量泵泵入。镇静镇痛药物:注射用瑞芬太尼 2 mg/50 mL 微量泵泵入,盐酸右美托咪定注射液 0.2 mg/50 mL 微量泵泵入。促醒药物:醒脑静 20 mL+0.9%氯化钠注射液 250 mL 静脉滴注 qd,纳美芬 2 mL,静脉注射 bid。

10. 查房时患者现况　2022 年 2 月 25 日,生命体征:T 36.5 ℃,P 72 次/min,BP 128/70 mmHg,R 15 次/min。左侧肢体刺痛可定位,右上肢刺痛可见肌肉收缩,右下肢刺痛无反应。头部左侧脑室引流管引流通畅,引流液呈血性,遵医嘱在高于外耳道平面 10 cm 处妥善固定;保留经口气管插管接呼吸机辅助呼吸,PCV 模式:PC 10 cmH_2O,R 15 次/min,PEEP 5 cmH_2O,FIO_2 35%;留置胃管、尿管均通畅,均妥善固定。患者现 GCS 评分 6T(E1VTM5)。疼痛评分:CPOT 评分 0 分。镇静评分:RASS 评分−1 分。DVT 评分 3 分(高风险)。Braden 评分 11 分(高度危险)。患者实验室检验结果:白细胞计数 $7.63×10^9$/L,血红蛋白 94 g/L,总蛋白 61.9 g/L,白蛋白 37.8 g/L。

（二）护理目标

(1)出院前患者胸片结果示双肺炎症较前好转。

(2)出院前患者体温正常。

(3)出院前患者未出现脑疝或出现脑疝征象时能被及时发现和处理。

(4)出院前患者不发生颅内感染。

(5)出院前患者不发生下肢静脉血栓。

(6)出院前患者不发生压疮。

（三）护理诊断

1. 清理呼吸道无效　与意识障碍不能自行排痰有关。

2. 体温过高　与术后外科吸收热及双肺炎症有关。

3. 潜在并发症　脑疝。

4. 潜在并发症　颅内感染。

5. 有下肢静脉血栓的风险　与长期卧床、肌无力等导致的血流缓慢有关。

6. 有皮肤完整性受损的危险　与持续卧床、意识障碍有关。

（四）护理措施

1. 针对清理呼吸道无效的护理措施　①保持患者呼吸道通畅,随时清除呼吸道分泌物、呕吐物,及时给予声门下吸引,每4～6 h 监测气囊压力。遵医嘱于患者吸痰时采取半卧位,因为半卧位时气囊对气管壁表面压力相对较小,呈相对均匀分布,对气管黏膜的损伤小。研究表明相比仰卧位,半卧位能够降低医院获得性肺炎的风险,尤其是需要肠内营养的患者,半卧位是一种低成本且容易实施并能降低医院获得性肺炎的有效措施。此外,须应用密闭式吸痰管,严格遵守无菌操作原则。②及时翻身、叩背(q2h),促进排痰,给予肺部物理治疗。③遵医嘱给予定时雾化吸入。④及时倾倒呼吸机冷凝水,积水杯置于管路最低处;呼吸机湿化罐及时加入灭菌水;每周更换呼吸机管路,如有污染及时更换。⑤患者鼻饲期间抬高床头,q4h 查看是否有胃潴留,防止食物反流入气道。⑥定时监测血气分析,及时发现异常,遵医嘱给予处理。

2. 针对体温过高的护理措施　①监测生命体征及皮肤等一般情况并记录。若体温低于38.5 ℃,则采用物理降温,如温水擦拭、冰毯降温;若体温高于38.5 ℃,遵医嘱给予药物应用;若持续高热不退,适当加用冬眠药物治疗,并及时查明发热原因,给予对症处理,合理应用抗生素。降温后30 min 再次测量体温,并记录。②鼻饲清淡、易消化、高热量饮食,以补充机体消耗的热量和水分。③肺部感染:观察痰的颜色、性状、量;遵医嘱留取新鲜痰标本进行培养和药物敏感试验,并根据药敏使用抗生素;指导并鼓励患者有效咳痰,促进痰液排出。

3. 针对潜在并发症脑疝的护理措施　①严密监测患者颅内压,遵医嘱应用脱水药物,保持脑室引流管通畅。术后颅内压监测的管理及护理:保持脑室引流管穿刺处皮肤清洁、干燥,动态监测颅内压,并记录数值。如有异常数值波动,及时报告医生,予以处理。②维持血压在正常范围内。根据颅内压变化,控制好脑灌注压,以预防脑灌注不足或脑灌注过量,一般使脑灌注压维持60～70 mmHg(脑灌注压 = 平均动脉压—颅内压)。③渗透性治疗:正常颅内压5～15 mmHg,当颅内压监测超过15 mmHg,提示颅内压增高,当颅内压值增高至20 mmHg 时,需紧急给予处理。适当应用甘露醇降低颅内压力,根据美国第4版《重型颅脑损伤救治指南》中的建议,甘露醇使用为0.25～1.00 g/(kg·次),根据情况用药间隔为1 次/4～12 h,若已暂停使用甘露醇,当颅内压增高时,可临时加用甘露醇。④监测患者神志瞳孔及生命体征的变化。⑤遵医嘱采用阶梯化降低颅内压的方法,如脱水,适当过度换气,冬眠低温治疗等。⑥避免造成颅内压骤然增高的因素:躁动、呼吸道梗阻、高热、剧烈咳嗽、便秘、血压高等。⑦重型颅脑损伤患者床头抬高30°,有利于控制颅内压、平均动脉压,保持脑灌注压水平的稳定。

4.针对潜在并发症颅内感染的护理措施　①保持患者切口敷料清洁、干燥、无污染。②密切观察脑室引流管引流情况,观察引流液的性质、颜色,防止引流管折叠和受压。搬动患者时暂夹闭脑室引流管,若引流管不慎脱出,切忌将引流管回插,应做好无菌处理。③医护人员在接触患者前后,严格执行手卫生。④更换切口敷料、倾倒引流液时,严格遵守无菌操作原则,防止医源性交叉感染。⑤改善患者营养状况,增强抗感染能力。术后若无明显禁忌应尽早给予营养支持,同时注意控制血糖。

5.针对有下肢静脉血栓风险的护理措施　①术后早期卧床进行踝泵运动,遵医嘱给予气压泵治疗,间断应用梯度压力弹力袜,促进下肢血液循环。②病情允许情况下,应鼓励其尽早进行肢体的主动或被动活动。③保护血管:避免在下肢穿刺影响肢体末梢血液循环,触摸足背动脉、皮肤温度,观察皮肤颜色及有无肿胀,感觉有无异常。④抬高下肢20°~30°,高于心脏水平,宜穿宽松衣物,避免穿过紧的衣服,以免影响静脉血液回流,保持下肢功能位。⑤药物预防:遵医嘱应用依诺肝素钠、肝素、华法林等药物,预防下肢深静脉血栓的发生。用药过程中,密切观察有无自发性出血、肿胀、疼痛等症状。遵医嘱定期检查凝血酶原时间、凝血时间,如有不适立即告知医生,给予相应处理。

6.针对有皮肤完整性受损危险的护理措施　①加强基础护理,保持皮肤清洁,每日温水擦拭全身1次,骨隆突处垫软枕,定时翻身防止压疮的发生。②严格执行每班床旁皮肤交接,仔细检查并记录,发现问题及时处理。③应用气垫床:选择动态交替式气垫床,预防压疮发生。④保持床单元平整、干燥。⑤加强营养:定期对患者进行营养筛查和营养风险评估,必要时营养科会诊,提供针对性的营养支持及营养治疗方案。⑥伤后若无禁忌,尽量启用肠内营养,首日肠内营养液剂量<500 mL。通过强化营养,可有效提升患者的营养指标、预防临床并发症的发生。

（五）护理评价

1.术后3 d时患者控制感染措施妥当,感染指标正常,体温正常,查看胸片结果示双肺炎症较入院时好转。

2.患者入院至术后第3天体温升高时降温措施有效,体温均恢复至正常。

3.患者术后当天至第3天意识障碍程度未加重,瞳孔大小、对光反射较之前均无变化,未发生脑疝。

4.患者入院至术后第3天脑脊液化验结果正常,未发生颅内感染。

5.患者入院至术后第3天四肢可主动或被动运动,双下肢彩超结果示:未发生下肢静脉血栓。

6. 患者入院至术后第 3 天,未发生压疮。

五、床旁查体

(一)查房前介绍

护士长:14 床,李某,是今天的查房对象,接下来由主查护士进行床旁查体(图 5-5)。

主查护士:好的,护士长,接下来由我来进行床旁查体,各项物品准备已齐全,请各位老师随我移步至病房。

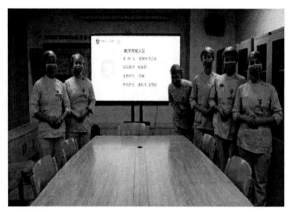

图 5-5　查房前介绍

(二)床旁查体

1. **查体方式**　在病房以床旁教学的方式展开,时长 25 min 左右。
2. **进入病房顺序**　查房者(推治疗车)—带教老师—护士长—护士—其他人员。
3. **查体站位**　进门前七步洗手。按照规定站位站立。
4. **知情同意**　查房者/主持人向患者及其家属问候,征得同意和配合。
5. 开始床旁查体(图 5-6)。

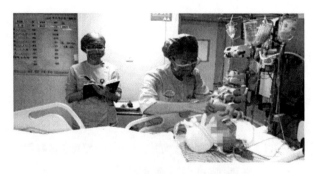

图 5-6　1 例重型颅脑损伤患者床旁查体

（1）首先，主查护士：（核对患者信息腕带和床头卡）14 床，李某，男，72 岁，诊断为重型颅脑损伤。此时监护仪示患者生命体征：HR 74 次/min，R 17 次/min，BP 128/80 mmHg，颅内压 12 mmHg，均正常，患者生命体征平稳。（查看患者瞳孔）患者双侧瞳孔等大等圆，直径均为 2 mm，对光反射均迟钝。

（2）其次，观察患者头部敷料清洁干燥，左侧脑室引流管引流出淡血性引流液，引流通畅，给予高举平台法二次固定，遵医嘱在高于外耳道平面 10 cm 处固定，24 h 共引流出淡血性引流液 200 mL；脑脊液化验结果示：脑脊液蛋白 0.38 g/L、糖 4 mmol/L、氯化物 125 mmol/L，未发生颅内感染；24 h 颅内压波动在 7 ~ 16 mmHg。留置胃管固定妥善，回抽胃内无潴留，给予 20 mL 温开水鼻饲后夹闭；气管插管固定妥善，松紧度适宜，插管深度为 24 cm，气囊压力表性能良好，测得此时气囊压力为 30 cmH$_2$O（正常范围为 25 ~ 30 cmH$_2$O），接呼吸机辅助呼吸：PCV 模式，PC 10 cmH$_2$O，R 15 次/min，PEEP 5 cmH$_2$O，FIO$_2$ 35%。

（3）最后，（听诊患者肺部）双肺呼吸音较前清亮，查看今日胸片结果：双肺炎症较昨日稍有好转。评估的意识障碍程度：无自主睁眼，刺痛无睁眼，现气管插管状态，不能遵嘱运动，疼痛刺激患者，左侧肢体可定位，现 GCS 评分为 E1VTM5。

患者持续监测有创动脉压，为了确保患者动脉血压测量的准确性，每次变换体位时应对动脉压进行校零，搬动患者时应暂时夹闭脑室引流管，防止反流，避免造成颅内感染）。

（左手握踝上部固定小腿，右手持钝尖的金属棒自足底外侧从后向前快速轻划至小趾趾根部，再转向拇趾侧）患者大拇趾背屈，其他四趾成扇形分开，巴宾斯基征呈阳性。为防止患者发生下肢静脉血栓，q6h 给患者做气压治疗。

6. 查体结束，为患者整理衣被，致谢，按照出病房顺序离开病房。出病房顺序：其他人员—带教老师—护士长—护士—护生—查房者（推治疗车）。

7. 教学查房过程中行为规范

（1）体现护士人文关怀：维护患者的合法权益，保护其隐私权，不在病房分析病情。

（2）遵守消毒隔离原则：体格检查前后要洗手，必要时进行卫生手消毒。

（3）文明礼貌：做到仪表整洁、举止端庄、语言亲切、礼貌待人。

六、讨论

带教老师评价：主查护士对重型颅脑损伤患者 GCS 评分方法准确，掌握正确的肌力评估方法，以及对颅内压、有创动脉压监测的注意事项讲解得很清楚，并且熟练掌握了患者肺部听诊、气囊压力监测的方法，对并发症的预防措施执行到位，在查体过程中内容详细，方法准确，操作规范，体现出了一名重症专科护士的专业内涵。

带教老师提问：通过刚才的查房，大家还有什么要补充的吗？

主查护士:刚才的查房过程,自己还是有点紧张,整个查房流程不是很顺畅,有一些内容讲解的不够详细,可能有遗漏的地方。

护士长:我们知道对颅脑损伤患者的意识观察是非常重要的,请阐述一下意识障碍的分类。

责任护士1:意识障碍共分为6种不同程度的意识状态,具体如下。①嗜睡。患者持续处于睡眠状态,可被轻度刺激或言语唤醒,醒后能正确而缓慢地回答问题,但反应迟钝,停止刺激后又可入睡。②意识模糊。表现为定向力障碍,思维和语言不连贯,可有错觉、幻觉、躁动不安、精神错乱。③昏睡。患者处于熟睡状态,不易唤醒,可在强烈刺激下被唤醒,但醒后答话含糊或答非所问,且很快又再入睡。④浅昏迷。意识大部分丧失,无自主活动,对光、声刺激无反应,对刺痛可有痛苦表情或肢体退缩等防御反应。⑤中昏迷。患者对各种刺激均无反应,眼球无转动,各种反射减弱(这是与浅昏迷的区别),有大小便潴留或失禁;呼吸、脉搏、血压可有改变,并可出现病理反射。⑥深昏迷。意识完全丧失,对各种刺激均无反应。

护士长:GCS评分是判断意识障碍严重程度的重要依据,请阐述GCS评分表的具体内容。

责任护士2:GCS昏迷评分法,昏迷程度以E(睁眼)、V(语言)、M(运动)三者分数总分来评估,分值越高,提示意识状态越好,分值越低,昏迷程度越严重。

轻度意识障碍(似睡非睡):13~15分。

中度意识障碍(浅昏迷):9~12分。

重度意识障碍(昏迷):3~8分。

责任护士1:患者持续应用镇痛镇静药物,颅脑损伤患者使用镇痛镇静药物的目的是什么,使用镇痛镇静药物会影响我们对患者意识的判断吗?

带教老师:对于重度颅脑损伤患者,应以脑保护、协同治疗为目的,实施深镇静,诱导并较长时间维持一种低代谢的休眠状态,减少各种应激和炎性损伤,以降低脑代谢,辅助低温治疗或控制癫痫持续状态,减轻器官损害。对于轻中度颅脑损伤患者,应以安全舒适为目的,实施浅镇静、镇痛为主的最小化镇静或适度镇静,以缓解疼痛、焦虑和躁动,降低应激反应,减少或消除患者疾病治疗期间对疼痛的记忆,提高人工气道和机械通气耐受,防止患者的无意识行为干扰治疗,保护患者的生命安全。我们每天实施唤醒计划,每天早上暂停镇痛镇静药物使用,药物代谢后,对我们判断患者意识没有影响。

责任护士1:颅脑损伤患者实施镇静镇痛应遵循什么原则?

带教老师:主查护士,你给大家讲一下5R原则吧。

主查护士:5R原则是指正确的适应证、正确的患者、正确的时间、正确的药物、正确的剂量。

带教老师:镇痛镇静的核心在于恰当的评估监测,那么我们应该如何评估患者的镇痛镇静效果呢?

责任护士2:主诉是评估疼痛程度和镇痛效果最可靠的标准,最常用的是数字评分法,对于不能交流的患者,重症监护疼痛观察工具(CPOT)是通过观察与疼痛相关的行为和生理指标,评估镇痛治疗后运动、面部表情、姿势、心率、血压、呼吸等参数的变化,也是评估疼痛的重要方法。

带教老师:针对不同的患者有不同的镇痛镇静目标,而目标的实现依赖于对患者镇痛镇静状态的正确监测。那么对患者镇静状态的监测都有哪些方法呢?

责任护士2:目前临床常用的监测系统有 Ramsay 评分、Richmond 躁动镇静量表(RASS)等主观性镇静监测评分以及脑电双频指数(BIS)等客观性镇静监测方法。BIS 是一种以脑电为基础进行判断的、简单的量化客观指标。BIS 值 80~100 为正常状态;60~80 为镇静状态,适用于 ICU 患者镇静管理;40~60 为麻醉状态,适用于外科手术;20~40 为深度镇静状态。可根据患者的镇静目标决定 BIS 值的控制范围。

带教老师:目标导向的镇痛镇静,即为选择合适的药物,制订以镇痛优先的镇痛镇静计划,由护士主导实施,反复评估,直至达到最佳目标,并保持生命体征的稳定。

七、知识链接

(一)颅内压监测

颅内压(intracranial pressure,ICP)是指颅内容物对颅腔壁所产生的压力,是颅内病变严重程度的标志,也是颅内病变的重要参数,更是临床实施干预措施是否有效的"晴雨表"。ICP 与患者临床预后息息相关,ICP 监测与管理是神经重症患者临床救治的核心内容。

1. ICP 监测 是将导管或微型压力传感器探头安置于颅腔内,导管或传感器的另一端与 ICP 监护仪连接,将 ICP 压力动态变化转为电信号,显示于示波屏或数字仪上,并用记录器连续描记出压力曲线,以随时了解 ICP 的一种技术,也是对 ICP 动态测量并通过数值、压力波形等形式记录下来的一种测量方法。

2. ICP 监测目的 动态观察 ICP 的变化,根据 ICP 的高低及压力波型,可及时分析患者 ICP 变化,有助于颅脑创伤患者判断预后、决定是否行去骨瓣减压术、早期诊断迟发性颅内出血、指导甘露醇等脱水药物的应用、指导亚低温治疗时程,并可间断引流脑脊液降低 ICP,或进行脑脊液检查,从而有效降低患者的死亡率。

3. ICP 监测的适应症

(1)符合下述条件的严重创伤性脑损伤。

GCS 评分为 3~8 分,头颅 CT 异常(有血肿、挫裂伤、脑肿胀、脑疝或基底池受压)。

GCS 评分为 3~8 分,头颅 CT 无明显异常,至少符合以下标准中的 2 项:①年龄>40 岁;②收缩压<90 mmHg;③单侧或双侧肢体运动障碍;④高度怀疑有颅内病情进展性变化。

GCS 评分为 9～12 分,综合评估如有 ICP 增高可能,必要时也行 ICP 监测。

(2)有明显意识障碍的蛛网膜下腔出血、自发性脑出血以及出血破入脑室系统需要脑室外引流者,根据具体情况决定是否实施 ICP 监测。

(3)进展性急性脑积水。

(4)脑肿瘤患者的围手术期,可根据术前、术中及术后的需要行 ICP 监测。

(5)隐球菌脑膜炎、结核性脑膜炎、病毒性脑炎如合并顽固高颅压者。

(6)患者符合 ICP 监测指征,且已留置脑室外引流管或腰大池引流管。

4. ICP 监测的禁忌证

(1)合并其他严重疾病,如严重心、肝、肾等重要器官的损害。

(2)凝血功能异常,国际标准化比值(INR)>1.5,以及血小板计数小于 $100×10^9$ L。

(3)正在接受抗凝治疗。

(4)患者已行 ICP 监护探头植入术。

(5)术前已存在发热,无法排除是否存在颅内感染的患者。

(6)穿刺点周围有硬膜外血肿或活动性骨髓炎。

5. 目前 ICP 监测形式　主要分为有创和无创监测。①无创 ICP 监测方法:虽准确率不如有创方法,但因其无创、便捷、费用低,也被逐渐用于筛查 ICP 增高的患者,以减少不必要的有创监测,如经颅多普勒超声(transcranial Doppler,TCD)。②有创 ICP 监测方法:依据微型探头放置位置,包括脑室内、硬膜外、硬膜下和脑实质内监测法以及传统的腰椎穿刺测压法。有创 ICP 监测目前常用微型探头监测和经脑室外引流管监测法(又叫液压耦合技术)。微型探头监测主要用于急症患者 ICP 需要立刻监测的情况,一般在植入前调零,直接测量 ICP,起初测量非常准确,植入后不能重新归零,随着时间推移,可出现漂移,通常使用不超过 5～7 d。液压耦合监测法的优点为 ICP 监测相对准确,可重新校准和调零,监测过程中出现 ICP 增高可通过释放脑脊液降低 ICP,监测所用压力传感器非常便宜;缺点为监测和引流不能同时进行,若同时引流和监测,ICP 测量的准确性会下降。两种方法均可以监测到 ICP 的数值和波形。

6. 关于 ICP 数值　对 ICP 增高患者进行颅内压监测,能准确判断其 ICP 变化情况,ICP 监测的重要目标是维持有效的脑灌注压和脑血流。美国第 4 版《重型颅脑损伤救治指南》建议脑灌注压(cerebral perfusion pressure,CPP)不宜超过 70 mmHg,并避免低于 50 mmHg。根据 ICP 监测数值,可采取不同的干预措施。使阶梯化降 ICP 治疗有据可依,有章可循。ICP 增高早期常无相应的临床表现,症状和体征相对滞后。因此,出现相关症状和体征之前进行早期监测,早期发现 ICP 增高,早期进行处理。

7. 关于 ICP 监测波形　ICP 监测波形由 3 部分组成,与呼吸周期相关的呼吸波形(0.1～0.3 HZ),与动脉周期相关的脉冲压力波形(AMP),低频率血管波形。其中,与动脉周期相关的脉冲压力波形又被细分为 3 个波(P1、P2、P3),ICP 升高不仅使平均的 ICP

数值增高,也会改变 ICP 波形的正常特征。具体来说,P1 为冲击波,与动脉搏动有关,P2 为潮汐波,反应颅内的顺应性,P3 为微波,与主动脉瓣关闭的压力传递有关。上升的 P2 波是 ICP 升高和颅内顺应性降低的特征指标。

(二)液压耦合技术操作流程

液压耦合法监测 ICP 是指将颅腔内的脑池、脑室或腰部蛛网膜下腔放入导管,使传感器与导管连接,经由导管内的脑脊液与传感器接触而测压,传感器将压力信号转换成电动势,再通过外设仪器显示并记录 ICP 数值。具体操作流程如下。

1. 固定并连接导管

(1)固定美敦力 Exacta® 系统(刻度尺)在输液架上。

(2)固定外引流系统(耗材)于 Exacta® 系统刻度尺上,从顶部将滴液腔支架划入蓝色刻度尺凹槽内。

(3)将外引流系统三通固定在刻度尺支架上,将三通一端与压力传感器的换能器连接,连接过程中应注意无菌操作。

2. 导管预灌注及定位

(1)使用 20 mL 注射器无菌生理盐水,通过患者端三通阀对滴液腔端导管进行充分预灌注并确保管腔内无气泡,预灌注导管时确保引流管患者端关闭,以防误冲入患者颅内。

(2)无菌技术下松开或移除传感器尾帽,对压力传感器换能器进行充分冲刷并确保无气泡。

(3)使用激光仪将患者头部外耳道平面、外引流端滴液壶零点、压力传感器置于同一平面上,激光定位时要确保定位仪平衡。

3. 校零

(1)将外引流系统患者端导管关闭,使滴液腔端与压力传感器相通。

(2)调节监护仪参数名称为"ICP",按校零键,确保监护仪上 ICP 值为"0",压力传感器大气压调零前必须将刻度尺"0"点、滴液腔平面与患者头部外耳道置于同一水平面上。

4. 测压

(1)在读取 ICP 数值之前,至少需要关闭引流管 5 min。

(2)调节外引流系统三通,使患者端(脑脊液)与压力传感器相通。

(3)观察监护仪上 ICP 波形并遵医嘱频次记录于护理记录单上。

八、小结

持续动态 ICP 监测作为"早期报警系统",能够准确及时地反映颅脑疾病患者的病情、颅脑手术时机及预后等,作出判断,对于降低颅脑疾病的病死率及致残率有重要意义。在监测过程中,要排除干扰因素对 ICP 的影响,以保证其准确性。长期以来,对 ICP 升高的治疗一直被认为会影响患者的预后。ICP 监测系统仍有改进的空间,他可提供更多的可操作信息,以指导临床及时干预,改善预后。ICP 监测对严重颅脑损伤患者的治疗有重要的指导意义,可以早期预警患者的病情变化并指导医师对患者实施及时的个体化治疗。ICP 监测率在欧美发达国家约 44.5% ~ 77.4%,而我国发达地区部分医院 ICP 监测率只有 28%。随着 ICP 监测在我国的普及和技术的不断改进,未来在监测方法、波形判读以及影响因素分析等方面仍需要进一步研究。

重型颅脑损伤(Severe traumatic brain injury,sTBI)是全球范围内导致创伤类患者死亡和残疾的主要原因,因其治疗困难、后果严重,给社会经济带来巨大负担,是一项重要的公共卫生问题。本次护理教学查房针对该重型颅脑损伤病例进行了详细的护理计划及护理措施呈现,将指南的基本原则与患者个体化情况进行深化融合,为患者提供合理的个体化护理方案,突出针对该类患者护理教学查房的重点、疑难点,链接相关新业务、新技术,并指出未来研究方向,以便为相关学者提供学习和参考。

九、查房远程展示

(一)展示流程

1. 海报宣传　举办时间、地点及观看方式(提前 1 周)(图 5-7)。

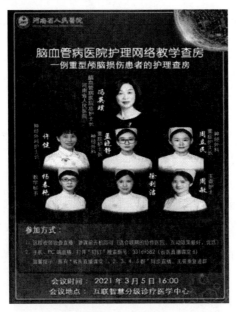

图 5-7　1 例重型颅脑损伤患者的护理
教学查房海报宣传

2. 拟定远程网络护理教学查房日程　①专职教学秘书主持;②总护士长介绍主题、亚专科、联络问候远程及在线的护理同仁;③病区护士长组织查房开始;④查房结束,远程及钉钉线上互动;⑤科护士长总结,远程护理教学查房结束。

3. 其他　①远程网络护理教学查房组织实施(图5-8)。②总结反馈,调整完善至下次护理教学查房。

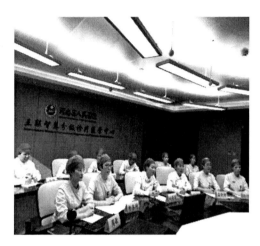

图5-8　1例重型颅脑损伤患者远程护理查房现场

(二)展示视频

见二维码5-2内容。

A. 病例汇报　　　　B. 床旁查体　　　　C. 讨论+总结

二维码5-2　1例重型颅脑损伤患者的护理教学查房视频

参考文献

[1]刘沛君. 不同体位对重型颅脑损伤气管切开术后患者吸痰效果的研究[D]. 芜湖:皖南医学院,2017.

[2]曾梁楠. 重型颅脑损伤行气管切开患者个性化吸痰深度的探究[D]. 泸州:西南医科大学,2016.

[3]徐小莉,蒋珊珊. 膨肺吸痰联合胸肺物理治疗在重症颅脑损伤机械通气患者中的应用

分析[J].中外医疗,2021,40(1):51-53.

[4]谭小红.纤维支气管镜支气管吸痰联合肺泡灌洗术在亚低温重型颅脑损伤病人呼吸道管理中的应用效果[J].全科护理,2018,16(26):3245-3247.

[5]郭安华.呼吸道管理在重型颅脑损伤合并颌面伤患者中的应用效果[J].临床合理用药杂志,2017,10(30):144-145.

[6]蔡庆红.重型颅脑损伤患者行持续颅内压监测的临床价值及护理[J].中国卫生标准管理,2018,9(21):126-128.

[7]马鹤.颅内压监测在外伤性颅脑损伤中的应用研究[D].济南:泰山医学院,2017.

[8]高亮.美国第四版《重型颅脑损伤救治指南》解读[J].中华神经创伤外科电子杂志,2017,3(6):321-324.

[9]钟波.多模态监测在神经重症中的应用[D].济南:山东大学,2019.

[10]典慧娟,范艳竹,王琳琳.体位及头高位对重型颅脑损伤病人颅内压和脑灌注压的影响[J].护理研究,2020,34(14):2520-2523.

[11]程孟忠,蓝流富,梁晓红.重型颅脑损伤术后继发外伤性脑积水的相关危险因素及处理对策研究[J].中国实用医药,2021,16(13):17-20.

[12]胡婉平,吕洁文,胡燕英.重型颅脑损伤患者深静脉血栓预防策略研究[J].中国实用医药,2018,13(17):150-152.

[13]李景烨.760例重型颅脑损伤后下肢静脉血栓的成因分析及临床护理[J].中国医药指南,2016,14(30):204-205.

[14]谭晓.重型颅脑损伤患者下肢深静脉血栓的预防及护理[J].中国卫生标准管理,2019,10(2):141-143.

[15]陈洁.两种不同类型气垫床结合不同翻身间隔时间对重症颅脑损伤患者预防压疮的比较分析[D].苏州:苏州大学,2016.

[16]房玉丽.重型颅脑损伤病人常用治疗与护理措施对喂养不耐受发生影响的调查研究[D].重庆:中国人民解放军陆军军医大学,2020.

[17]四川大学华西循证护理中心,中华护理学会护理管理专业委员会,中华医学会神经外科学分会.中国卒中肠内营养护理指南[J].中国循证医学杂志,2021,21(6):628-641.

[18]田磊,李卫东.颅内压监测在重型颅脑损伤患者中的应用[J].江苏医药,2019,45(1):77-79.

[19]王大耀.无创颅内压监测在高血压脑出血治疗中的应用效果分析[J].世界最新医学信息文摘,2019,19(A1):60-61.

[20]程科.有创动态颅内压监测在重度颅脑损伤治疗中的临床应用[D].芜湖:皖南医学院,2019.

［21］吴翔.颅脑创伤患者颅内压波形及相关参数分析［D］.上海：上海交通大学,2018.

［22］刁丽,廖燕,陈弟洪.颅脑术后有创颅内压的监测及护理［J］.护士进修杂志,2010,25
（4）:338-339.

［23］章翔.重型颅脑损伤患者持续颅内压和脑灌注压监护的临床意义［J］.中华创伤杂
志,2000,16（12）:710-711.

［24］林莹,龚翠苗,陈丽华.护理干预对颅脑损伤病人颅内压影响的护理进展［J］.中西医
结合心血管病电子杂志,2020,8（3）:158-160.

［25］LIU X,GRIFFITH M,JANG H J,et al. Intracranial Pressure Monitoring via external
ventricular brain：are we waiting long enough before recording the real value? ［J］.J
Neurosci Nurs,2020;52（1）:37-42.

［26］梁玉敏,马继强,曹铖.颅脑损伤中颅内压监测：现状、争议和规范化应用［J］.中国微
侵袭神经外科杂志,2013,18（8）:337-340.

［27］袁强,刘华,姚海军,等.颅内压监测对重型颅脑创伤患者预后与疾病负担影响的队
列研究［J］.中华神经外科杂志,2013（2）:120-124.